Crosslink 理学療法学テキスト

神経障害理学療法学 II

神経筋障害

編集 **中山恭秀**
東京慈恵会医科大学附属病院 リハビリテーション科 技師長

鈴木俊明
関西医療大学大学院 保健医療学研究科 教授

MEDICAL VIEW

**Crosslink Textbook : Physical Therapy for Neuropathy part II
－Neuromuscular Disorders**
(ISBN 978-4-7583-2003-0 C3347)

Editors: Yasuhide Nakayama
　　　　Toshiaki Suzuki

2019. 2.20　1st　ed

©MEDICAL VIEW, 2019
Printed and Bound in Japan

Medical View Co., Ltd.
2-30 Ichigayahonmuracho, Shinjyukuku, Tokyo, 162-0845, Japan
E-mail　ed@medicalview.co.jp

編集の序

　厚生労働省が医療費助成制度の対象としている指定難病は，2018年現在で330疾病にものぼります。難病とは，原因が不明で治療法が未確立のものですが，遺伝子検査などの進歩によって原因が突き止められたものもあり，いくつかの治療法も提案されています。しかし，難病には発症すると基本的に生涯付き合うことになる疾患や，死につながる疾患が少なくありません。指定難病330疾病のうち，リハビリテーションに関する診療報酬が設定され，理学療法を行うことが医学的に高く評価されている難病は，約30疾病です。これらについては巻頭付録に掲載しました。

　難病リハビリテーションの対象として示されていることの意味を考えると，手術療法や薬物療法のみでは患者の生活を変えることが難しい，というメッセージが伝わってきます。本書では，診療科からリハビリテーション実施の依頼や要望が強い疾患であり，理学療法との関係が深い6つの疾患を取り上げています。さらに，神経障害理学療法学を学ぶにあたり，はずしてはならない末梢神経障害と脳性麻痺を加えました。いずれも，急性期医療から社会参加に至るまでの基礎知識を十分に備えて患者と向き合うことが望まれる疾患です。

　本書は「基礎から臨床へ，そして学生から理学療法士へ」を編集のコンセプトとしました。基礎的な内容はもちろん，現場に立つ理学療法士の視点で臨床的な内容も盛り込んだ点が本書の特徴です。本書を通じて，学生時代から少しでも患者像のイメージを掴んでもらうとともに，理学療法士になってからも本書の内容を役立てていただければ幸いです。最後に，今回ご執筆いただいた先生方にこの場を借りて厚く御礼申し上げるとともに，編集にご尽力いただいたメジカルビュー社の北條智美氏に深謝いたします。

2018年12月

中山恭秀
鈴木俊明

執筆者一覧

編集

中山恭秀	東京慈恵会医科大学附属病院 リハビリテーション科 技師長
鈴木俊明	関西医療大学大学院 保健医療学研究科 教授

執筆者（掲載順）

中馬孝容	滋賀県立総合病院 リハビリテーション科 科長
中山恭秀	東京慈恵会医科大学附属病院 リハビリテーション科 技師長
菊本東陽	埼玉県立大学 保健医療福祉学部 理学療法学科 准教授
五十嵐祐介	東京慈恵会医科大学附属病院 リハビリテーション科
西條富美代	帝京科学大学 医療科学部 理学療法学科 准教授
廣瀬 昇	帝京科学大学大学院 医療科学研究科 准教授
松尾 洋	東京女子医科大学 八千代医療センター リハビリテーション部
望月 久	文京学院大学 保健医療技術学部 理学療法学科 教授
保木本崇弘	東京慈恵会医科大学附属病院 リハビリテーション科
大森圭貢	湘南医療大学 保健医療学部 リハビリテーション学科 教授
縄井清志	つくば国際大学 医療保健学部 理学療法学科 教授
桐山希一	つくば国際大学 医療保健学部 理学療法学科 教授
鈴木俊明	関西医療大学大学院 保健医療学研究科 教授
新田 収	首都大学東京 健康福祉学部 理学療法学科 教授
来住野健二	東京慈恵会医科大学附属病院 リハビリテーション科
髙橋慧朗	東京慈恵会医科大学附属病院 リハビリテーション科
岡道 綾	東京慈恵会医科大学附属病院 リハビリテーション科
多田実加	聖マリアンナ医科大学横浜市西部病院 リハビリテーション部
小林聖美	つくば国際大学 医療保健学部 理学療法学科 准教授
中道哲朗	ひかりメディカルグループ リハビリテーション統括部長
前田祐作	神戸マリナーズ厚生会病院 リハビリテーション科

目次

疾患データ ... xii
略語一覧 ... xiv

第1章 総論 ... 1

1 中枢神経系の基礎知識 ... 中馬孝容 2

1 構造と機能 ... 2
はじめに ... 2
大脳皮質 ... 2
皮質脊髄路(錐体路) ... 4
大脳基底核 ... 6
小脳 ... 7
視床 ... 8

2 中枢神経障害の概要 ... 10
脳血管障害 ... 10
脱髄性疾患 ... 13
変性疾患 ... 14
中枢神経疾患以外での神経筋疾患 ... 17
● まとめ ... 18

第2章 各論 ... 21

1 パーキンソン病の理学療法 ... 中山恭秀 22

1 疾患の病態 ... 22
概要 ... 22
病態 ... 22

2 症候・障害 ... 23
症状 ... 23
障害 ... 24

3 医学的検査 ... 24
厚生労働省の診断基準 ... 24
重症度判定 ... 24

4 医師による治療 ... 26
薬物療法 ... 26
外科的治療 ... 27

5 理学療法評価 ... 27
概要 ... 27

バイタルサイン ·· 27
　　　健康観〔生活の質（QOL）など〕 ·· 28
　　　関節可動域（ROM）の測定〔筋緊張，固縮（筋強剛）の状態把握含む〕 ···· 28
　　　筋力（握力，膝関節伸展筋力など） ··································· 29
　　　バランス ·· 30
　　　姿勢 ··· 31
　　　基本動作 ·· 31
　　　歩行・応用歩行 ··· 32
　　　日常生活活動（ADL）・生活関連の諸動作 ··························· 34
　6 理学療法 ·· 35
　　　治療戦略の立案（問題点の整理と目標の設定） ··················· 35
　　　ROM練習〔固縮（筋強剛）に対する理学療法〕 ···················· 36
　　　筋力トレーニング ·· 36
　　　姿勢反射障害によるバランス低下に対する理学療法
　　　　（バランストレーニング） ····································· 37
　　　動作・歩行障害に対する理学療法（認知運動戦略とキュー刺激の利用） ···· 37
　　　環境調整 ·· 39
　●まとめ ·· 40

2 脊髄小脳変性症・多系統萎縮症の理学療法
　　　　　　　　　　　　　　　　　　　　　　菊本東陽，五十嵐祐介　42
　1 疾患の病態 ··· 42
　　　概要 ··· 42
　　　病態 ··· 42
　2 症候・障害 ··· 44
　　　症候 ··· 44
　3 医学的検査 ··· 46
　　　脊髄小脳変性症（SCD）・多系統萎縮症（MSA）の診断基準 ······ 46
　　　重症度判定 ··· 46
　4 医師による治療 ··· 48
　　　運動失調症状に対する治療 ····································· 48
　　　随伴症状に対する治療 ·· 48
　5 理学療法評価 ·· 49
　　　概要 ··· 49
　　　バイタルサイン ·· 49
　　　認知機能（高次脳機能） ··· 50

筋緊張・関節可動域(ROM) 50
　　　協調性・運動失調(感覚検査も含む) 51
　　　筋力 52
　　　起居移動動作 52
　　　日常生活活動(ADL)・生活関連動作(APDL) 54
　6 理学療法 54
　　　治療戦略の立案 54
　　　筋力トレーニング 55
　　　基本動作練習 55
　　　歩行練習 57
　　　代償手段の導入 58
　　　自主トレーニング指導 59
　●まとめ 61

3 筋ジストロフィーの理学療法　　西條富美代, 廣瀬　昇, 松尾　洋　62

1 疾患の病態 62
　　概要 62
　　病態 62
2 症候・障害 63
　　症状 63
3 医学的検査 65
　　血液検査 65
　　その他の検査 65
4 医師による治療 66
　　集学的ケア 66
　　心理・社会的ケアと遺伝相談 67
5 理学療法評価 68
　　概要 68
　　運動発達に関する医療面接 68
　　運動機能評価 68
　　呼吸機能検査 73
　　姿勢・動作(歩行)分析 73
6 理学療法 76
　　理学療法の目的 76
　　関節可動域(ROM)練習・ストレッチ 77
　　基本動作練習 78

日常生活活動（ADL）指導 79
補装具療法 79
リスク管理 80
● まとめ 81

4 筋萎縮性側索硬化症の理学療法　　　望月　久，保木本崇弘　84

1 疾患の病態 84
概要 84
病態 84

2 症候・障害 85
主な症候と障害 85

3 医学的検査 86
診断 86

4 医師による治療 88
医学的対応 88

5 理学療法評価 89
重症度の分類と総合的な評価指標 89
その他の評価 91

6 理学療法 93
治療戦略の立案（問題点の整理と目標の設定）.................... 93
関節可動域（ROM）練習 94
筋力トレーニング 94
全身調整運動 96
呼吸機能低下に対する理学療法 96
動作・歩行障害に対する理学療法（運動療法と補助具の使用）...... 98
環境調整 100
● まとめ 100

5 多発性硬化症の理学療法　　　　　　　　　　　　大森圭貢　102

1 疾患の病態 102
概要 102

2 症候・障害 103
症候 103
二次的な障害 105

3 医学的検査 106
検査の種類 106

4 医師による治療 ... 108
病期別の治療法 ... 108

5 理学療法評価 ... 108
全般的評価 ... 108
疾患特異的な評価 ... 110

6 理学療法 ... 113
疾患の特徴を踏まえた理学療法実施の全般的注意点 ... 113
運動療法 ... 113
動作練習 ... 113
環境整備 ... 114
患者教育 ... 114
コンディショニング ... 114
- まとめ ... 115

6 多発神経炎・ニューロパチー（ギラン・バレー症候群など）の理学療法
縄井清志，桐山希一 ... 116

1 疾患の病態 ... 116
概要 ... 116
病態 ... 116

2 症候・障害 ... 118
症状 ... 118

3 医学的検査 ... 120
ギラン・バレー症候群（GBS）の診断 ... 120

4 医師による治療 ... 121
GBSの治療法 ... 121

5 理学療法評価 ... 121
概要 ... 121
急性期の理学療法評価 ... 122
GBSの重症度分類 ... 123
回復期の理学療法評価 ... 123
GBSにおける電気生理学的検査所見の特徴 ... 125

6 理学療法 ... 126
目標設定 ... 126
急性期での目標 ... 127
プラトー期から回復期での理学療法の目標 ... 128
- まとめ ... 130

7 末梢神経損傷（腕神経叢損傷・絞扼性末梢神経損傷）の理学療法
　　　　　　　　　　　　　　　　　　　　　　　　　　　　　　鈴木俊明　132

1 疾患の病態 …… 132
概要 …… 132
末梢神経障害の分類 …… 133

2 症候・障害 …… 135
運動神経・感覚神経・自律神経の障害とその内容 …… 135

3 医学的検査 …… 135
各検査の内容 …… 135

4 医師による治療 …… 137
治療の種類と内容 …… 137

5 理学療法評価 …… 138
関節可動域（ROM）検査・筋力検査・感覚検査 …… 138
電気生理学的検査 …… 139
特有な肢位・誘発テスト …… 141

6 理学療法 …… 143
概要 …… 143
ROM練習 …… 143
筋力増強練習 …… 143
筋電図バイオフィードバック療法 …… 144
治療的電気刺激（TES） …… 144
感覚再教育練習 …… 145
装具療法 …… 145
動作指導 …… 146
● まとめ …… 146

8 脳性麻痺の理学療法　　　　　　　　　　　　　　　　　　　新田　収　148

1 疾患の病態 …… 148
脳性麻痺の定義 …… 148
発症原因 …… 148

2 症候・障害 …… 150
脳性麻痺のタイプ …… 150
アテトーゼ型脳性麻痺の特徴 …… 150
痙直型脳性麻痺の特徴 …… 150
痙直型脳性麻痺の分類 …… 150

3 医学的検査 …… 151

アテトーゼ型脳性麻痺の原因 151
痙直型脳性麻痺の原因 151

4 医師による治療 152
ボツリヌス治療 152
バクロフェン髄内投与療法 153
選択的後根切除術 154
整形外科的治療 154

5 理学療法評価 155
運動発達評価の意義 155
運動発達と月齢 155
代表的な評価尺度 158
姿勢反射 159
脳性麻痺児における動作分析 160

6 理学療法 161
機能改善 161
基本動作プログラム 162
日常生活活動（ADL）に対するプログラム 164

● まとめ 166

症例集 167

パーキンソン病（軽度・外来患者） .... 中山恭秀 168
パーキンソン病（軽度・中等度） .... 来住野健二 170
パーキンソン病（重度） .... 来住野健二 172
脊髄小脳変性症 .... 髙橋慧朗 174
多系統萎縮症 .... 五十嵐祐介 176
デュシェンヌ型筋ジストロフィー .... 松尾　洋 178
筋萎縮性側索硬化症 .... 岡道　綾 180
多発性硬化症 .... 多田実加 183
ギラン・バレー症候群 .... 小林聖美 188
末梢神経障害 .... 中道哲朗, 前田祐作 190
脳性麻痺 .... 新田　収 192

索引 194

本書では，「訓練」を意味する表現について日本理学療法士協会の推奨する「練習」や「トレーニング」といった用語にて表現しております。また，「リハビリテーション」という用語については，本来正式に記載すべきですが，文章が長くなることを避けるため，初出の場合以後は「リハ」として略式記載しております。その点を何卒ご理解のうえお読みいただければ幸いです。

疾患データ

表1　厚生労働省が「難病患者リハビリテーション料」の算定対象として挙げている30疾患

- Behçet病
- 多発性硬化症
- 重症筋無力症
- 全身性エリテマトーデス
- スモン
- 筋萎縮性側索硬化症
- 強皮症
- 皮膚筋炎および多発性筋炎
- 結節性動脈周囲炎
- Buerger病
- 脊髄小脳変性症
- 悪性関節リウマチParkinson病関連疾患（進行性核上性麻痺，大脳皮質基底核変性症およびパーキンソン病）
- アミロイドーシス
- 後縦靱帯骨化症
- Huntington病
- モヤモヤ病
- Wegener肉芽腫症
- 多系統萎縮症（線条体黒質変性症，オリーブ橋小脳萎縮症，Shy-Drager症候群）
- 広範脊柱管狭窄症
- 特発性大腿骨頭壊死症
- 混合性結合組織病
- プリオン病
- Guillain-Barré症候群
- 黄色靱帯骨化症
- Sjögren症候群
- 成人発症Still病
- 関節リウマチ
- 亜急性硬化性全脳炎
- ライソゾーム病
- 副腎白質ジストロフィー
- 脊髄性筋萎縮症
- 球脊髄性筋萎縮症
- 慢性炎症性脱髄性多発神経炎

表2　本書に掲載した疾患の情報

	厚生労働省発表対象者[1]	理学療法対象疾患順位[2]	日本理学療法士学会以外の関係する学会[1]	理学療法診療ガイドライン以外の代表的なガイドライン
パーキンソン病	患者数[3]：約108,800人	8位	・日本脳神経外科学会 ・日本リハビリテーション医学会 ・日本放射線学会 ・日本精神神経学会 ・日本耳鼻咽喉科学会 ・日本循環器学会 ・日本神経学会	・パーキンソン病診療ガイドライン2018（日本神経学会 監）
脊髄小脳変性症	患者数[3]：約25,447人	17位	・日本耳鼻咽喉科学会 ・日本リハビリテーション医学会 ・日本放射線学会 ・日本神経学会 ・小児神経学会	・脊髄小脳変性症・多系統萎縮症診療ガイドライン2018（日本神経学会 監）
多系統萎縮症	患者数[3]：約11,733人	―	・日本耳鼻咽喉科学会 ・日本リハビリテーション医学会 ・日本放射線学会 ・日本神経学会 ・小児神経学会	・脊髄小脳変性症・多系統萎縮症診療ガイドライン2018（日本神経学会 監）

次ページに続く

疾患データ

	厚生労働省発表対象者[1]	理学療法対象疾患順位[2]	日本理学療法士学会以外の関係する学会[1]	理学療法診療ガイドライン以外の代表的なガイドライン
筋ジストロフィー	患者数：約25,400人	21位	・日本リハビリテーション医学会 ・日本放射線学会 ・日本耳鼻咽喉科学会 ・日本循環器学会 ・日本神経学会 ・小児神経学会 ・小児循環器学会	・デュシェンヌ型筋ジストロフィー診療ガイドライン2014（日本神経学会，日本小児神経学会，国立精神・神経医療研究センター 監） ・神経筋疾患・脊髄損傷の呼吸リハビリテーションガイドライン（2014）（日本リハビリテーション医学会 監）
筋萎縮性側索硬化症	患者数[3]：約9,096人	19位	・日本リハビリテーション医学会 ・日本耳鼻咽喉科学会 ・日本神経学会	・筋萎縮性側索硬化症診療ガイドライン2013（日本神経学会） ・神経筋疾患・脊髄損傷の呼吸リハビリテーションガイドライン（2014）（日本リハビリテーション医学会 監）
多発性硬化症	患者数[3]：約17,073人	—	・日本リハビリテーション医学会 ・日本放射線学会 ・日本眼科学会 ・日本耳鼻咽喉科学会 ・日本神経学会 ・小児神経学会	・多発性硬化症・視神経脊髄炎診療ガイドライン2017（日本神経学会 監）
慢性炎症性脱髄性多発神経炎	患者数[4]：約4,633人	—	・日本放射線学会 ・日本神経学会 ・小児神経学会	・慢性炎症性脱髄性多発根ニューロパチー，多巣性運動ニューロパチー診療ガイドライン2013（日本神経学会 監）
ギラン・バレー症候群	患者数[5]：約789～2,386人	24位	・日本神経学会（日本神経治療学会，日本神経免疫学会，日本末梢神経学会）	・ギラン・バレー症候群，フィッシャー症候群診療ガイドライン2013（日本神経学会 監） ・神経筋疾患・脊髄損傷の呼吸リハビリテーションガイドライン（2014）（日本リハビリテーション医学会 監）
末梢神経損傷	—	15位	・日本整形外科学会 ・日本神経学会 ・日本形成外科学会 ・日本手外科学会 ・日本末梢神経学会 ・日本脳神経外科学会 （著者調べ）	—
脳性麻痺	—	14位	・日本リハビリテーション医学会（著者調べ）	・脳性麻痺リハビリテーションガイドライン 第2版（日本リハビリテーション医学会 監）

1) 記載のないものは厚生労働省ホームページより引用
2) 理学療法白書2016のデータより算出
3) 平成24年度医療受給者証保持者数
4) 平成26年度医療受給者証保持者数から推計
5) ギラン・バレー症候群，フィッシャー症候群診療ガイドライン2013（日本神経学会 監）より引用

略語一覧

A

ABMS2	ability for basic movement 2	
ADL	activities of daily living	日常生活活動
AFO	ankle-foot orthosis	短下肢装具
ALS	amyotrophic lateral sclerosis	筋萎縮性側索硬化症
APDL	activities parallel to daily living	生活関連動作
AR-SCD	autosomal recessive-spinocerebellar degeneration	常染色体優性遺伝性
ARSACS	Autosomal Recessive Spastic Ataxia of Charlevoix-Saguenay	Charlevoix-Saguenay型常染色体劣性遺伝性痙性失調症

B

BBS	Berg balance scale	
BI	Barthel index	
BiPAP	bilevel positive airway pressure	補助呼吸装置
BMD	Becker muscular dystrophy	Becker型筋ジストロフィー
BMI	body mass index	

C

CCA	cortical cerebellar atrophy	皮質小脳萎縮症
CCAS	cerebellar cognitive affective syndrome	小脳性認知情動症候群
CIDP	chronic inflammatory demyelinating polyneuropathy	慢性炎症性脱髄性多発ニューロパチー
CIS	clinically isolated syndrome	臨床的他覚的病巣
CK	creatine kinase	クレアチンキナーゼ
CMAP	compound muscle action potential	複合筋活動電位
CPF	cough peak flow	最大流速

D

DBS	deep brain stimulation	脳深部刺激療法
DDST	Denver developmental screening test	デンバー式発達スクリーニング検査
DMD	Duchenne muscular dystrophy	Duchenne型筋ジストロフィー
DRPLA	dentatorubropallidoluysian atrophy	歯状核赤核淡蒼球ルイ体萎縮症

E・F

EADL	extended ADL	拡大ADL
EGOS	erasmus GBS outcome score	
FAB	frontal assessment battery	前頭葉機能検査
FALS	familial ALS	家族性ALS
FBS	functional balance scale	
FES	function electrical stimulation	機能的電気刺激
FIM	functional independence measure	機能的自立度評価法
FRDA	Friedreich's ataxia	Friedreich（フリードライヒ）運動失調症
FRS	face rating scale	
FRT	functional reach test	
FS	Fisher syndrome	Fisher（フィッシャー）症候群
FSS	fatigue severity scale	
FSST	four square step test	
FVC	forced vital capacity	努力性肺活量

G

GBS	Guillain-Barré syndrome	Guillain-Barré（ギラン・バレー）症候群
GMFCS	gross motor function classification system	粗大運動能力分類システム
GMFM	gross motor function measure	粗大運動尺度

H

HD	Huntington's disease	Huntington（ハンチントン）病
HDS-R	Hasegawa dementia scale-revised	改訂長谷川式簡易知能評価スケール
HHD	hand held dynamometer	徒手筋力計
HUGO	Human Genome Organization	ヒト遺伝子解析機構

I

IADL	instrumental ADL	手段的ADL
ICARS	international cooperative ataxia rating scale	国際協調運動評価尺度
ICF	international classification of functioning, disability and health	国際生活機能分類
ICIDH	international classification of impairments, disabilities and handicaps	国際障害分類
Ig	immunoglobulin	免疫グロブリン
IPPV	intermittent positive pressure ventilation	侵襲的陽圧換気
ITB	internal baclofen	バクロフェン髄内投与
IVIg	intravenous immunoglobulin	経静脈的免疫グロブリン療法

K・L

KAFO	knee-ankle-foot orthosis	長下肢装具
LIC	lung insufflation capacity	肺吸気容量
LMN	lower motor neuron	下位運動ニューロン

M

MAS	modified Ashworth scale	Ashworth（アシュワース）尺度改訂版
MCV	motor conduction velocity	運動神経伝達速度
MD	myotonic dystrophy	筋強直性ジストロフィー
MEP	maximal expiratory pressure	最大呼気圧
MIC	maximum insufflation capacity	最大強制深吸気量
MIC	maximum insufflation capacity	最大強制吸気量
MIP	maximal inspiratory pressure	最大吸気圧
MJD	Machado-Joseph disease	Machado-Joseph（マシャド・ヨゼフ）病
MMSE	mini-mentalstate examination	
MMT	manual muscle testing	徒手筋力検査
MS	multiple sclerosis	多発性硬化症
MSA	multiple system atrophy	多系統萎縮症

N

NIV	non-invasive ventilation	非侵襲的陽圧換気
NMO	neuromyelitis optica	視神経脊髄炎
NPPV	noninvasive positive pressure ventilation	非侵襲的陽圧換気

O・P

OPCA	olivopontocerebellar atrophy	オリーブ橋小脳萎縮症
PBP	progressive bulbar palsy	進行性球麻痺
PCF	peak cough flow	最大咳嗽流速
PD	Parkinson_s disease	Parkinson病
PLS	primary lateral sclerosis	原発性側索硬化症
PSMA	progressive spinal muscular atrophy	進行性脊髄性筋萎縮症
PVL	periventricular leukomalacia	脳室周囲白質軟化症

Q・R

QOL	quality of life	生活の質
ROM	range of motion	関節可動域
rTMS	repetitive transcranial magnetic stimulation	反復経頭蓋磁気刺激

S

SALS	sporadic ALS	孤発性ALS
SCA	spinocerebellar ataxia	優性遺伝性脊髄小脳失調症
SCD	spinocerebellar degeneration	脊髄小脳変性症
SCV	sensory conduction velocity	感覚神経伝達速度
SDS	Shy-Drager syndrome	Shy-Drager症候群
SMA	supplementary motor area	尾側補足運動野
SMC	supplementary motor cortex	補足運動野群
SND	striatonigral degeneration	線条体黒質変性症
STEF	simple test for evaluating hand function	簡易上肢機能検査

T

tDCS	transcranial direct current stimulation	経頭蓋直流電気刺激
TENS	transcutaneous electrical nerve stimulation	経皮的末梢神経電気刺激
TES	therapeutic electric stimulation	治療的電気刺激
TMS	transcranial magnetic stimulation	経頭蓋磁気刺激
TPPV	tracheostomy positive pressure ventilation	気管切開下陽圧換気
TUG	timed up & go test	

U・V

UMN	upper motor neuron	上位運動ニューロン
UMSARS	unified multiple system atrophy rating scale	統一多系統萎縮症評価尺度
UPDRS	unified Parkinson's disease rating scale	
VAS	visual analogue scale	

数字

6MD	6 minutes distance	6分間歩行距離
6MWT	6 minutes walking test	6分間歩行試験

第1章

総論

1章 総論

1 中枢神経系の基礎知識

1 構造と機能[1~3)]

- 大脳は，前頭葉，頭頂葉，後頭葉，側頭葉の領域に分かれ，随意運動制御に関与するのは，前頭葉にある一次運動野，補足運動野，運動前野である
- 一次運動野から皮質脊髄路を介して，脳幹部神経核や，脊髄を通って筋肉へとつながっている
- 大脳基底核，小脳，視床は，随意運動のコントロールにも関与しており，障害されると円滑な運動が妨げられるが，各々に特徴がある

はじめに

ヒトが歩行などの随意運動を行う際，大脳皮質から運動指令が入り，皮質脊髄路を通り，末梢神経障害，神経接合部を経由して骨格筋へ伝わり，筋収縮が生じ，歩行などの随意運動が表現される。大脳皮質からの運動指令が下るまでには，さまざまな部位が関与している。ここでは，中枢神経に関する部位の各々の役割について解説する。

大脳皮質

大脳は，大脳皮質，白質，基底核から構成される。また，大脳半球は，図1のように前頭葉，頭頂葉，後頭葉，側頭葉の4つの部位に分けられる。

随意運動のコントロールにかかわる部位としては，一次運動野，その前方に位置する**運動前野**（premotor cortex），**補足運動野**（SMA）などがあり，**一次運動野**はBrodmann 4野にあたり，運動前野と補足運動野はブロードマン6野にあたる（図2）。

運動前野は一次運動野の前方に位置しており，外側面にある。補足運動野は，一次運動野の吻側に位置し，脳の内側面にある。これらは，一次運動野への入力があるが，これ以外に，中心溝に隣接して後方に位置している一次感覚野（ブ

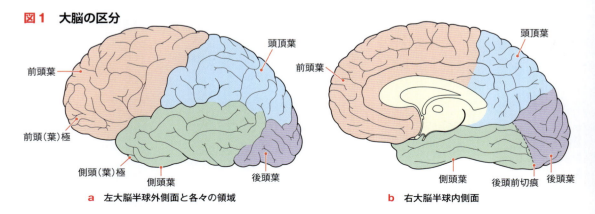

図1 大脳の区分
a 左大脳半球外側面と各々の領域
b 右大脳半球内側面

*SMA：supplementary motor area

ロードマン3，2，1野）からの入力もある（**図2**）。一次運動野と一次感覚野においては，身体各部位の位置がおおよそ報告されており，それらを**図3**に示す。**図3**において印象的であるのは，足に比べて，手・手指の占める部位が大きいということで，手指巧緻動作は複雑な動きを行うためにここまで発展したともいえる。

運動前野と補足運動野は運動の計画に関与し，一次運動野への入力を介して計画を実行する。運動前野は，頭頂葉からの感覚情報を運動前野が処理し，感覚情報と動作の連合に関与する。さらに，前頭前野からの入力の動作プランを実行可能な動作プランに変換し，一次運動野へ出力する役割がある。また，腹側運動野には，ミラーニューロンが存在するといわれている。これは，ヒトがさまざまな動作を行っているところを見ているとき，そして，自分自身がその動作を行う際に活動するニューロンといわれており，

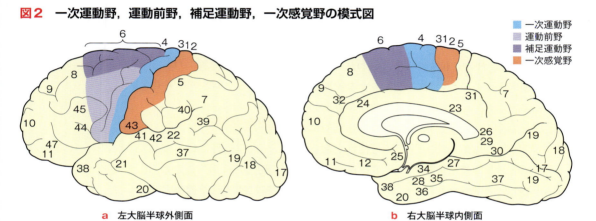

図2 一次運動野，運動前野，補足運動野，一次感覚野の模式図

a 左大脳半球外側面　　b 右大脳半球内側面

文献1）より引用

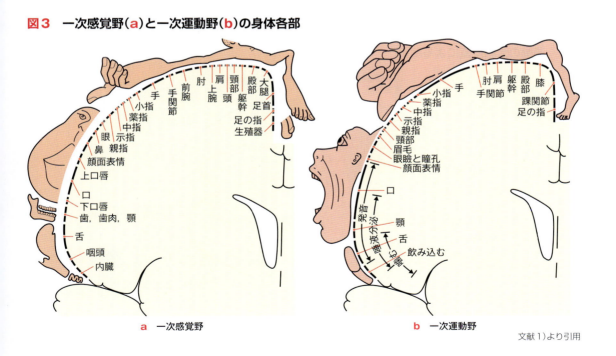

図3 一次感覚野（**a**）と一次運動野（**b**）の身体各部

a 一次感覚野　　b 一次運動野

文献1）より引用

他者の動作を自分の動作に取り入れる際，活用される。

補足運動野については，尾側補足運動野（SMA）と吻側補足運動野（前補足運動野：pre-SMA）を合わせて，補足運動野群（SMC）としての検討がなされるようになった。

SMAは，複雑な時間構成を必要とする動作においてより活動的となり，視覚誘導性の動作に比べて記憶依存性の動作のほうが，より活動的となるといわれている。pre-SMAでは，動作の手順を新たに学習するときや，動作の状況などが変化したときに活動が高まるといわれ，また，自発的な運動においても活動するといわれている。補足運動野群およびこの部位と連絡する前頭前野に障害を受けると，無動症（自発的な運動開始の喪失），強制把握（手に触れたものを強制的に把握してしまう現象）などが生じる可能性がある。

運動前野および補足運動野は，頭頂連合野と側頭連合野から情報の入力がある（図4）。視覚連合野から下側頭連合野に終わる腹側経路は，物体を認識すること（何の視知覚）に関与し，頭頂連合野に終わる背側経路は，空間の認知（どこの視知覚）に関与する。頭頂連合野は，体性感覚，前庭や聴覚系から空間位置の情報を受け，視覚情報と統合している。運動計画に関与する前頭葉領域においては，これらの情報の入力を受け，随意運動のコントロールを行っている。

他の前頭葉の領域の部位については次のとおりである。帯状溝にある帯状皮質運動野は，大脳辺縁系からの入力があり，情動，痛みなどの情報に基づいた動作の制御に関与している。前頭前野は運動前野よりもさらに前方に位置し，内側前頭前野，外側前頭前野，眼窩前頭皮質に分かれる。この部位は，行動の切り替え，プランニング，推論，ワーキングメモリーなどの機能を担っているといわれている。

皮質脊髄路（錐体路）

一次運動野では，皮質第5層に大型のBetz錐体細胞があり，ここから，伝導速度の最も速い髄鞘に囲まれた線維が出ている。ただし，錐体路線維の多くは，第4, 6野の小型錐体細胞や紡錘型細胞より出ている。皮質から下行し，延髄交叉にて，80～85％は交叉し体側へ向かう。残

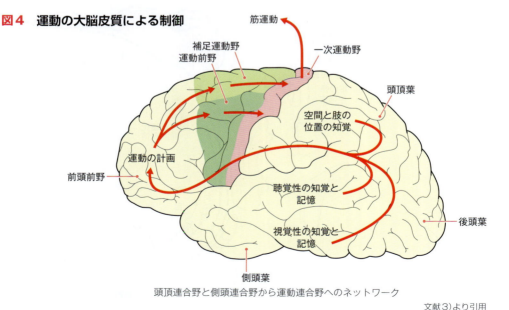

図4　運動の大脳皮質による制御

頭頂連合野と側頭連合野から運動連合野へのネットワーク

文献3）より引用

＊SMC：supplementary motor cortex

りは同側のまま，前皮質脊髄路として下行する（**図5**）．頸部や体幹の筋は両側性支配を受けている．皮質脊髄路は，外側経路と内側経路に分かれ，前者は，皮質脊髄路と赤核脊髄路からな

り（**図5**），四肢の制御にかかわっている．後者は，網様体脊髄路，前庭脊髄路，視蓋脊髄路からなり，体幹や姿勢の制御にかかわっている（**図6**）．

図5 錐体路

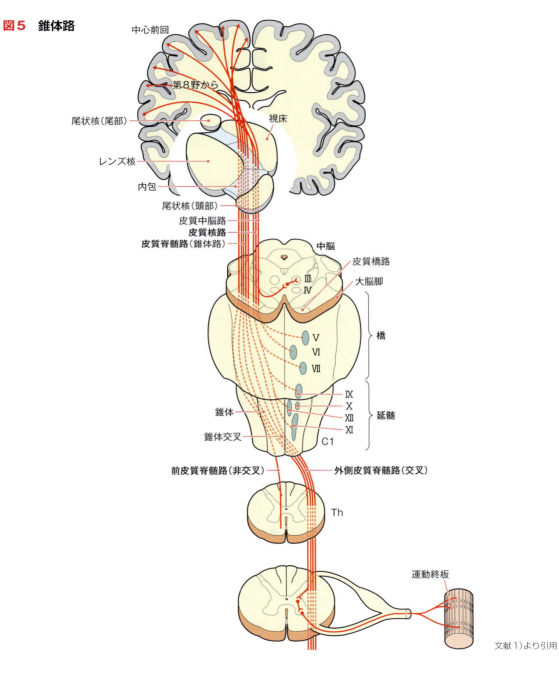

文献1）より引用

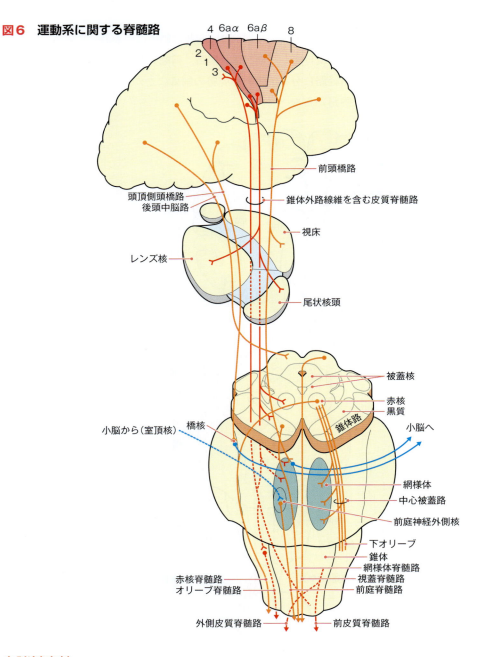

図6 運動系に関する脊髄路

文献1)より引用

大脳基底核

　大脳基底核は，線条体，淡蒼球，黒質，視床下核の4つから構成され，線条体は尾状核と被殻に分かれる。大脳基底核の線維連絡を図7に示す。直接路はGABA作動性で，線条体から淡蒼球内節へ向かう。間接路はγ-アミノ酪酸（GABA）とエンケファリンを用い，線条体から淡蒼球外節へ向かい，さらに視床下核を介して，淡蒼球内節へ向かう。直接路からの刺激は大脳皮質へ興奮性に，間接路からの刺激は抑制性に働く。

　大脳基底核は，行動の選択，運動の準備，運動の実行，運動の順序決定，自発的運動，記憶に基づく運動，強化学習，眼球の運動にかかわっ

＊GABA：gamma-aminobutyric acid

ているとされている．大脳基底核が障害されると，さまざまな不随意運動が出現する．Parkinson病（PD）やHuntington病（HD），片側バリズムなどがある．

小脳

小脳は，機能的に，**大脳小脳**（新小脳），**脊髄**小脳（旧小脳），**前庭小脳**の3つに分けられる（図8）．小脳皮質への求心性線維は苔状線維，登上線維で，遠心性線維はプルキンエ線維である．大脳小脳は，運動前野，補足運動野，帯状回，視覚野などから入力を受け，歯状核を介して，運動野，運動前野，前頭前野，頭頂葉へ出力する．脊髄小脳は，体性感覚受容器，聴覚情報，運動野から入力を受け，室頂核から前庭神経核へ，栓状核・球状核から赤核へ至る．前庭小脳は，前庭核，視覚情報，体性感覚受容器（頸部）から入力を受け，前庭神経核へ出力する．大脳小脳は運動の計画や運動プログラムを調整し，認知的課題に関与しているといわれている．脊髄小脳は，体幹と四肢の運動を調節し，自動的に再現できるよう，運動の内部モデルの習得に関与している．前庭小脳は，平衡調節と眼球運動の調節に関与している．

小脳は運動学習に関与しており，登上線維への入力は，平行線維－プルキンエ細胞間シナプスの長期抑制を起こし，シナプス伝達の可塑性が起きるといわれている．

> **基礎へのフィードバック**
> **シナプス伝達の可塑性**
> 神経の活動頻度やパターンにより，シナプスの伝達効率が変動する性質のこと．

図7　大脳基底核における神経機構

皮質からの入力部：線条体
大脳基底核の出力部：淡蒼球内節と黒質網様部
直接路：線条体→出力部
間接路：線条体→淡蒼球外節→視床下核→出力部

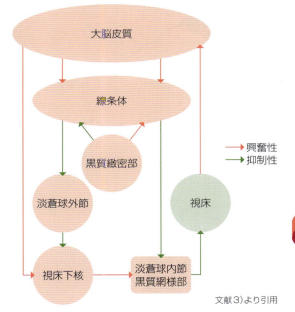

文献3）より引用

図8　小脳機能

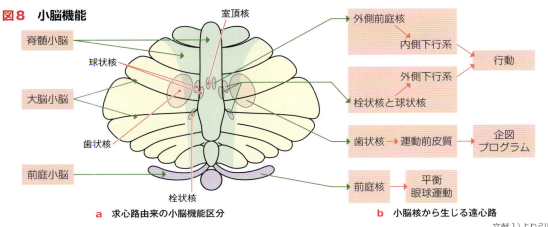

a　求心路由来の小脳機能区分　　b　小脳核から生じる遠心路

文献1）より引用

＊PD：Parkinson's disease　　＊HD：Huntington's disease

視床

視床は，単一のものではなく，独自に求心路と遠心路をもつ神経核が集合したものである。**図9a**に視床の位置，**図9b**に視床の**腹側外側核群**から大脳皮質への連絡路について，**図10**に視床背側核，内側核，後核（視床枕），内側膝状体，外側膝状体から大脳皮質への連絡路について示す。

後外側腹側核（VPL）は，四肢・体幹の体性感覚が投射し，感覚野に投射する。後内側腹側核（VPM）は，顔面と頭部の体性感覚にかかわる三叉神経路の中継核となっている。VP（VPL＋VPM）は，前方部分は内側毛帯（固有感覚と触覚など）から入力を受け，後方部分は温痛覚に関する外側脊髄視床路から受ける。この部位の障害では感覚障害が生じる。

腹側中間核（V.i.m）は，対側の前庭神経核からの情報を受け，島皮質周囲に投射する。運動時の姿勢制御にかかわる。

外側腹側核（VL）は，前側部分は基底核（淡蒼球，

図9 視床

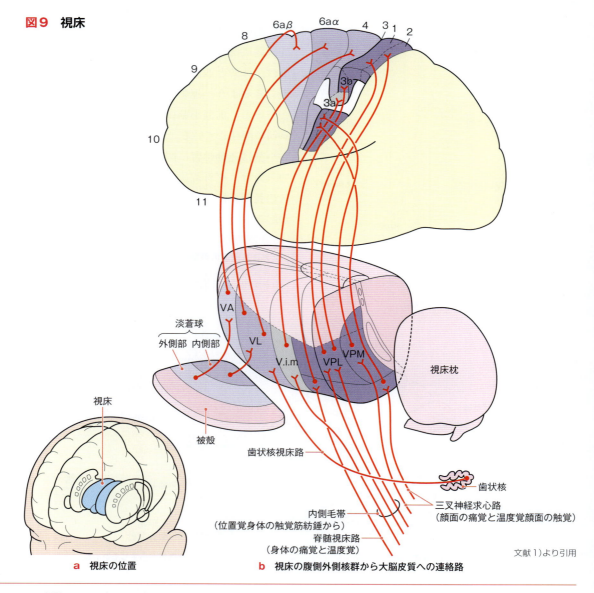

a 視床の位置　　b 視床の腹側外側核群から大脳皮質への連絡路

文献1）より引用

* VPL：ventral posterior lateral nucleus
* VPM：ventral posterior medial nucleus
* V.i.m：ventral intermediate nucleus
* VL：ventral lateral nucleus

黒質）から受けて，補足運動野に送り，筋緊張の抑制に関与する．後方部分は対側の小脳歯状核と同側の赤核からの情報を受けて運動野に送る．協調運動を制御している．

前腹側核（VA）は，淡蒼球から入力を受け，運動前野，補足運動野に投射している．運動の順序立て，姿勢制御に関与している．

背内側核（DM）は，他の視床核，基底核，小脳核からの線維を受け，前頭前野へ投射する．認知機能や情動の制御，行動の動機付けなどに関与する．

視床枕（Pul）は，視覚連合野，中脳上丘から入力を受け，頭頂後頭連合野，視覚連合野へ出力する．

後外側核（LP）は，上頭頂小葉に投射する．また，後部帯状回や海馬傍回とも神経連絡している．

前核（A）は視床下部，海馬から入力を受け，帯状回後部へ投射する．記憶にかかわっている（Papez回路の一部）．

このように，感覚野への経路だけでなく，小脳からの入力が運動野・運動前野へ出力するなど，さまざまな経路がある．そのため視床が障害されることで，この前後の経路の症状が生じることがある．

図10　視床から大脳皮質への連絡路

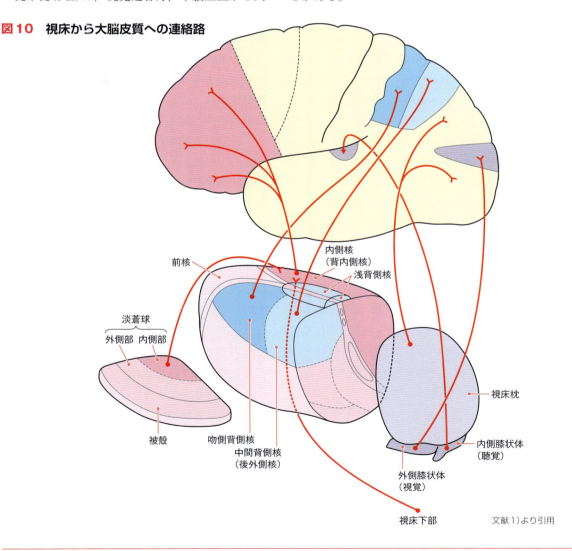

文献1）より引用

＊VA：ventral anterior nucleus　　＊DM：dorsal medial nucleus
＊Pul：pulvinar　　＊LP：lateral posterior nucleus　　＊A：anterior nucleus

2 中枢神経障害の概要

POINT
- 脳血管障害は出血性と虚血性に分かれ，走行している血管の障害部位により症状は変わる。
- 脱髄性疾患では，多発性硬化症（MS）があり，障害部位によりさまざまな症状を呈する。
- 中枢神経変性疾患としては，PD，脊髄小脳変性症（SCD），筋萎縮性側索硬化症（ALS）などがある。

脳血管障害[5]

病型と一般的な所見[5]

脳血管障害の病型としては，出血性と虚血性に分かれ，出血性はくも膜下出血，脳出血があり，虚血性にはラクナ梗塞，アテローム梗塞，心原性脳塞栓症がある。

くも膜下出血は脳動脈瘤破裂によるものが80％以上あるといわれており，治療としてクリッピング術やコイリング術による再出血の予防を行う。発症後2週間は，脳血管攣縮を生じる可能性があり，脳梗塞をきたすことがある。最近は，意識障害があってもリハビリテーションを開始することが多く，症状の変動に注意する必要がある。さらに，発症後数ヵ月を経過して正常圧水頭症をきたすことがある。歩行障害，認知障害，失禁などの排尿症状の出現や症状悪化の場合は，鑑別を行う。

脳出血は被殻や視床の部位が多く，これらの部位のそばにある内包へ血腫が増大し，錐体路症状が出て麻痺をきたす。また，視床は体性感覚，視覚，聴覚の中継や，小脳歯状核から運動野投射する経路の中継，運動野などの前頭葉へ投射する経路の中継などを行っており，さまざまな症状をきたすことがある。例えば，感覚障害，視床痛，同名半盲，運動失調，意識障害，注意障害，記憶障害，言語障害などが挙げられる。視床出血ではその大きさにより，さまざまな症状をきたし，リハビリテーション開始の際には，その診察・評価が重要となる。

脳梗塞では，血栓や塞栓によるものや血行力学によるものがある。**ラクナ梗塞**は，基底核の穿通枝動脈などの梗塞が多く，大きさは径15mm以下である。多発性に認めることも多い。**アテローム梗塞**は，主幹動脈の粥状硬化性病変による動脈狭窄や閉塞による梗塞である。血栓形成によるもの，壁在血栓がそれよりも末梢動脈への塞栓によるものなどにより発症する。**心原性脳塞栓症**は，心房細動などで生じた血栓により脳血管が突然閉塞され，側副血行路の発達はなく，梗塞は広範囲となる。また，**BAD**（branch atheromatous disease）は発症後数日間にわたって症状の進行を認めるもので，穿通枝動脈の手前で分岐部梗塞が起こるものである。そのため，入院後も病状の進行を認め注意が必要となる。分水嶺梗塞は，前大脳動脈領域と中大脳動脈領域の境界や，中大脳動脈領域と後大脳動脈領域の境界での虚血所見を認めるものである。**図11，12**に大脳の動脈支配領域について示す。

以上のように脳血管障害といってもさまざまなものがある。そのため，CTやMRIなどの頭部画像検査によって病巣の部位や広がりを確認することが重要である。これにより，おおよその臨床所見を推測でき，実際の臨床所見を評価する際に役に立つ。**図13**に頭部のCTおよびMRI画像を示す。大脳皮質運動野から上位運動ニューロンに障害があると，なんらかの麻痺が生じるが，どの部位で生じているのか，また，画像においてWaller（ワーラー）変性がすでに起こっている

---

*MS：multiple sclerosis　*SCD：spinocerebellar degeneration　*ALS：amyotrophic lateral sclerosis

図11　脳底部からみた動脈の走行

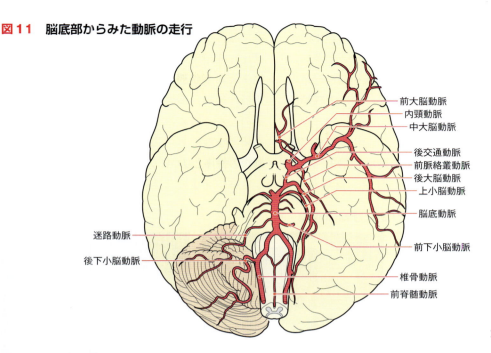

文献1）より引用

図12　大脳の動脈支配領域

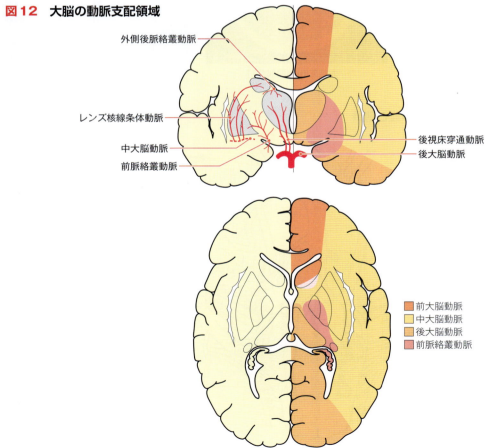

文献1）より引用

のかで，運動麻痺の回復のレベルについての情報が得られる．小脳や脳幹部に病巣がある場合は，単に麻痺だけではなく，失調症状や脳神経系の所見が加わる．図14に脳幹部における脳神経と動脈について示す[7]．

脳血管障害では，麻痺などの症状以外に，疼痛（肩手症候群，視床痛，異所性骨化など），深部静脈血栓症，痙縮（不良肢位，疼痛誘発），嚥下障害（誤嚥性肺炎のリスク，脱水，栄養状態悪化），排泄障害（頻尿，尿失禁，便秘など），不穏・せん妄状態，抑うつ状態，意欲の低下，廃用性症候群，症候性てんかんなどの合併症を経過のなかで認めることが多く，これらの治療も必要となる．

回復の機序とリハビリテーション[6]

脳卒中発症後急性期には脳浮腫の改善や脳血

図13　脳血管障害の頭部CTおよびMRI画像

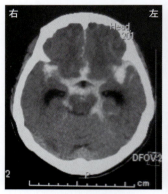
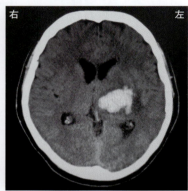
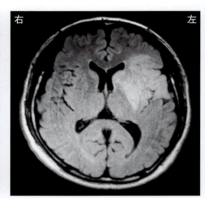

a　くも膜下出血（頭部CT）　　b　左視床出血（頭部CT）　　c　左脳梗塞（中大脳動脈領域一部）（頭部MRI画像（FLAIR画像））

図14　脳幹部における脳神経と動脈

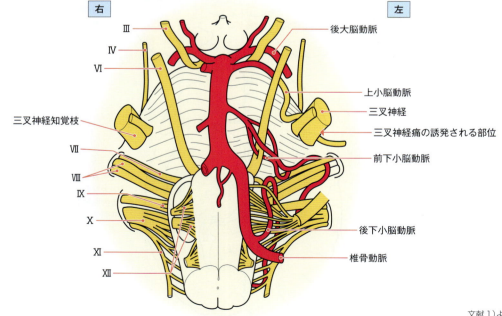

文献1）より引用

＊rTMS：repetitive transcranial magnetic stimulation

流の改善に伴い，自然経過としての機能回復が生じ，さらにリハビリテーションは脳の可塑性を促通する。一度生じた麻痺やその他の障害が適切な運動を反復することにより，①神経側芽による新しい神経線維の発芽（sprouting），②普段使用されていなかった神経回路を使用するunmasking，③非交叉神経線維による同側性支配の促進が認められる。

脳の可塑性を促す方法として，さまざまな試みが報告されている。主動筋と拮抗筋の同時収縮（co-contracture）により筋の分離運動ができなかった状態から，ボツリヌス療法による痙縮の治療と適切な練習を行うことで運動機能の向上を図ったり，非麻痺上肢を抑制して麻痺側上肢を強制的に使用する**CI療法**（constraint-induced movement therapy）や，麻痺側手の自動伸展運動があれば，その運動をトリガーにして**電気刺激**を加え，運動を引き出す方法などがある。そのほか，1日100回の促通手技を用いた運動誘発を繰り返して運動学習を行う**促通反復療法**や，**反復経頭蓋磁気刺激（rTMS）**や**経頭蓋直流電気刺激（tDCS）**による大脳皮質の興奮性を上げて機能的練習を行う方法などがある。さらに，BMIといって，随意運動のイメージ時の脳活動を脳波で記録し，それを基に信号を取り出し，外部の機器や装置を制御することにより，脳の可塑性を促す練習を行う試みが報告されている。

脱髄性疾患[7), 8)]

脱髄性疾患としては，MSが代表的な疾患である。

MSは，中枢神経細胞に時間的，空間的に多発性の脱髄を生じ，臨床症状としては視力障害，片麻痺，対麻痺，運動失調，感覚障害，膀胱直腸障害，高次脳機能障害，有痛性強直性痙攣などさまざまである。経過においては，寛解と再発を繰り返す。急性増悪と寛解を繰り返す再発寛解型と，進行の経過をとる一次性進行型と二次性進行型があり，日本人では再発寛解型が約85％を占める。

二次性進行型は，初期は再発寛解型を呈し，その後進行性となるタイプで，一次性進行型は発症時から持続的に進行していくタイプである。発症の原因は明らかではないが，抗原特異的ヘルパーT細胞を中心とした細胞性免疫の関与が推定されている。感染，過労，ストレスなどが発症や再発の誘因となることが多い。わが国の有病率は人口10万人当たり8〜9人と考えられ，女性に多く，発症年齢は25歳前後が多い。病巣部位にもよるが，視力障害（中心暗点），片側の感覚障害や運動障害，小脳失調，眼振，姿勢時振戦，記憶障害など高次脳機能障害，疲労などの症状を認める。

わが国では，視神経炎と脊髄病変を呈する視神経脊髄型MSが多くみられるが，その多くは**視神経脊髄炎（NMO）**が含まれていると考えられている。NMOは自己抗体が発見され，女性に多く，発症年齢は35歳前後が多い。初発症状としては，視神経炎が多く，脊髄炎としての横断性障害を認め，強いしびれや痛み，ときに有痛性筋痙攣を認める。急性期治療はMSおよびNMOともに，ステロイドパルス療法が有効とされ，無効例には血漿浄化療法を検討する。再発予防に対して，MSはインターフェロンβが有効とされているが，NMOでは少量のステロイドや免疫抑制薬の内服を用いる。

いずれの疾患においても，比較的若くして発

臨床に役立つアドバイス

MSの頭部MRI所見

MSの頭部MRIの所見は，脳血管障害とは異なり，病巣の長軸が脳室壁に垂直な卵円形の病巣や線状の所見を認めることが多い。脳室周囲，大脳皮質直下，テント下（小脳・脳幹），脊髄の2領域以上にみられ，空間的多発性を呈する。

---

* tDCS：transcranial direct current stimulation　　* BMI：brain machine interface
* NMO：neuromyelitis optica

症し，家庭復帰や社会復帰を目標とすることが多い。このことを踏まえ，個々の病態をきちんと評価し，リハビリテーション目標を設定する必要がある。

変性疾患

PD[7), 9), 11)]

PDのわが国おける有病率は，人口10万人当たり100〜150人といわれている。指定難病疾患のなかで2番目に多く，神経難病疾患のなかでは最も多い。病因は中脳黒質(**図15**)変性症のドパミン作動性神経の変性で，病変の細胞にはLewy小体といわれるタンパク質封入体を認める。

症状は振戦，固縮（筋強剛），無動，姿勢反射障害の運動症状，自律神経障害(**表1**)，精神症状，疼痛，疲労などの非運動症状がある。進行とともに，前傾姿勢やすくみ足が出現する。すくみ足のため，うまく足が出せない場合でも障害物をまたぐことは可能で，この現象を矛盾性運動（kinésie paradoxale）とよぶ。視覚的な外発性合図（external cue）や聴覚的合図となる音楽やリズム音を利用した歩行練習が効果的といわれている。歩行障害の特徴は，前傾姿勢で，歩幅が小さく，腕振りも小さく，歩行開始の一歩目の足が出しづらいすくみ足や，歩行途中で加速歩行となる突進現象を認め，転倒の危険性は高くなる。

自律神経症状として，起立性低血圧や食事性低血圧，便秘，排尿症状がある。ほかにも，レム期睡眠行動異常症（REM sleep behavior disorder）を認めることがある。さらに，疼痛を訴えることは多く，ジストニアによる疼痛，運動制限に伴う筋痛や関節痛，頸椎や腰椎の変形に伴う神経根痛や末梢神経障害によるもの，中枢性疼痛などがある。

治療は，抗PD薬による薬物治療およびリハビリテーションが主体となる。経過とともに，薬の効果が短くなるwearing-off現象や，内服した時間に関係なく症状がよくなったり悪くなったりするon-off現象がみられるようになる。そのため，早期より薬物治療だけでなくリハビリテーションを組み合わせ，日常生活活動（ADL），生活の質（QOL）の維持・向上を図ることが重要である。**表2**にパーキンソニズムをきたす疾患について示した[7)]。

> **補足**
> **表2**のようにPDとよく似た症状を呈する疾患は多いが，抗PD薬の効果が大きいのは，PDである。

『パーキンソン病診療ガイドライン2018』において，パーキンソニズムをきたす疾患に対する抗PD薬による薬物治療およびリハビリテーションは有効性があるとの文献の報告が増えている。「早期から進行期まで，どのステージにおいても介入すると有効性が高いと思われる」との記載も

図15　黒質

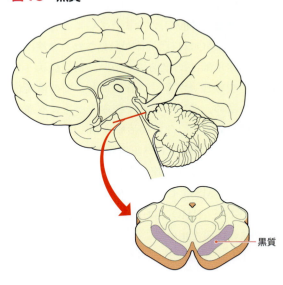

表1　PDの自律神経症状

消化器症状	便秘・イレウス
膀胱症状	頻尿・尿失禁
心血管系症状	起立性低血圧，食事性低血圧
発汗障害	脂顔・体温調整障害

文献10)より引用

＊REM：rapid eye movement　＊ADL：activities of daily living　＊QOL：quality of life

されている[11]。PDは早期から運動学習の低下を指摘されており，早期からの教育指導は重要と考える。

SCD[7),12)]

SCDは，運動失調症状が主体なものと，それに加えて，錐体路症候，錐体外路症候，自律神経症候，末梢神経症状などが伴うものがある。

わが国では約3万人の患者がいるとされる。孤発性は全体の2/3で，多系統萎縮症（MSA）と皮質小脳萎縮症（CCA）に分かれる。MSAは孤発性のなかでも2/3を占めている。MSAは小脳性運動失調を主体とするMSA-Cとパーキンソニズムを主体とするMSA-Pがある。わが国ではMSA-Cのほうが多い。MSAは失調症状，錐体外路症状のパーキンソニズム，自律神経症状を認め，その他として不随意運動や，認知機能低下などを認める。

遺伝性については，9割は常染色体優性遺伝といわれている。優性遺伝性脊髄小脳失調症（SCA）において，SCA1，2，3，6，7，17，歯状核赤核淡蒼球ルイ体萎縮症（DRPLA）は各々の原因遺伝子内のグルタミンをコードするCAGリピート配列の異常伸長が原因で発病する。わが国での遺伝性SCDでは，SCA3（Machado-Joseph病：MJD），SCA6，DRPLA，SCA31の4つのタイプが多い。**表3**にわが国で認めることの多いSCAの特徴について示す。

表3　主要な遺伝性SCDの特徴

疾患名	臨床症状
SCA1	小脳失調，錐体路徴候，錐体外路徴候，嚥下障害
SCA2	小脳失調，緩徐眼球運動，末梢神経障害，パーキンソニズム
SCA3/MJD	小脳失調，錐体路徴候，ジストニア，末梢神経障害，びっくり眼
SCA6	小脳失調，眼振，頭位変換時めまい
SCA17	小脳失調，認知機能低下，不随意運動，精神症状
DRPLA	小脳失調，ミオクローヌス，てんかん，認知機能低下
SCA31	小脳失調，高齢発症（50～70代）
SCA36	小脳失調，運動ニューロン徴候，舌萎縮

文献5)，7)より引用

表2　パーキンソニズムをきたす疾患

本態性パーキンソニズム
・PD ・若年性PD
二次性パーキンソニズム（パーキンソン症候群）
1. 中枢神経変性疾患 ・進行性核上性麻痺 ・多系統萎縮症 ・大脳皮質基底核変性症 ・汎発性レビー小体病 ・Alzheimer病 ・Pick病 ・パーキンソン認知症複合 2. 脳血管性パーキンソニズム 3. 薬剤性パーキンソニズム ・抗精神病薬，抗うつ薬，制吐薬など 4. 中毒性パーキンソニズム ・一酸化炭素中毒，マンガン中毒，水銀中毒など 5. 脳炎後パーキンソニズム 6. その他中枢神経疾患によるパーキンソニズム ・正常圧水頭症，頭部外傷，脳腫瘍など

文献5)，7)より引用

臨床に役立つアドバイス

Romberg徴候（ロンベルグ）

小脳性運動失調では，立位で閉眼をしても動揺はほぼ変化ないが，それに対して，前庭覚性や脊髄性運動失調では閉眼にて動揺は増悪し，この現象をロンベルグ徴候陽性という。

小脳失調に対するベッドサイドでの検査

小脳失調に対するベッドサイドでの検査には，指鼻試験，指鼻指試験，踵膝試験があるが，測定障害，運動分解として検出できる。また，前腕回内回外運動では，リズムの形成障害を認める。

MSAにおける排尿障害

MSAでは自律神経症状を合併し，PDの**表1**の項目と重なることが多い。しかし，排尿障害に関しては排出障害，尿閉を認め，典型的なPDの所見とは異なる。

＊MSA：multiple system atrophy　＊CCA：cortical cerebellar atrophy　＊SCA：spinocerebellar ataxia
＊DRPLA：dentatorubropallidoluysian atrophy　＊MJD：Machado-Joseph disease

SCDにおける共通の症状としては，運動失調症がある。これは，明らかな筋力低下はないが，合目的な運動遂行が不可能になる状態である。構音障害，巧緻動作の障害，歩行障害などがある。**表4**に各々の特徴について示す。また，失調症状以外に，自律神経障害を伴うことがあり，リハビリテーションを開始する際には，必ずその有無について確認をしておくことが重要である。

　治療は根本的な治療はなく，甲状腺刺激ホルモン放出ホルモン（TRH）製剤（注射剤：ヒルトニン®，経口剤：セレジスト®）の薬物治療がある。また，リハビリテーションを行い，体幹筋の柔軟性と筋力の維持・向上ならびにバランス能力の向上を図り，家屋指導や生活指導を行う。

ALS[7), 13)]

　ALSは運動ニューロン疾患で，進行とともに，上位運動ニューロン症状，下位運動ニューロン症状，さらに，球麻痺による嚥下障害と構音障害，そして，呼吸筋麻痺を認める。有病率は人口10万人につき7〜11人で，60〜70代での発症が多いとされている。自然経過では2〜4年の予後といわれているが，10年以上生存することもある。呼吸筋麻痺や嚥下困難の合併は進行とともに認め，人工呼吸管理法や経管栄養などについて，適切な時期に検討することが重要である。診断と同時に，起こりうる症状の経過や治療法について患者，家族へ告知を行い，そのうえで，治療の選択がなされる。ALSの症状については，**表5**

表4　運動失調症の特徴

構音障害	とぎれとぎれのような話し方の断綴性言語（scanning speech），スムーズさがなくなり音節がつながってしまうような不明瞭言語（slurred speech），音節の開始が唐突な爆発性言語（explosive speech）がみられる
巧緻動作障害	物をつかもうとする際に手が目的のところに円滑に持っていけず，いきすぎてしまう測定障害（dysmetria）や，左右上下に揺れてしまう運動分解（decomposition）を認める
立位・歩行障害	体幹がふらつき，歩行時は左右へ動揺する。立位時に歩隔を拡大し，重心を下げるようにして安定感を高めようとする

文献7）より引用

表5　ALSの症状

症候	特徴
上位運動ニューロン症状	四肢深部腱反射亢進，病的反射（Babinski徴候陽性など），下顎反射亢進，クローヌス，痙縮，痙性麻痺
下位運動ニューロン症状	筋緊張低下，深部腱反射の減弱，線維束性収縮，筋萎縮，弛緩性麻痺，呼吸筋麻痺
球症状	第Ⅸ，Ⅹ，Ⅻ脳神経の障害，舌の筋萎縮・線維束性収縮，嚥下障害，構音障害
認知症：前頭側頭葉変性症の合併を認めることあり	脱抑制，自発性低下，注意機能低下，遂行機能障害など

文献7）より引用

臨床に役立つアドバイス

小脳失調に対するリハビリテーション
　『脊髄小脳変性症・多系統萎縮症診療ガイドライン2018』において，リハビリテーションの項目があり，「小脳失調を主体とする脊髄小脳変性症に対して，バランスや歩行に対する理学療法を集中的に行うと，小脳失調や歩行が改善する」と，推奨グレード1Bとして紹介されている[12)]。

臨床に役立つアドバイス

ALSにおける体重，BMIの定期的評価
　ALSでは，栄養障害や体重過多は呼吸機能を低下させるという報告があり[14)]，体重，BMIなどの定期的な評価が必要である。

ALSFRS-R
　ALSの日常生活機能に関する臨床評価尺度として，ALSFRS-Rによる評価がある。項目は，言語，唾液分泌，嚥下，書字，摂食動作（胃瘻の設置の有無により），着衣・身の回りの動作，寝床での動作，歩行，階段を上る，呼吸困難，起座呼吸，呼吸不全の12項目で，4（正常）〜0点の5段階で評価する。これらの項目を念頭において，リハビリテーションに取り組む必要がある。

＊TRH：thyrotropin releasing hormone　　＊BMI：body mass index
＊ALSFRS-R：a revised ALS functional rating scale

に示す。

　薬物治療は，リルゾールの内服とエダラボンの点滴がある。これらは，神経保護し，疾患の進行を遅らせるとされているものの，根治治療とはならない。また，リハビリテーションの役割は重要で，早期より介入を行い，関節可動域（ROM）制限の予防，廃用に伴う筋力低下の予防を行い，移動能力やADLの維持を目的とする。頸部屈筋の筋力低下が高度になった場合は頸椎装具を検討し，下肢遠位筋の脱力による下垂足を認める場合は，プラスチック短下肢装具の処方を検討し，適宜，車椅子の導入や環境調整を行う。

　呼吸理学療法には，呼吸筋のトレーニング，胸郭や呼吸補助筋の可動域を維持するためのトレーニング，徒手的呼吸介助，肺の弾性を維持するためのトレーニング，体位排痰法などがある。呼吸不全に対して気管挿管の前に非侵襲的陽圧換気療法（NPPV）の導入を検討する[15]。

　嚥下障害については，経口からの栄養摂取が難しくなり，経管栄養を検討することが多いが，胃瘻造設においては努力性肺活量（FVC）が50％以下になる前に行うことが望ましいとされている[13]。

中枢神経疾患以外での神経筋疾患[16]

Duchenne型筋ジストロフィー（DMD）

　筋形質膜の保持タンパクのジストロフィンの遺伝子変異によるX染色体連鎖遺伝性疾患で，男性出生3,500～5,000人当たり1人の割合で発症するといわれている。

　1歳6カ月に歩行ができるようになるが，2歳では，下腿筋の仮性肥大を認め，登攀性起立（Gowers徴候）を認めるようになる。その後，動揺性歩行（wadling gait）となり，10歳前後で歩行不能となり，10～20歳で呼吸不全や心不全を発症するといわれている。死亡年齢は平均で26.8±7.0歳といわれていたが，近年，人工呼吸療法の導入に伴い，死亡年齢は上昇している。

　リハビリテーションとしては，①歩行可能時期では，下腿三頭筋・ハムストリングス・腸脛靱帯の短縮の予防が必要で，過負荷に注意しなければならない。②四つ這い～いざり時期では，下肢装具装着しての歩行練習や手動車椅子導入の検討，側彎などに対して外科的処置や呼吸リハビリテーションが重要となる。また，排痰補助装置の導入を検討することもある。③座位保持可能時期には，電動車椅子や，座位保持の検討，自助具・食器の工夫により，食事動作が自立できる場合もある。呼吸不全に伴い，人工呼吸器導入を検討する必要がある。

筋強直性ジストロフィー（MD）

　常染色体優性遺伝で，有病率は10万人当たり5～6人である。

　症状としては，四肢や体幹の筋萎縮や筋力低下が挙げられる。近位筋だけでなく，遠位筋も筋力低下を認め，手指巧緻動作の低下や下垂足を認める。側頭筋・咬筋の萎縮のため斧状顔貌を呈し，咽頭筋障害を合併し，鼻声や嚥下障害を認める。ミオトニアを認め，手指を握りこんでからすばやく指を広げた際に認めるgrip myotoniaや，母指球や舌などを叩打した際に認めるpercussion myotoniaが特徴的である。合併症として，白内障，糖尿病，高脂血症，動脈硬化，悪性腫瘍があり，認知症や自主性低下，無関心なども認める。

　リハビリテーションとしては，ROM練習や自助具の使用や代償動作などの指導，短下肢装具（軽量）の処方，杖指導や車椅子の導入の検討，環境整備，嚥下障害に対する評価と指導などがある。呼吸障害を呈した場合には，胸郭可動性維持やNPPV導入の検討が必要となる。

ポリオ症候群

　過去に麻痺性ポリオに罹患し，神経学的・機

---

* ROM：range of motion　　* NPPV：noninvasive positive pressure ventilation
* FVC：forced vital capacity　* DMD：duchenne muscular dystrophy　* MD：myotonic dystrophy

能的安定していたにもかかわらず，数十年経過してから，筋肉痛・麻痺側または非麻痺側の新たな筋力低下などをきたす病態である。

普通でない疲労・筋肉痛・関節痛・麻痺側または非麻痺側の新たな筋力低下・機能低下・寒さに対する耐性低下，新たな筋萎縮をきたし，健康上の問題を説明する他の医学的診断がないことが条件となる。治療の一貫として，体重コントロールは重要で，あわせて適切な下肢装具の検討が必要である。また，過用に陥っている症例は比較的多いと推測され，適切な生活指導が必要となる。

Guillain-Barré症候群(GBS)

1～2週間前にウイルスの先行感染があり，四肢の弛緩性麻痺として発症する多発神経炎である。カンピロバクター(*Campylobacter jejuni*)，サイトメガロウイルス，EBウイルス，マイコプラズマとの関連があるといわれ，発症からピークまで4週間以内で，20～30％の者は後遺症が残るといわれている。

症状としては，四肢の筋力低下がほとんどで，呼吸筋麻痺が生じると人工呼吸器管理が必要となる場合もある。脳神経も障害されることがあり，眼球運動制限・顔面神経麻痺などがみられる。診断には神経伝導検査が必要で，早期はF波の誘発低下のみが異常所見となることがある。所見としては脱髄(電動ブロック)と軸索変性(誘発筋電位の振幅低下)などがある。予後不良因子として，①高齢者，②先行感染として下痢症状の存在，③発症時およびピーク時に高度の麻痺，特に人工呼吸を必要とする呼吸筋麻痺の存在，④電気生理学的に軸索障害を示唆する所見がある。

治療は，急性期に免疫グロブリン静注療法を行い，リハビリテーションを行う。急性期では体位変換，ポジショニング，ROM練習，ストレッチ，呼吸リハビリテーションなどを行う。回復期では，過負荷に注意し，筋力トレーニング，基本動作練習，歩行訓練，装具検討(軽量)などを行う。

まとめ

- 大脳の領域とは何か(☞p.2)。 実習 試験
- 補足運動野，運動前野とは何か(☞p.3～4)。 実習 試験
- 皮質脊髄路(錐体路)とは何か(☞p.4～6)。 実習 試験
- 大脳基底核の働きとは何か(☞p.6～7)。 実習 試験
- 小脳の機能区分とは何か(☞p.7)。 実習 試験
- 視床の大脳皮質への連絡路とは何か(☞p.7～8)。 実習 試験
- 脳血管障害の病型とは何か(☞p.9～12)。 実習 試験
- パーキンソニズムをきたす疾患は何か(☞p.14)。 実習 試験
- 運動失調症の特徴とは何か(☞p.15)。 実習 試験

【参考文献】
1. 渡邊裕文：中枢神経系の機能解剖－運動出力系－, 関西理学5：23-29, 2005.
2. 吉尾雅春：視床と周辺の機能解剖, PTジャーナル, 52(5), 389-396, 2018.

＊GBS：Guillain-Barré syndrome　＊EB：Epstein-Barr

【引用文献】
1) 花北順哉 訳：第6版 神経局在診断, 文光堂, 2016.
2) 金澤一郎, 宮下保司 監：カンデル神経科学, メディカル・サイエンス・インターナショナル, 2014.
3) 泰羅雅登, 中村克樹 監訳：第4版カールソン神経科学テキスト 脳と行動, 丸善, 2007.
4) 丹治 順：頭頂連合野と運動前野はなにをしているのか？ －その機能的役割について－, 理学療法学40(8)：641-648, 2013.
5) 江藤文夫 ほか監：最新リハビリテーション医学第3版, 医歯薬出版, 2016.
6) 内山 靖 ほか編：神経症候障害学 病態とエビデンスに基づく治療と理学療法, p.113-122, 文光堂, 2016.
7) 真柄 彰 ほか編：メディカルスタッフ専門基礎科目シリーズ リハビリテーション医学, p.75-98, 理工図書, 2017.
8) 日本神経学会 監：多発性硬化症治療ガイドライン2010, 医学書院, 2010.
9) 花山耕三 編：臨床につながる神経・筋疾患, p.2-11, 医歯薬出版, 2018.
10) 中馬孝容：神経変性疾患の自律神経障害, 臨床リハ 27：1168-1174, 2018.
11) 日本神経学会 監：パーキンソン病診療ガイドライン2018, 医学書院, 2018.
12) 日本神経学会 監：脊髄小脳変性症・多系統萎縮症診療ガイドライン2018, 南江堂, 2018.
13) 日本神経学会 監：筋萎縮性側索硬化症診療ガイドライン2013, 南江堂, 2013.
14) Desport JC et al.：Nutritional status is a prognostic factor for survival in ALS patients. Neurology 1999(53)：1059-1063, 1999.
15) 辻 省次 総編集：神経難病医療, p.219-225, 中山書店, 2015.
16) 中馬孝容：受験者のためのリハビリテーション科専門医・認定臨床医試験対策, 11.神経筋疾患, 臨床リハ24(12), 1252-1260, 2015.

第2章

各論

2章 各論

1 パーキンソン病の理学療法

1 疾患の病態

- 安静時振戦，固縮（筋強剛），無動，姿勢反射障害の4大徴候
- 中年期から初老期にかけて徐々に進行（慢性進行）する神経変性疾患
- 脳内のドパミン不足，アセチルコリンの相対的な増加が病態

概要

Parkinson病（PD）は**安静時振戦，固縮（筋強剛），無動，姿勢反射障害**の4大徴候を呈する変性疾患である。発症は50～60代とされ，80代での発症もあり，高齢化に伴い増加を示している。中年期から初老期にかけて徐々に進行（慢性進行）する**神経変性疾患**である。Alzheimer病に次いで多い神経変性疾患とされ，厚生労働省が発表する罹患患者数は15万人ともいわれている。若くして発症するものを若年性として定義している。生存率は健常成人とあまり差がないといわれている。重度化に伴い，いかに**廃用症候群**を予防するかが重要である。

補足 わが国のPD患者のうち，若年性PD患者は約5～10%程度である。

病態

病態は，①黒質⇒②尾状核・被殻⇒③淡蒼球外節⇒④視床下核⇒⑤淡蒼球内節⇒⑥視床（**図1**）というドパミンの経路が，中脳黒質緻密層のメラニン含有神経細胞の変性と脱落の病変により障害される。これは，**脳内のドパミン不足，アセチルコリンの相対的な増加**が病態である。多くが遺伝性（孤発性）であり，振戦を初発症状とするものが多く手や足から同側，その後対側へと症状がみられる。

図1　ドパミンの経路

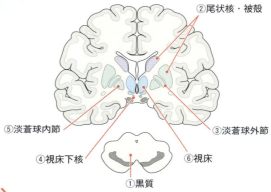

①黒質
②尾状核・被殻
③淡蒼球外節
④視床下核
⑤淡蒼球内節
⑥視床

臨床に役立つアドバイス

プログラム立案のコツ

理学療法では，障害モデルを用いて問題点のつながりを整理しプログラムを立てることが多いため，評価項目の立案は**まず問診から骨組みを作る**。また，**できるだけ早く問診をする必要がある**。ポイントは**入院した目的**である。PDの場合は大きく分けて初診患者と投薬調整患者に分けられる。初診の場合は本人よりむしろ家族が心配になり近医を受診する場合が少なくない。また，投薬調整でも定期的に入院する場合がある。両者でリハビリの退院調整が大きく変わるためである。

基礎へのフィードバック

神経伝達物質

脳内ではドパミンとアセチルコリンは互いに拮抗する。ドパミンは中枢神経系の神経伝達物質であり，アセチルコリンは副交感神経末端，運動神経の神経筋接合部，神経節の節前・節後線維間のシナプスにおける神経伝達物質である。

用語解説　廃用症候群　長時間安静が続くことにより生じる二次的な障害の総称である。代表的なものに関節拘縮や廃用性筋萎縮，骨粗鬆症，心肺機能低下，消化器機能低下，起立性低血圧などがある。

＊PD：Parkinson's disease

2 症候・障害

- 4大徴候の特徴をおさえる
- その他，精神症状，薬物の効果による影響（on-off現象，wearing-off現象）などが挙げられる
- 代表的な症候によって引き起こされる運動機能障害は寝返りや立ち上がり，歩行といった基本的な動作に及ぶ

症状

PDの4大徴候は以下のとおりである。

- **安静時振戦**　身体の一部または全身で生じる不随意で規則的な震えをいう。一定の周波数で，毎秒4～5回程度の規則的な揺れが特徴である。振戦はいずれか1肢に出現し，同側の上肢もしくは下肢へ，そして反対側の上下肢へ出現するように広がる。その後体側の出現が確認される。N字もしくは逆N字の進展を示す。
- **固縮（筋強剛）**：錐体外路徴候の1つで，筋緊張が高まった状態。歯車現象，鉛管現象がある。鉛管現象は一般的な固縮の抵抗で，鉛の棒を曲げるときのような感触である。一方，歯車現象はPD患者特有の固縮で，間歇的な歯車のような抵抗感である。
- **無動**：寡動と随意運動障害で，動作速度の減少，動作の大きさの減少や開始の遅延などが含まれ，まばたきや仮面様顔貌，歩行時の体幹回旋や上肢の振りなどがある。
- **姿勢反射障害**：バランスを維持する姿勢反射が減弱する。重度化に伴い丸太様に倒れるといった様子もみられる。

その他，精神症状や薬物の効果による影響（on-off現象，wearing-off現象）などが挙げられる。

図2　PDの代表的な症状

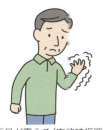
手足が震える（安静時振戦）

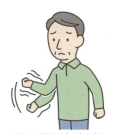
手足の筋肉がこわばる（固縮（筋強剛））

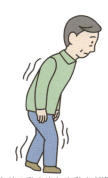
身体の動き出しや動きが遅くなる（無動・寡動）

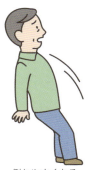
倒れやすくなる（姿勢反射障害）

間違えやすいPDの症状

PDの代表的な症状は間違えやすいものも多い。例えば，振戦は安静時振戦であり企図振戦ではない。無動（akinesia）とは別に寡動（bradykinesia）という症状があり，無動とは区別している。寡動は動作の緩慢な様子を指し，無動は動かない状態を指す。寡動が進行して無動になると覚えておこう。固縮は関節が動かない状態で主に他動運動による抵抗を指す。一般的にPDに特化した固縮は歯車様固縮（cogwheel rigidity）であり，関節を曲げるときにカクカクとした抵抗感が感じられることに由来した名称である〔測定は関節可動域（ROM）測定の項を参照〕。マイヤーソン徴候やウエストファル現象などもPD独特の症状であるため，覚えておこう。なお，脳血管性パーキンソニズムの場合は振戦や突進現象はない。PDに特徴的な歯車様筋緊張ではなく，鉛管様やgegenhaltenを認める。

用語解説　gegenhalten　四肢を急速に他動運動をしたときは抵抗を感じるが，ゆっくり動かすと抵抗がない症状である。

---

*ROM：range of motion

障害

これらにより障害される**運動機能障害**は，寝返りや立ち上がり，歩行といった基本的な動作障害にまで及ぶ。PDでは前述の代表的な症状以外に前屈姿勢に代表される**姿勢異常**，すくみ足，まばたきが止まらない**Myerson徴候**，前脛骨筋の腱が盛り上がる**Westphal現象**などが挙げられる。体が動きにくくなることにより，寝返りや起き上がりといった日々の生活で欠かすことができない動作から，歩行，階段昇降といった社会生活に関係する動作に至るまで，重症度が進むことで悪化する。

3 医学的検査

- 厚生労働省の診断基準が用いられる
- 画像診断：PDを鑑別するのではなく，脳の変性や外傷といった他の疾患を否定するための画像診断が行われる
- 血液検査：特になし
- 重症度判定：神経内科医が行う代表的な判定にHoehn & Yahrの重症度分類とパーキンソン病統一スケール（UPDRS）がある

厚生労働省の診断基準

厚生労働省の診断基準（2006年）では以下の項目が鑑別診断の基礎となっている。以下の4項目すべてを満たした場合にPDと診断される[1]。
①4大徴候のうち，左右差のある安静時振戦があり，それ以外の3つの代表的な徴候のうち2つ以上が存在すること。
②L-dopaもしくはアゴニストによる症状の改善があること。
③脳画像で明らかな異常がないこと。
④他の原因（感染や薬物）によるパーキンソニズムが除外できること。

重症度判定

重症度判定には以下の指標を用いる。**ホーエン-ヤールの重症度分類**（**表1**）と**修正版ヤールの重症度分類**（**表2**）を用いる。ヤールの重症度分類は1967年にNeurology誌に発表された**PDの重症度分類**である[2]。以来，国際的に重症度を分類する第1次スクリーニングとして利用されてきた。今日の医療においても用いられている。近年，軽度の段階を追加し，修正版としての利用も進んでいる。現在どちらを用いてもよいが，まだ原典（**表1**）のほうを用いている臨床家が多くみられる。

表1　ホーエン-ヤールの重症度分類

stage Ⅰ	症状は一側性で機能的障害はないか，あっても軽微
stage Ⅱ	両側性の障害があるが姿勢保持の障害はない。日常生活・職業は多少の障害はあるが行いうる
stage Ⅲ	立ち直り反射に障害がみられ，活動は制限されるが自力での生活は可能
stage Ⅳ	重篤な機能障害を有し自力のみでの生活が困難となる。なんとか支えられずに歩くことが可能
stage Ⅴ	立つことが不可能となり，介護なしにはベッド・車椅子の生活が余儀なくされる

> **用語解説　UPDRS**　UPDRS（**表3**）は，PDの国際的な統一疾患特異的評価指標である。part 1〜4，on-offなども考慮して評価され，心理や精神状態，副作用も考慮に入れ256点で評価される。近年，改訂版であるMDS-UPDRSが発表されたが，利用するにはライセンスが必要ということもあり，現在ではまだUPDRSの利用者のほうが多い。

＊UPDRS：unified Parkinson's disease rating scale

表2 修正版ヤールの重症度分類

stage 0	パーキンソニズムがない
stage 1	一側性の機能的障害
stage 1.5	一側性の機能障害に加えて体幹の機能障害
stage 2	両側性の障害があるが姿勢保持の障害はない
stage 2.5	両側性の障害に加えて後方突進がある。ただし、自力で立ち直ることができる状態
stage 3	軽度から中等度。立ち直り反射に障害がみられるが、介助は不要な状態
stage 4	重度な機能障害を有する。なんとか支えられずに歩くことが可能
stage 5	車椅子もしくはベッドで寝たきりの状態。介助なしでの歩行が難しい状況

表3 UPDRSの細項目

part1 精神機能・行動および気分 問診によりon時またはoff時に関係なく評価する		part2 日常生活活動 on時、off時で分けて評価する		part3 運動能力検査 on時のみ評価する		part4 治療の合併症 問診により評価する	
1	知的機能障害	5	会話	18	言語	A	：ジスキネジア
2	思考障害	6	流涎	19	顔の表情	32	ジスキネジア出現時間（起きている時間の何%出現するかを病歴から聴取する）
3	抑うつ状態	7	嚥下	20	安静時振戦：顔面・手・足	33	ジスキネジアに起因する障害（病歴ならびに診察室での所見を総合的に判断）
4	意欲、自発生	8	書字	21	手の動作時振戦または姿勢振戦：左右	34	痛みを伴うジスキネジア（どのくらい痛むか）
		9	食事と食器の扱い	22	固縮：頸部、左右上肢、左右下肢（安静座位で検査、歯車現象の有無は無視）	35	早朝のジスキネジア（病歴より）
		10	着衣	23	指タップ：左右（母指と示指をできるだけ大きい振幅で素早くタッピングを行う。左右別々に検査する）	B	：症状の日内変動
		11	入浴・トイレ	24	手の運動：左右（できるだけ大きくかつ素早く手の開閉運動を繰り返す。片手ずつ行う）	36	服薬期間から予想できるoff期間の有無
		12	寝返りおよび布団直し	25	手の回内回外運動：左右（空中にてできるだけ早く両側同時に行う）	37	服薬期間から予想できないoff期間の有無
		13	転倒（すくみによらない）	26	下肢の敏捷性：左右（下肢全体を上げて踵で床をタップする。踵は7.5cm以上上げる）	38	数秒間の中に突然起きるoff期間の有無
		14	歩行中のすくみ	27	椅子からの立ち上がり（診察用の椅子から腕を組んだまま立ち上がる）	39	起きている時間の何%がoff期間か？
		15	歩行	28	姿勢	C	：その他の合併症状
		16	ふるえ	29	歩行	a	食欲低下、吐き気、嘔吐の有無
		17	パーキンソニズムに関連した感覚症状	30	姿勢の安定性（後方突進現象、図3）	b	不眠、眠気などの睡眠障害の有無
				31	動作緩慢と運動減少（動作緩慢、蹐踞、腕振り減少、運動の振幅の減少、運動量の減少を総合的に評価）	c	起立性低血圧による立ちくらみ、失神の有無

図3 後方突進現象

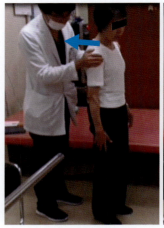
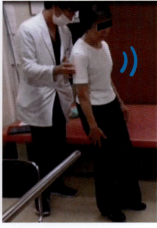

後方突進現象は姿勢反射障害の1つであり，UPDRSで採用されている。実際に行う場合は患者の後方に立ち，十分リラックスさせた状態で支持期基底面から重心をはずすくらいの外力を加える。リスクを考慮して，しっかり体を支える準備をしよう。

実践!! 臨床に役立つアドバイス

UPDRSの採点

part1とpart4はそれぞれを採点する。part2は13項目をon時とoff時でそれぞれ測定し，26個の点数を出す。part3は14項目のなかで顔，上肢（右左），下肢（左右）として各々記載があるものすべてを採点して27個（20と22が5つ，21および23〜26が2つ）の点数を算出する。

学習の要点 ホーエン-ヤールの重症度分類

「日常生活活動（ADL）は自立しており家事は行えているが，時間がかかるようになった。下り坂の途中で足を止めることができなくなり前方へ転倒した」という症例はホーエン-ヤールの重症度分類のどれにあたるだろうか。答えはstage Ⅲである。stage Ⅱの介助が必要ない段階と，stage Ⅳにある日常生活動作の低下を比較すると導かれるだろう。

4 医師による治療

POINT
- 薬物療法：ドパミン（L-dopa）もしくは（ドパミン）アゴニスト
- 薬物療法による副作用としてジスキネジアがある
- 外科的治療：脳深部刺激療法（DBS），定位的破壊術などがあるが，あまり行われていない

薬物療法

　薬物療法は，枯渇したドパミンを補う目的で行われる。

- L-dopa（ドパミンの補充療法）
- アゴニスト（ドパミンと同様の作用，ドパミン受容体に結合する作用をもつ）
- 医師や病院によって異なるが，ガイドラインでははじめにアゴニストが試されることを推奨している。
- 薬物療法の副作用：ジスキネジアはドパミンの長期投与により出現する不随意運動の1つ。
- 症状の日内変動：on-off現象とは，L-dopaの服用時間や濃度と無関係に症状が変動すること。wearing off現象とは，L-dopaの服用に対して薬効が短縮し，患者もそれを自覚すること。

*ADL：activities of daily living　*DBS：deep brain stimulation

外科的治療

外科的治療は基底核の出力を減退させ，視床下核や淡蒼球内節の過剰な活動をブロックして大脳皮質や脳幹の活動を回復させることを目的として行われる。深部脳刺激療法，定位的破壊術などがあるが，実際はあまり行われていない。

- **DBS**：機能異常をきたしている中枢神経系疾患に対して，脳内に深部電極を留置し，標的を電気刺激することにより，異常な神経活動を制御する治療法全般をいう。2000年にPDと本態性振戦に対して保険適用となった外科的治療である。DBSが効果を発揮するメカニズムは完全には解明されていない。DBSにより標的部位の神経活動を抑制，もしくは異常な神経活動パターンを正常化するととらえられている。手術による副作用，リスクなどもある。DBSには視床下核刺激術，淡蒼球刺激術，視床刺激術などがある。
- **定位的破壊術**：脳の**神経回路の一部を破壊**するものであり，視床破壊術と淡蒼球破壊術がある。しかし，治療薬のレボドパの登場以降はリスクが高い手術は選択されず，現在ではほとんど行われていない。

臨床に役立つアドバイス

理学療法士（PT）もUPDRSをみる意識が大切
薬物療法は運動や動作に大きな影響を与える。そのため，UPDRSという国際的に広く用いられている重症度評価でしっかり押さえよう。UPDRSは，薬物による影響を考慮した評価を前提にしている。PDでは薬物療法がメインとなる疾患である。評価や観察する時間を考慮し，動作や自立度の判定を行う。評価の前に確認するよう心がけよう！

抗PD薬の長期投与
PDで抗PD薬を長期投与した場合についてどのような症状が出るかという点は押さえておこう。
・on-off現象
・wearing off現象
・精神症状出現
・不随意運動の増強（ジスキネジア）

5 理学療法評価

- バイタルサイン
- 基本動作
- 筋力（握力，膝関節伸展筋力）
- ROM
- 日常生活活動
- 姿勢
- バランス
- 生活の質（QOL）
- 歩行・応用歩行

概要

理学療法における評価では医師が行った重症度分類を確認し，その結果を軸として上記の評価結果とすり合わせ，障害像をつくる。

バイタルサイン

何をみるか

- 投薬調整や症状の増悪に伴い自律神経症状として起立性低血圧がみられる。また，脳血管性パーキンソニズムでは高血圧，高脂血症，糖尿病といった血管障害の危険因子の合併例が多い。そのため，運動療法を行ううえでリスク管理として**血圧測定**を軸としたバイタルチェックを行う。**脈拍数，呼吸数**も介入前に確認する。その基準は日頃どの程度かという問診を基に健常成人の標準値も照らし合わせ，運動療法を行うか判断する際に用いる。

何でみるか

- **血圧測定**：近年は動脈拍動の振動を拾う**オシロメトリック法**を採用している電子血圧計が

＊QOL：quality of life

普及している．従来よりも測定時間が短縮されるとともに，操作が簡便なため測定のみに集中しなくてもよい．患者から目を離さないで済むというリスク管理向上や，一定の客観性などがあるため医療機関でも使われている．なお，他の測定法としては，上腕動脈からコロトコフ音を拾う**コロトコフ法**もある．

- **脈拍**：手首の橈骨動脈を触知，指3本を添えて中指で拍動を確認する．整脈か，不整脈か，頻脈か徐脈か，脈の強さ弱さなどを確認する．
- **呼吸数**：呼吸の数を1分間でカウントする．一般的に固縮や無動などによる胸郭可動性減少で呼吸が浅くなる．

健康観（QOLなど）

何をみるか

- "**QOL**"や"**健康観**"などは，患者の精神状態を反映したものであり，生きがいや満足度を意味する．心と体のバランスをとらえるうえで重要な因子になる．PTの第一印象で判断してもよいが，カルテの情報や患者家族からの話，看護師やその他かかわる医療従事者からの情報を総合して大まかにとらえるとよい．
- 患者の精神状態は病気の重症度により大きく変わることが推察され，生命や障害という問題とも関係する．場合によっては時期をみて評価指標を使うことを検討する．障害や環境に左右されることを十分に理解したうえで，現実をどのよう受け止めているかを，満足や不満のような対極する質問を用いて段階づけるものである．障害が重くてもQOLが高い患者がいるため，介入前後の問診が重要となる．

何でみるか

- 初診では問診が第1選択である．情報のなかから患者の精神が安定しているかを大まかに判断したい．時期をみて，**SF-36**や**PDQ-39**などを用いる．慢性疾患ととらえれば**SIP**も

適応できる．それぞれ，問診の要素に含めてスクリーニングの段階から部分的に採用しておくとよい．**UPDRSのpart1**でもとらえる項目がある．

- **SF-36**：①身体機能，②日常役割機能（身体），③身体の痛み，④全体的健康感，⑤活力，⑥社会生活機能，⑦日常役割機能（精神），⑧心の健康．これに1年間の健康の推移を質問する項目がある．
- **PDQ-39**：①身体的苦痛，②情動面，③社会的支援，④認知能力，⑤日常生活活動，⑥恥辱感，⑦コミュニケーション，⑧運動能力の8項目からなる．
- **SIP**：①身体領域，②心理社会領域，③独立領域の3領域で12部門，136項目からなる．SIPは「はい」もしくは「いいえ」で答え，答えが「はい」の場合に点数化する．2択で問う形式のため，導入しやすい．身体領域は歩行と移動，そして整容・動作からなる．歩行は12項目，移動が10項目，整容・動作が23項目であるため，選択的に用いることもできる．

ROMの測定
〔筋緊張，固縮（筋強剛）の状態把握含む〕

何をみるか

- 固縮および無動，姿勢反射障害による不活動の二次的な障害として起こるROM制限は，頭頸部から体幹，骨盤，肩甲帯や股関節といった主に中枢の関節に生じやすい．
- 有名なパーキンソン体操とは，特に体幹の回旋を意識させた運動であり，一定の効果があるとされている．
- 中枢の関節に加えて，動作および歩行に関与する膝関節と足関節をまずは**スクリーニング的評価**を行うことが望ましい．
- 評価の際は生活動作，歩行に必要なROMを有しているかに着目すべきであり，スクリーニ

＊ SF-36：MOS short-form 36-item health survey　＊ PDQ-39：Parkinson's disease Questionnaire-39
＊ SIP：sickness impact profile

ングではその点をチェックする．気になる点をピックアップし，ROM測定を用いて数値化することが推奨される．

- 一般的に，診断名が付いた初期の患者ではROM制限を認めない場合が多い．特異的症状の出現，重症化に伴って活動性が低下することでROMが減少することを頭に入れた評価プランが求められる．

何でみるか

- **ROM表示ならびに測定法**：日本整形外科学会，日本リハビリテーション医学会が作成し1995年に最終改訂を終えた，国内で広く用いられているROMを測定する指標である．PDは全身疾患であるため，すべての関節が測定対象となる一方で，早期は大きな機能低下を示さないことから，スクリーニングを通して制限

をとらえることが重要である．測定においては，PDの異常姿勢や重力による影響を大きく受ける関節，体幹や肩甲骨，肩関節，股関節などがポイントとなる．

筋力（握力，膝関節伸展筋力など）

何をみるか

- 疾患によって引き起こされる筋力低下に加え，不活動による筋力低下が心配される．理学療法は主に後者について効果が期待できると説明されている．筋力は上肢では握力，下肢では膝関節伸展力が測定対象となることが多い．

何でみるか

- **握力**：握力計を用いて測定することが一般的で，Hookeの原理を用いたSmedley式が広く利用されている．他に油圧式などもある．アナログタイプとデジタルタイプの2種類があり，デジタルタイプの場合はスメドレー式のものと歪みセンサーにより力を変換する方式を採用しているものもある．握力は上肢全体の筋力を包括して表すことができるとされ，また，加齢による影響が示されている（図4）ため臨床の場で利用しやすい指標である．
- **膝関節伸展筋力**：徒手筋力計（HHD）の利用が増えている（図5）．具体的な数値［N・m］を把握することで活動性の低下や動作困難との繋

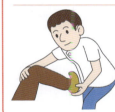

実践!!　臨床に役立つアドバイス

他動運動
歯車のようにカクカクした感触を確認する．ROMの制限（可動範囲）と動かしている間の筋緊張歯車様固縮（cogwheel rigidity）を意識する．

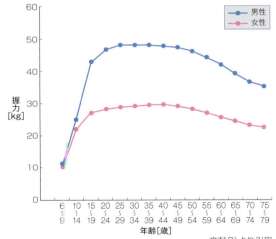

図4　年齢と握力の関係

文献3）より引用

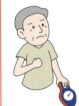

実践!!　臨床に役立つアドバイス

握力測定
握力測定時に，患者が握ることができるかを確認する．可能であれば座位で測定を統一しよう．握力計を把握している上肢が患者の体に触れると固定力が上がり出力が増えるため注意しよう．

筋力検査
HHDを用いる前に，手をあてて押してもらっても座っていられるか確認しておこう．バランス検査の点からも重要である．

＊HHD：hand held dynamometer

がりを明確にできるためである。**徒手筋力検査（MMT）**も代表的な筋，肘関節屈曲筋力や膝関節伸展筋力などを測定する。

バランス

何をみるか

- PDでは重症化に伴ってバランス低下が認められる。UPDRSのpart2の日常生活活動では「転倒」，part3の運動機能検査では「姿勢の安定性」として評価項目が存在する。しかし，全体の割合のなかでは少ない。近年この点を考慮して追加検査が提案されている。PD患者の特徴にある姿勢反射障害とすくみ足などによるバランス不良，転倒などを考慮した評価が重要になる。

何でみるか

- **TUG**や**FRT**，**FSST**などが臨床で実践されており，いくつかの臨床的有用性を支持する報告がある。FRTはUPDRSには含まれていないがBBSには含まれている。いずれも不安定な環境を作ってその反応をみる検査・測定であるため，転倒に注意が必要である。
- **TUG**：背もたれと肘当てがある椅子から立ち上がり，3 m先に置いてある目標物（コーンなど）を1周して戻って来て着座するまでの時間を測定する。TUGは，3 mという歩行路の往復と方向転換に加えて，立ち上がりと着座という基本動作を含んだパフォーマンス評価でもある。
- **FRT**：BBSにも含まれている立位で，前方へ

図5　HHDによる膝関節伸展筋力

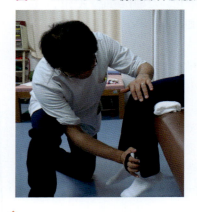

BBSとは
BBSとはBerg balance scaleの頭文字をとったもので，立ち上がりや360°方向転換，床から靴を拾うなどの14項目で構成されたバランス評価指標である。FRTに類似した前方リーチも含み，重症化に伴って測定がリスクとなる細項目もあり注意が必要である。FBSとは同じものを指している。

臨床に役立つアドバイス

PD患者のパフォーマンスとバランスをとらえる代表的な臨床評価

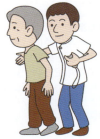

TUG
転倒を防げるようにPTは立ち位置を決める必要がある。ストップウォッチに気を取られず，あくまでリスクに注意を払う。

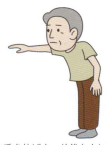

FRT
前方に手を伸ばす。前後左右に重心を逸脱する可能性を考慮し，近くで観察する。

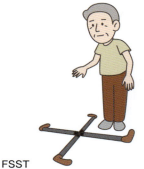

FSST
杖を十字になるように設置する。

---

* MMT：manual muscle testing　　* TUG：timed up & go test　　* FRT：functional reach test
* FSST：four square step test　　* BBS：Berg balance scale　　* FBS：functional balance scale

最大に手を伸ばしたときの長さを測定する。長ければ前方への重心移動が支えや介助なしにできることを意味するため，安定性として解釈することができる。短ければ不安定と評価される。長さが伸びることでバランスが安定していることを示す。視覚系および前庭系の平衡機能にも依存する。
- **FSST**：4本の棒（T字杖）を十字に設置しまたいで戻るまでの時間を測定する。歩行より前後左右へのステッピングにおける安定性をみる指標である。PDが重度になると完遂できないことが指摘されている。

姿勢

何をみるか

- 病態の悪化を客観的にとらえる1つの指標として，特徴的な**前傾位の姿勢**，**脊柱の彎曲**を中心に確認するため，主に立位姿勢，座位姿勢を観察する。
- また，左右の対称性や支持基底面の作り方などを評価する。重度化に伴い基本動作，特に立ち上がり動作が行えなくなることが報告[4]されているため，立位以外に座位姿勢も評価すべきである。重度になると前方へ倒れ込む様子も観察される。

何でみるか

- 一般的には**観察法**による姿勢観察から**ランドマーク**（矢状面では**耳垂**，**肩峰**，**大転子**，**膝関節中央**，**外果**など）を基に**スティックピクチャー**を描画する（図6）。前傾姿勢，腰背部の彎曲をとらえる。

基本動作

何をみるか

- UPDRSではpart2において**寝返りの可否**，part3で**立ち上がりの可否**が含まれている。重度になると**寝返り**や**起き上がり**，**立ち上がり**

といった基本動作が困難になることが報告されており，重症化に伴う基本動作能力低下は明らかである。そのため，基本動作への介入を通して活動性の維持ならびに活動水準の向上が必要になる。以下の項目を基本として評価する。

- **寝返り**：背臥位から体軸内での回旋を頭頸部，上肢，下肢で行う動作である。終了姿位は側臥位もしくは腹臥位になる。重度化に伴い，**丸太様**に寝返るようになり（**図7**），時間をかけても側臥位になることができなくなる。
- **起き上がり**：寝返り後，もしくは寝返りも含めて座位までをつなぐ動作である。PD患者は，肘支持(on-elbow)やon-handといった重力に抗した動きができなかったり，**筋力低下のみでは説明できない**という状態を呈する。**途中で止まってしまう**ことも多いため，時間を計測する

図6　スティックピクチャーの描画

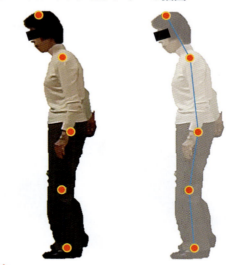

> **実践!!**　臨床に役立つアドバイス
>
> **スティックピクチャー**
> 　姿勢観察や動作解析におけるスティックピクチャーは，行った回数が多ければ多いほど技量が上がる。迷わず描いてみよう。自分の視点を患者の体重心の高さに合わせ，面を意識してみよう。

方法も行われる[5]。
- **立ち上がり**：体幹の動きが乏しくなり，重心の前方への移動が困難となると殿部が離床しなくなる。起き上がりと同様に，**動作が完遂できない**ことが多くなる。

何でみるか

- **観察法**：姿勢観察とは違い，面上で動きをとらえることが難しいため，1動作を2～3つ程度の相（phase）に分け，その間に行われる**関節の動き**，**肢位の変化**を中心に，姿勢が変化する様子をとらえる。VTRに記録して行う方法でもよい。
- **ABMS2**（**図8**）：脳卒中患者に対する基本動作評価法として開発され，PDでの適応においても高い相関があることが報告されている[6,7]。寝返り，起き上がり，座位保持，立ち上がり，

> **学習の要点**
> **歩ければ寝返りができるは早合点！**
> PDにおいて症状が進行すると困難となる動作が寝返りである。歩行が無理なく可能であっても寝返りに障害がみられるといったことが少なくない。寝返り困難は，症状を増悪させる睡眠障害（特に中途覚醒）の原因の1つにもなっている。

> **実践!! 臨床に役立つアドバイス**
>
> **運動学的分析**
> 実習で"動作解析"や"動作分析"といって患者の動きを解析するとき，関節角度の変化をとらえる運動学的分析をしなければならないと思う学生が少なくない。もちろん，関節機能の障害を伴う疾患で運動学的分析は必要である。しかし，PDでは，異常症状の有無の確認や時間距離的因子の評価が重要である。軽症例では健常者との極端な差が生じていないか確認するとともに評価結果を患者へフィードバックすることが重要になるので注意したい。

立位保持といった基本動作とそれが経由する姿勢保持能力を評価している。禁止から自立までを6段階の名義尺度でグレーディングしており，**30点満点**で評価する[8]。

歩行・応用歩行

何をみるか

- 重症度を基礎情報として，どの程度歩行に障害が生じているかを考える。軽症例では問題がない場合が多く，**重度化すると歩行の自立度に影響**する。歩行分析の結果は，治療プログラムの立案に活用したり，症状改善の推移を把握して患者への経過説明に用いたりする。

図7　丸太様寝返り

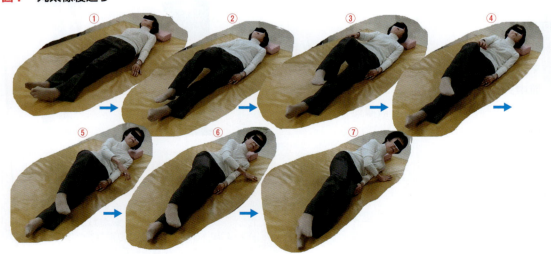

*ABMS2：ability for basic movement 2

- 症状としては，すくみ足（フローズンゲイト），突進（加速）歩行，体幹回旋や上肢スイングの減弱などが挙げられる（図9）．歩行分析の際は，これらの症状とともに，歩行速度，歩数や歩幅といった時間距離的因子を評価する．平地歩行を基本として，階段（段差）昇降や不整地，坂道などを含める．

何でみるか

- 歩行観察：すくみ足や突進（加速）歩行，体幹

回旋と上肢振りの減弱は観察して評価する．床に線を引いてまたがせることの反応や，唐草模様のように互い違いの床を歩かせたときの反応などから評価する．すくみ足が動作開始時のみか，途中で生じるかといった点，カーブや方向転換での様子を観察する．PDでは詳細な運動学的分析よりも**特徴的な徴候の出現**をとらえ，**動作や歩行の自立度に影響を与えるか判断する**ことに重点を置く．

図8 ABMS2

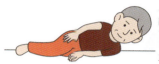
Ⅰ. Turn over from supine position（寝返り）
ベッド上にて背臥位から側臥位まで寝返る．方向はどちらからでも構わない．ベッド柵を使用すれば，修正自立となる．

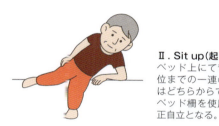
Ⅱ. Sit up（起き上がり）
ベッド上にて背臥位から座位までの一連の動作．方向はどちらからでも構わない．ベッド柵を使用すれば，修正自立となる．

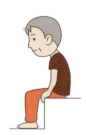
Ⅲ. Keep Sitting（座位保持）
足底は床に接し，背もたれに寄りかからない．手は大腿部に置き，30秒間保持．手でベッド柵やベッドの縁の把持が必要な場合は修正自立となる．

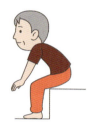
Ⅳ. Stand up（立ち上がり）
上肢を使用せずに立ち上がる．ベッドの高さは約45〜50 cm．ベッド柵や平行棒を使用すれば修正自立となる．

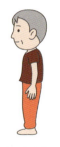
Ⅴ. Keep Standing（立位保持）
足幅は任意で，寄りかからずに保持する．ベッド柵や平行棒を使用すれば修正自立となる．

尺度　6点：完全自立
　　　5点：修正自立（手や手すりを使用する場合など）
　　　4点：監視・口頭修正
　　　3点：部分介助
　　　2点：全介助
　　　1点：禁止（安静度が解除されていない場合）
満点　30点

図9　歩行時の上肢スイング減弱

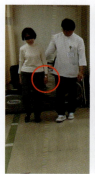 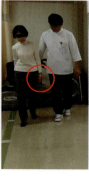 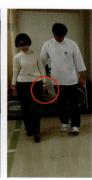 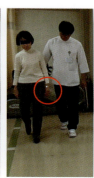 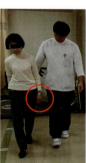 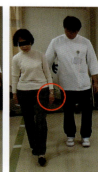

- **時間距離的因子の計測**：軽症例では異常値を示すことがないため，計測した**最大歩行速度**（maximum walking speed [m/s]），歩幅などは，年齢別健常者の平均値などと比較する。なお，平地歩行のみ測定すればよい。
- **歩行耐久性**：どの程度長く歩けるかを把握するには，**6分間歩行距離（6 MD）**や**生理的運動コスト（PCI）**を用いるとよい。

日常生活活動・生活関連の諸動作

何をみるか

- 基本動作や歩行と違い，実生活を想定した動作である。項目にすれば数え切れないほど挙げられるが，**患者の基本情報を基に必要な動作をイメージする**ことが大切である。そのため，日常生活活動の評価は**すでに統合と解釈を開始している**ことになる。
- 例えば，職業や性別による影響がある。主婦は一般的に家事動作や買い物といった屋外活動，男性は力仕事かデスクワークかなどの職種をイメージするとよいだろう。関連する日常の動作をイメージしてチェック項目を立案できたら，PDによりどのような影響があるかを考える。これまでの評価を念頭に置き検討する。例えば，入浴では衣服の着脱（**図10**）や浴室をまたぐ動作，通常の椅子より低い浴室の椅子を使うかなどをチェックする。そして，**できるか，できないか，していたか，今後もするか**，という視点から生活を送るうえで問題となるかどうかを判断しよう。

何でみるか

- UPDRSではpart2において書字，食器の扱い，着衣，トイレ動作，布団直しの項目が含まれているので，スクリーニングに活用できる。ただし，実際の生活に落とし込むには項目が少ない。先に述べたように実生活をイメージして，より詳細に確認してもよい。BI，FIMなど他疾患で汎用されている日常生活活動評価指標を用いてもよい。
- **BI**：できるADLを数値化し全10項目で評価する。100点満点で表す。
- **FIM**：BIを参考に作られた"している"ADLの代表的な評価指標である。19項目を7段階で評価する。

図10　着衣動作

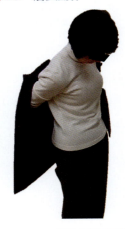

動作の開始と変換

重症化とともに動作の開始や変換が難しくなる。背臥位からの寝返り，起き上がり，座位からの立ち上がり，そして一歩を踏み出すことも困難になる。立ち上がりのように重心を前上方に動かす動作は姿勢反射障害が関与する。ちなみに，歩行では方向転換がポイントになる。

臨床に役立つアドバイス

評価する時間によって症状が変わることもある。早期（early phase）より中期（middle phase）で，投薬治療をしている患者ほど影響される。
そのため，評価のプランニングをする場合，日内変動が生じないように配慮すると測定精度が上がる。

＊6 MD：6 minutes distance　＊PCI：physiological cost index
＊BI：Barthel index　＊FIM：functional independence measure

6 理学療法

POINT
- 治療戦略の立案（問題点の整理と目標の設定）
- ROM練習〔固縮（筋強剛）に対する理学療法〕
- 筋力トレーニング
- 姿勢反射障害によるバランス低下に対するバランストレーニング
- 動作・歩行障害に対する理学療法（認知運動戦略とcue刺激の利用）
- 環境調整

治療戦略の立案（問題点の整理と目標の設定）

問題点の整理

- 理学療法評価をもとに，問題点の整理を行う（図11）。一般的には生活機能分類である国際生活機能分類（ICF）を用いて問題点のつながりを明確にし，治療プランを立案するのがよい。障害分類である国際障害分類（ICIDH）やNagiモデルは早期では問題点を明確にするのに役立つ。

基礎へのフィードバック

障害分類

障害分類といえばICIDHモデルやNagiモデルを指す。ICFは障害分類ではなく"国際生活機能分類"にあたる。ICFは社会背景を踏まえた問題点の整理に有益であるが，機能障害と機能的制限や能力障害のつながりを整理する場合は，障害分類を用いるほうが理解しやすいといわれている。

目標設定

- PDにおける目標設定は，重症度で大まかにイメージすることができる。
- 重症度分類において**早期**（early phase）となれば，歩行が可能であり生活への支障もあまり

図11 ICFを用いた問題点の整理の例

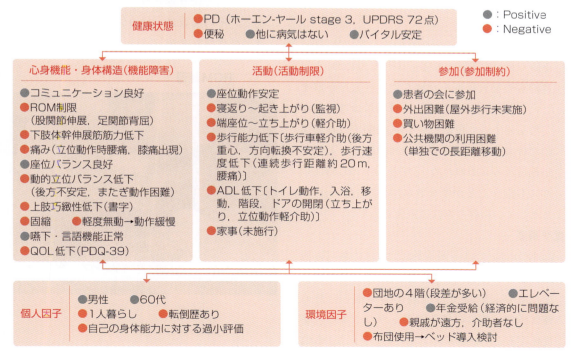

* ICF：international classification of functioning, disability and health
* ICIDH：international classification of impairments, disabilities and handicaps

ない状態である。心理的な不安感や社会参加の減少により不活動となることが心配される。活動性維持と可能な限り向上することを目標として設定する必要がある。薬物治療に応じて症状改善があるため，その結果も踏まえておきたい。自己管理を指導，定期的な確認を含めた目標設定が望ましい。

- **中期**（middle phase）になれば生活への支障が出てくるため，患者の動線，生活圏を意識した目標を設定する必要がある。また，家族や同居者が患者の転倒に対して心配することが考えられる。動作練習とは別に具体的な解決策となる自宅環境の調整も目標となってくる。
- **終末期**（late phase）では自立した活動が難しくなる。入院患者の場合は病棟での理学療法を想定するが，基本的には自宅への退院が大きな目標となる。呼吸機能の改善や摂食嚥下機能療法なども含めた目標を設定する。

ROM練習
〔固縮（筋強剛）に対する理学療法，図12〕

目的

- 筋長を変化させることが固縮によるROM制限を防ぐ最良の方法となる。すべてのROMを患者のもつ最大角度を意識して行うことが望ましい。特に頸部から体幹，肩甲帯は特異的な姿勢も相まって短縮しやすい。PDでは他動運動だけでなく，自動運動範囲が狭くなる様子がみられる。そのため，PTがかかわる時間以外にも行うことが要求され，自主トレーニングとしての指導も非常に重要である。

量や頻度

- early phaseでは，基本的には1日に数回の他動運動でROM保持を管理する。1日に数回程度でよい。自宅では他動運動が難しいため，棒体操で一側性の機能障害をカバーする。重度化すると不活動が増えるため，PTによる他動運動によるROM確保の必要性は増すことになる。生活シーンを見据えて，家族指導も含むことを検討しよう。

筋力トレーニング

目的

- PDの罹患により筋力が低下することは報告[9]されているが，不動，不活動（いわゆる廃用症候群）が影響して筋力低下が進むことは間違いない。そのため，必然的に筋の活動を増やす介入は欠かせない。late phaseでは他に優先して行うことはあまり推奨されないが，生活のハリややりがいをもたせる意味で導入する場合がある。

量や頻度

- early phaseでは習慣となるように一定の運動量を指導するとよい。筋力強化や全身的な運動を行うことで精神的な安定性が高まることも報告されている。過負荷に注意してプログラムを組むことが望ましい。middle phaseでは，関節運動を繰り返し行うことが難しい場合もある。その場合は，繰り返しの動作などで筋活動の維持を狙う。

図12 ROM練習

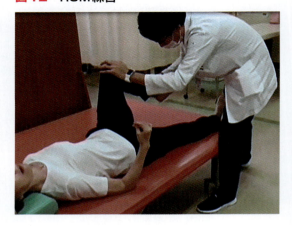

姿勢反射障害によるバランス低下に対する理学療法（バランストレーニング，図13）

目的

- PDのバランス機能ならびに能力の低下は，姿勢反射障害やすくみ足などが関係し，日常生活において転倒を引き起こしやすくなる。TUGがPD患者のバランス評価として広く用いられている理由は，立ち上がりや方向転換を含むパフォーマンス評価であることと推察できる。PD特有のすくみ足や小刻み歩行，上肢の振りや体幹の回旋減少といった，動作や歩行に必要な機能が消失することが大きく評価結果に影響し，重症度との関係がつかみやすい。
- また，立位における後方や左右への重心移動も困難になる場合が多い。鏡を用いて不安定板の上での座位保持や，立位で左右へ物品を動かすことで，左右の重心移動域を拡大させるといったバランス練習，またぎ動作などで片脚立位を促す練習，踵上げで前足部へ重心移動を促す練習などを治療プログラムとして行う。

量や頻度

- リハビリ室で行う場合は3～5分程度に区切るとよい。その理由は，反復練習自体，次第に安定化作用が働き，最大のパフォーマンスが得られなくなるからである。できる限り口頭刺激などはシンプルなものとし，最大限パフォーマンスが行えるよう，成功報酬としての声かけや目視で正しいか正しくないかが理解できるデバイス（重心動揺系）などを用いると効果が高い。重心安定域を逸脱する場面があるトレーニングであるため，できるだけ不安を取り除けるように近接監視下で行うようにする。もしくは，平行棒内ですぐ手すりをつかめる環境にするような配慮が望ましい。

図13　立位で行う左右への重心移動の一例

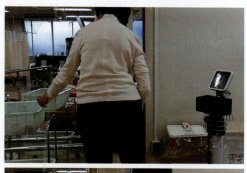
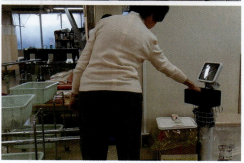

> **実践!!　臨床に役立つアドバイス**
>
> **病期で変わる理学療法**
> 理学療法の内容を検討する場合は，「病期」を考慮することが望まれる。stage 1や2ではROMや柔軟性の確保，残存機能の維持，進行に対する予防としての体幹の回旋運動や自動運動を進める。stage 3や4に段階が進むと，日常生活へ支障が出てくるようになる。機能障害に対するアプローチよりむしろ具体性のある動作練習などの立案が望ましい。

動作・歩行障害に対する理学療法（認知運動戦略とキュー刺激の利用）

目的

- **重症度**が高ければ**動作能力**は低下する。動作練習により動作遂行能力を維持し，必要な筋を活動させることで，筋力維持・強化と動作能力維持・向上を狙う方法は有益である。
- 丸太様になりやすい**寝返り**は，体幹の回旋と上肢による代償不足を補うため，下肢を立てて床面を蹴る動作を介助しながら繰り返し行うことが有効である。

- **起き上がり**は非常に難易度が高く，on-elbowになるまでの抗重力動作がカギとなる．部分的にサポートすることで動作を遂行させることはできるが，middle phase以降の患者は，on-elbowもしくはon-handが習得できず動き自体が止まってしまう場合が少なくない．傾斜をつけることで難易度を軽減することも部分的に取り入れてよい．
- **立ち上がり**は殿部の離床が難しい場合が多く，座面を高くしたり手すりを設置するといった対応が有効となる．できる限り不活動とならない指導が望まれる．
- **歩行練習**では，すくみ足や小刻み歩行を呈する場面が多くみられる．Schaafsma[10]（スカーフスマ）は，すくみ足をターン時，歩き始め，狭小路，目的場所到達時，広いところの5つのタイプに分類し，onおよびoff双方でターン時が最も多いことを報告している（図14）．また，目の前に線がある視覚的手がかりを用いることで容易に下肢のふりだしが可能となる**矛盾歩行（パラドキシカルゲイト）**が観察される．平行棒などを把持させ，線をまたぐ動作を繰り返し行うとよい（図15）．歩行を継続するとすくみ足を呈する症例では，一度停止させ，その後手を叩いて"はい"といったキュー刺激を加えることで再び容易に足が出せるようになる．2重課題は症状を誘発しやすいため，可能な限り省くことが望ましい．一方で，グリップタイプの平行棒よりプラットフォームタイプの平行棒の上で手を滑らせたほうが足を出しやすいというケースもある．また，椅子まで歩く際に，目標物が近付くとすくみ足が出現することがある．その際には，大まかな距離を説明する一方で，着座時に後ろから椅子を指し込むといったように，目標を設定せずに歩行させることもすくみ足のきっかけをつくらないため効果的である．

図14 方向転換でみられる小刻み歩行

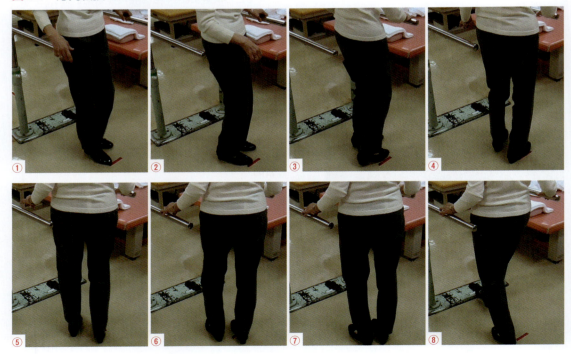

量や頻度

- 繰り返し行うことでできる動作を体験させることが有益である。極端な回数設定をせず，疲労に合わせて休憩を挟む。正しい反応が出れば伝えるようにする。成功させることが重要であるため，急がずに幅や回数を増やせるようにする。
- 不安定なトレーニングをした後，患者が「ふらふらする」といった感想を言うことがある。これは，普段使わない重心コントロールや姿勢制御をした結果である。怖さを覚えるようであれば，無理に量を増やす必要はない。しかし，鏡やVTRなどを使って正しい情報を伝えることは有益である。

> **基礎へのフィードバック**
> **PD患者の歩行**
> 2008年のDelval（デルヴァル）らの研究[1]により，PD患者の歩行では，立脚後期における股関節伸展角度の減少，遊脚期の膝関節屈曲角度の減少が報告されている。介入効果を狙う1つの視点になる。

環境調整

目的

- middle phaseおよびlate phaseで必要になる。late phaseでは褥瘡予防が重要である。無動症状のため寝返りが減り，不活動からくる筋量の減少などが関係する。自宅への退院に向けた取り組みでは，可能な限り家屋訪問を行い，寝室からトイレ，リビングへの動線を確認し，手すりや段差などの確認を行う。歩行が可能な症例は屋外歩行も確認する。近年，PDの小刻み歩行や突進歩行に対して，前方へ押す力が強くなるとブレーキがかかるキャスター付き歩行器も開発され導入されている。社会との壁を取り払うことができるようになってきており，次第に社会参加の道も広くなっている。患者以外にも，家族の負担を軽減することにつながる。立ち上がりや起き上がりにおける負担は，道具を用いることで軽減できる。

> **学習の要点**
> **終末期（late phase）の理学療法**
> stage 4以降になると姿勢反射障害が強くなり，日常生活活動に支障が生じてくる。立ち上がり動作練習はお辞儀をするように体幹を十分前傾させる，上肢を前方へ出す，もしくは椅子を前に置いて手をついて立ち上がる，座面をやや高くする，といった物理的な視点からのアプローチも重要になる。

量や頻度（退院時支援：自宅での家族の支援とセルフケア指導）

- 動作開始の遅延やすくみ足などの起居移動動作の問題が，日常生活活動の遂行を妨げる。重症例では精神機能の低下がみられることも

図15　線またぎ

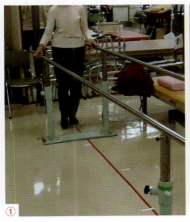
①

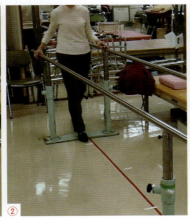
②

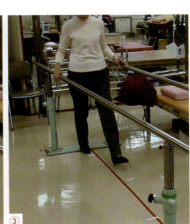
③

多く，家族に疾患の特徴や障害の知識を提供し，適切な介護方法を理解してもらう。障害特性から，特異的な円背姿勢と無動症状，すくみ足や姿勢調節障害などがあるため，前方からの手ひき介助歩行や，手すりの設置，押し車などは具体的な指導ポイントになる。動作緩慢やすくみ足などは自宅での生活を送るうえで問題となる。early phaseでは，できるだけ元の生活水準を維持するように指導する。家族に疾患と障害の理解を促し，社会参加を促すことも重要である。家族が心配するあまりに外出を避け，不活動を助長することは控えたい。手すりの設置は，患者本人のみでなく家族にとっても重要なサポートになる。患者の生活動線をしっかり把握して，家屋評価などで的確な指導をするようにしたい[12]。

学習の要点：すくみ足や小刻み歩行と環境調整

すくみ足のため，自宅内で頻回に転倒するようになった症例において，家屋への対応はどのようなものが考えられるだろうか。トレーニングは，外部からのキュー刺激を用いた歩行や線またぎ，メトロノームを用いたリズム歩行などが挙げられる。家屋に対する対応としては，ベッドの高さや自宅の環境を確認したうえで適切な場所への手すりの設置などが挙げられる。

基礎へのフィードバック：理学療法の効果

理学療法士ガイドラインでは，PTによる介入を"理学療法全般"という形で複合運動として表現している。そして，これまでの複数あるレビューより，歩行能力や運動機能に対する直接的な効果はあるものの，転倒といった具体的な生活に即した効果は"不十分またはなし"としている。トレッドミルなどによる歩行トレーニングの推奨グレードはAで速度，スライド長，距離などに対する効果が期待できるとされる。筋力トレーニングやエアロビックトレーニングはB，太極拳などはCとなっている。この太極拳やダンスといった全身運動が多いのもPDの理学療法の特徴である。

学習の要点：セルフトレーニング指導における注意点

セルフトレーニングを指導するうえで最も注意すべきことは，転倒である。stage 3以降では患者の姿勢反射障害が認められるため，家族の有無を十分考慮して指導する。転倒が多い場合は歩行補助具の利用ではなく，自宅内の手すりの設置を再検討しよう。stage 5では寝たきりや車椅子での生活となるため，呼吸運動や嚥下に関する指導が重要になる。

まとめ

- PDでの脳内の病態はどのようなものか（☞p.22）。 実習 試験
- PDの4大徴候および代表的な症状は何か（☞p.23）。 実習 試験
- 鑑別診断のもととなる厚生労働省の診断基準とはどのようなものか（☞p.24）。 実習
- 重症度判定に用いるHoehn&Yahr stage，UPDRSとはどのようなものか（☞p.24）。 実習 試験
- 薬物療法の代表例と，その副作用を挙げよ（☞p.26）。 試験
- 外科的治療の目的と代表例を挙げよ（☞p.27）。 実習
- PDの理学療法評価項目とそれに関連した検査法および指標にはどのようなものがあるか（☞p.27）。 実習 試験
- PDの理学療法にはどのようなものがあるか（☞p.35）。 実習 試験

【引用文献】
1) 厚生労働省ホームページ：難病センター（http://www.nanbyou.or.jp/entry/314）
2) 日本神経学会 監：パーキンソン病治療ガイドライン マスターエディション，p281-300，医学書院，2003．
3) http://www.mext.go.jp/component/b_menu/other/__icsFiles/afieldfile/2015/10/13/1362687_01.pdf
4) Melamed E, Djaldetti R：Camptocormia in Parkinson's disease，J Neuro 253，2006．
5) 来住野健二：パーキンソン病．3日間で行う理学療法プランニング（中山恭秀 編），p82-89，南江堂，2013．
6) Nakayama Y, Abo M：The Feasibility of the Adaptation of Ability for Basic Movement Scale Ⅱ for Patients with Parkinson Disease., Brain Neurorehabil. 11(2)e17, 2018.
7) 中山恭秀，来住野健二 ほか：パーキンソン病患者に用いる疾患特異的評価指標とAbility for Basic Movement Scaleの関係，リハビリテーション連携科学16(1)，14-20，2015．
8) Tanaka T, Abo M, et al.：Revised version of the ability for basic movement scale (ABMS Ⅱ) as an early predictor of functioning related to activities of daily living in patients after stroke. Journal of rehabilitation medicine 42(2)，179-181，2010．
9) Koller W, kase S：Muscle strength testing in Parkinson's disease，Eur Neurolo 25，130-133，1986．
10) Schaafsma D, Balash Y, et al. Characterization of freezing of gait subtypes and the response of each to levodopa in Parkinson's disease. European Journal of Neurology 10(4)，391-398，2003．
11) Delval V, Arnaud E, et al.：Kinematic angular parameters in PD：reliability of joint angle curves and comparison with healthy subjects，Gait&posture 28.3，495-501，2008．
12) 中馬孝容：パーキンソン病のリハビリテーション（EBMに基づくガイドライン），リハビリテーション医学41(3)，162-167，2004．

2 脊髄小脳変性症・多系統萎縮症の理学療法

1 疾患の病態

- 脊髄小脳変性症（SCD）は，小脳性運動失調あるいは痙性対麻痺を主体とする神経変性疾患の総称である
- 多系統萎縮症（MSA）は，自律神経症状に加えて，パーキンソニズムまたは小脳性運動失調を主体とする神経変性疾患である
- 病型によって，病因・病態・予後は異なる

概要

SCDは，小脳を中心とし脳幹，脊髄あるいは大脳をおかす**神経変性疾患**であり，運動失調のほか，パーキンソニズム，錐体路障害，末梢神経障害，認知症などさまざまな症候を呈する疾患群である。発症年齢は病型によって異なり，幅広い年齢層で発症する。**MSA**は，脳幹，基底核，小脳，錐体路，自律神経など，多系統の中枢神経系をおかす進行性の**神経変性疾患**であり，自律神経症状に加えて，パーキンソニズムまたは小脳性運動失調のどちらかを呈する疾患である。発症年齢は50代半ば～60代はじめに発症することが多い。制度上，MSAはSCDとは別の指定難病として認定されているが，日本におけるMSAを含むSCDの有病率は人口10万人当たり18.6人と推定されている[1]。

SCDおよびMSAの機能障害の中核は，**小脳**性運動失調またはパーキンソニズムによる姿勢制御能力の低下であり，**協調運動障害**と**バランス障害**が生じる。SCD，MSAの理学療法プログラムを検討するには，はじめにどの病型に該当するのかを確認し，その病型の特徴を理解することが重要である。

補足
従来は，線条体黒質変性症（SND），Shy-Drager症候群（SDS），オリーブ橋小脳萎縮症（OPCA）は別々の疾患として扱われ，OPCAのみがSCDに分類されていた。近年，これら3疾患は同一疾患の異なる病型であることが判明したため，これらを包括する名称であるMSAに改めSCDの分類から独立させることになった。

病態

SCDは臨床的に小脳症状のみが目立つもの（純粋小脳型）と小脳以外の病変，症状が目立つもの（多系統障害型）に大別される。SCDの約1/3が遺伝性，残り2/3が非遺伝性（孤発性）である（**表1**）。

遺伝性SCDのなかでは，AD-SCDが90％以上を占めている。AD-SCDはヒト遺伝子解析機構（HUGO）のヒト遺伝子地図にSCAに番号を付けて登録されている。2016年9月の時点ではSCA43まで登録されている。日本ではMJD/SCA3，SCA6，DRPLA，SCA31の頻度が高い。

AR-SCDには，多数の疾患が知られているが頻度は少ない。AR-SCDの代表はFriedreich運動失調症（FRDA）であり，欧米で最も頻度の高い遺伝性SCDである。FRDAの典型例は25歳ま

＊SCD：spinocerebellar degeneration ＊MSA：multiple system atrophy ＊SND：striatonigral degeneration ＊SDS：Shy-Drager syndrome ＊OPCA：olivopontocerebellar atrophy ＊AD-SCD：autosomal dominant-spinocerebellar degeneration ＊HUGO：Human Genome Organization ＊SCA：spinocerebellar ataxia ＊MJD：Machado-Joseph disease ＊DRPLA：dentatorubropallidoluysian atrophy ＊AR-SCD：autosomal recessive-spinocerebellar degeneration ＊FRDA：Friedreich's ataxia

表1 SCD・MSAの分類（日本での頻度が高い病型）

	病型		主な特徴
遺伝性	常染色体優性遺伝性 (AD-SCD)	MJD/SCA3 (Machado-Joseph病)	平均発症年齢は36歳。緩徐進行性の小脳症状と錐体路徴候を中核症候とし、錐体外路徴候と末梢神経障害が組み合わさる
		SCA6	平均発症年齢は48歳。緩徐進行性の純粋な小脳症状を呈し、注視方向性眼振や回転性めまいを特徴とする
		歯状核赤核淡蒼球ルイ体萎縮症（DRPLA）	発症年齢は1〜60歳前後。小脳性運動失調に加え、不随意運動、ミオクローヌスてんかん、進行性知能低下を示す
		SCA31	平均発症年齢は55〜60歳前後。純粋な小脳症状を呈し、SCA6より進行は遅い
	常染色体劣性遺伝性 (AR-SCD)	早発性運動失調症 (EAOH/AOA1)	平均発症年齢は7歳。眼球運動失行と低アルブミン血症を伴う
孤発性	MSA	MSA-C	好発年齢は50代。運動症状の主体が小脳性運動失調
		MSA-P	好発年齢は50代半ば〜60歳前後。運動症状の主体がパーキンソニズム
	皮質性小脳萎縮症（CCA）		30歳以上の成人期に発症。緩徐進行性の小脳性運動失調

でに失調症状で発症し、脊髄後索の変性による深部感覚障害、錐体路症状、凹足などを呈する。日本で報告されているものには、EAOH/AOA1、Charlevoix-Saguenay型常染色体劣性遺伝性痙性失調症（ARSACS）などがあり、EAOH/AOA1が最も頻度が高い。

一方、孤発性SCDの多くは、皮質性小脳萎縮症（CCA）とMSAである。CCAは孤発性SCDの約1/3を占め、30歳以上の成人期に緩徐に発症・進行する小脳皮質の選択的変性をきたす小脳性運動失調症である。MSAは運動症状の主体が小脳性運動失調かパーキンソニズムかによって、それぞれMSA-CとMSA-Pの臨床亜型に分類されている。MSAは自律神経症状、小脳性運動失調またはパーキンソニズムのいずれかで発症するが、病期の進行とともにこれらの症候は重複し、錐体路徴候も目立つようになる。MSAの経過は、平均すると発症から約3年で歩行に補助が必要となり、約5年で車椅子、約8年で臥床状態となることが多い。嚥下障害、呼吸障害、自律神経障害が予後と関連する。

MSAの病態は解明されていないが、MSAの病理的マーカーであるグリア細胞封入体（GCI）などにαシヌクレインが蓄積していることが解明され、病態との関連性が示唆されている。

遺伝性SCDは病型により予後が大きく異なる。特にトリプレットリピート病の場合、表現促進現象を認め、若年発症例は重症であり進行も速いことが多い。

純粋小脳型のSCA5、SCA31は比較的進行は緩徐であり、生命予後も比較的良好である。一方で、多系統障害型の遺伝性SCDは、純粋小脳型と比較して進行が速い。孤発性SCDのなかでは、MSAの平均生命予後が7〜9年であり、他のSCDと比較して予後が不良である。CCAは一般的に緩徐な経過をたどることが多い。

用語解説
トリプレットリピート病 ゲノム内の遺伝子に存在する3塩基の繰り返し配列（トリプレット・リピート）が異常に伸長することによって起こる、一群の遺伝性神経疾患のこと。
表現促進現象 遺伝的障害の徴候がそのまま次世代に伝えられ、低年齢でみられるようになる現象。

＊CCA：cortical cerebellar atrophy　＊EAOH：early-onset ataxia　＊AOA：ataxia ocular motor apraxia
＊ARSACS：Autosomal Recessive Spastic Ataxia of Charlevoix-Saguenay　＊GCI：glial cytoplasmic inclusion

2 症候・障害

POINT
- SCD，MSAに共通する中核症候の1つである小脳症候の特徴をおさえる
- その他，錐体外路症候，自律神経症候，錐体路症候，認知機能障害などが挙げられる
- 病型や病期の進行によって多様な症候がみられる

症候

　SCD，MCAに共通する中核症候の1つは，小脳症候である。小脳症候の代表的な症状は以下のとおりである[2]。

- **眼球運動障害・眼振**：眼球運動障害は小脳がもつ随意運動の調節，抑制機能が眼球運動に関与することにより現れる。小脳はより正確に眼球運動を行わせ，固視の安定性を高め，視覚情報を前庭情報と干渉し，協調的に運動を遂行する。SCD，MSAでは衝動性眼球運動（saccade）の測定異常，滑動性追従運動（smooth pursuit）の障害，眼振などの眼球運動障害がみられることがある。
- **構音障害**：小脳性の構音障害は，前後の音節が連続的につながってしまう（slurred speech），個々の音節が途切れ途切れになる（断綴性言語：scanning speech），発音が唐突に大きくなる（爆発性言語：explosive speech）ことが特徴である。
- **筋緊張低下**：四肢の筋緊張は低下し，関節の他動運動での抵抗の減弱，被動性（肩ゆすり試験で上肢の懸垂性（pendulousness）が亢進するなど），関節の過伸展性などがみられることがある。
- **測定障害**（図1a）：測定障害には測定過大（hypermetria）と測定過小（hypometria）がある。前者は動作時に目標より行き過ぎる現象であり，後者は逆に目標に達しない現象である。小脳症候で特徴的なのは測定過大である。
- **協働収縮不能，運動分解**：健常者では順序立てて各運動を組み合わせて（協働運動）日常行為を行っているが，その協働性が障害されている状態を協働運動不能という。手足の動きを目標に直線的に到達させようとしても，協働運動不能が原因で左右・上下など複数の方向にぶれることを運動分解という。
- **リズム異常，反復拮抗運動不能**：一定の動作を繰り返すとリズムが遅く，不規則となり，

図1　SCD，MSAの代表的な症状

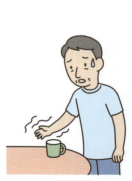
a　測定障害
手を伸ばしたときに，目標より行き過ぎる

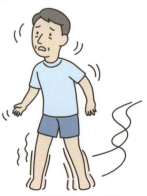
b　体幹失調・歩行障害
歩隔が広く，歩幅は不規則で左右に動揺する

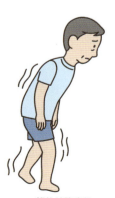
c　錐体外路症候
動作が遅くなる，手足がこわばる

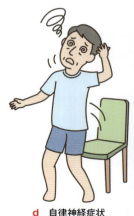
d　自律神経症状
急に立ち上がるとふらつきやめまいがする

運動の振幅もきわめて不規則で不安定となる。
- **企図振戦**：四肢の動作時に誘発され，到達目標に近付くにつれ振幅が大きくなる振戦が生じる。
- **体幹失調**（図1b）：体幹失調のため座位・立位の保持が困難となる。小脳性運動失調症の患者の座位では，両脚を広く開いて椅子に座り，両手は椅子などを把持していることが多い。特に，足底が床に接地しない座位では，体幹の動揺が出現し，失調症状が強い場合は座位保持が困難になる。立位では，支持基底面を広く確保するために両下肢を広げたwide base，両肩関節を外転した立位姿勢をとることで平衡を保とうとしているが，それでも全身が不規則に動揺していることが多い。
- **歩行障害**（図1b）：早期からみられる症状である。症状が進行するほど歩隔が広くなり，歩幅は不規則で左右に動揺する（wide-based gait）。体幹の動揺も大きく，上肢は外転位を示すことが多く，方向転換時にふらつきが大きくなる。軽度の場合であっても，継ぎ足歩行や線上歩行で動揺が顕著となる。

その他，錐体外路症候，自律神経症状，錐体路症候，末梢神経障害，嚥下障害，呼吸障害，認知機能障害，精神症候などの多様な症状が認められる。

- **錐体外路症候**（図1c）：MSAではパーキンソニズムが高頻度でみられ，動作緩慢や筋強剛が現れる。SCDではSCA2，MJD/SCA3にパーキンソニズムがみられる。その他，舞踏運動やジストニア，振戦，ミオクローヌスなどの不随意運動がみられる。
- **自律神経症状**：MSAでは自律神経症状が必発し，主症状となることもある。MSAで認められる自律神経症状は，起立性低血圧（図1d），食事性低血圧，排尿障害，便秘，発汗障害，性的機能障害などである。
- **錐体路症候**：MSA，MJD/SCA3，痙性対麻痺などで，深部反射亢進，病的反射出現，痙縮などの錐体路症状がみられる。
- **末梢神経障害**：遺伝性SCDにおいて，末梢神経障害による感覚障害や下肢腱反射の減弱ないし消失，筋力低下は比較的よくみられる。
- **嚥下障害**：SCD，MSAにおいて，嚥下障害は罹病期間や身体障害と関連しておらず，病初期から嚥下障害を認める患者もいる。SCD，MSAにおいて，嚥下に関連する脳幹核が変性していることが報告されており，多くの患者が誤嚥性肺炎を発症し，主な死因となっている。
- **呼吸障害**：MSAにおいて，呼吸障害は大きな生命予後規定因子である。MSAでは中枢性睡

> **SCDの運動失調**
>
> SCDでみられる運動失調には，小脳性運動失調のほかに深部感覚性運動失調および前庭性運動失調がある。それらの特徴と鑑別法を覚えておこう。
>
> 深部感覚性運動失調は末梢神経〜後根神経節〜後索〜視床に至る後索・内側毛帯路のいずれが障害されても生じる。四肢の協調性障害の検査と姿勢・歩行観察では，陽性所見が得られることが多い。しかし，小脳性と異なり，深部感覚性の運動失調では運動のずれの方向に一定の傾向はなく，閉眼で著明に悪化する点が特徴である（Romberg徴候や指鼻試験での異常など）。
>
> 深部感覚性運動失調では，眼球運動障害や構音・発話障害は原則として生じないことも小脳性運動失調との鑑別点となる。前庭性運動失調は，末梢性・中枢性前庭機能障害により生じる。眼球運動と歩行で陽性所見が得られることが多い。眼球運動では，定方向性眼振や頭位変換性眼振がみられ，回転性めまい，悪心を伴う。歩行では，片側の前庭障害があると障害側に寄っていく。両側障害では小脳性様の不安定歩行となる。ロンベルグ徴候は陽性である。小脳性運動失調との鑑別では姿勢・歩行における閉眼足踏み試験が有効である。
>
> 前庭性運動失調の患者では体幹と上肢のいずれも障害側に回旋していくのが特徴である。また，構音障害や四肢運動には異常がなく，深部覚も正常である点も鑑別点となる。

用語解説　ロンベルグ徴候　ロンベルグ徴候の陽性は，深部感覚障害を意味する。小脳性運動失調では，開眼時よりやや動揺があることが多く，閉眼でやや増強するが，陽性とはいわない。

眠時無呼吸症候群，閉塞型睡眠時無呼吸症候群，声帯開大障害（声帯外転筋麻痺），喉頭蓋軟化症，披裂部軟化症などによる種々のタイプの呼吸障害がみられる。
- **認知機能障害，精神症候**：SCD，MSAにおける認知機能障害は，注意障害や遂行機能障害などの前頭葉機能低下を中心にみられる。特に小脳病変における高次脳機能障害は，小脳性認知情動症候群（CCAS）とよばれ，遂行機能障害や視空間認知，言語機能の障害が主なものである[3]。精神症候としては，うつ状態のほか，不安症の合併もみられる。

3 医学的検査

- SCDの臨床診断には厚生労働省の診断基準が用いられる
- MSAの臨床診断には第2回Consensus Criteria（2008）の診断基準が用いられる
- 重症度判定：SCD，MSA共通の指標にはmRS，SCD独自の指標には重症度分類，MSA独自の評価スケールとしてUMSARSがある

SCD・MSAの診断基準

SCDの臨床診断には厚生労働省の診断基準が用いられ，以下の5項目での鑑別が重要である[4]。
①家族歴：家族歴の有無が重要であり，少なくとも3世代にわたって情報を収集する。複数世代発症あるいは比較的高齢発症の場合はAD-SCDを考える。
②臨床病型：臨床病型（純粋小脳型・多系統変性型）ごとに鑑別診断を考慮する。
③画像検査：頭部MRIによる小脳，脳幹，脊髄の萎縮の検出がきわめて有用である。運動失調症状が小脳由来かを確認するうえでSPECTは有効である。
④遺伝子検査：遺伝性脊髄小脳変性症の病型診断には遺伝子検査が必要である。特にAD-SCDでは，頻度の高い疾患の多くは遺伝子検査が可能である。
⑤二次性小脳失調症の除外：孤発性SCDの診断においては，二次性小脳失調症の除外が重要である。

MSAの臨床診断には第2回Consensus Criteria（2008）の診断基準が用いられる。しかし，この基準では，自律神経系と運動系（小脳性運動失調またはパーキンソニズム）が診断に必須であるため，診断時にはかなり進行した状態になっている。

重症度判定

重症度判定には以下の指標を用いる。SCD，MSAに共通した指標には，厚生労働省神経・筋疾患調査研究班（運動失調症）が指定するmodified Rankin Scale（mRS，**表2**）を用いる。また，SCD独自の指標には，**表3**に示した重症度分類がある。さらに，MSA独自の指標には，統一多系統萎縮症評価尺度（UMSARS）がある。UMSARSはpart1：病歴による日常生活動作の評価，part2：診察による運動症状の評価，part3：自律神経機能評価，part4：全体的障害度評価から構成されている。

---

* CCAS：cerebellar cognitive affective syndrome　　* UMSARS：unified multiple system atrophy rating scale

表2 日本版mRS判定基準書

	mRS	参考にすべき点
0	全く症候がない	自覚症状および他覚徴候がともにない状態である
1	症候はあっても明らかな障害はない：日常の勤めや活動は行える	自覚症状および他覚徴候はあるが，発症以前から行っていた仕事や活動に制限はない状態である
2	軽度の障害：発症以前の活動がすべて行えるわけではないが，自分の身の回りのことは介助なしに行える	発症以前から行っていた仕事や活動に制限はあるが，日常生活は自立している状態である
3	中等度の障害：何らかの介助を必要とするが，歩行は介助なしに行える	買い物や公共交通機関を利用した外出などには介助を必要とするが，通常歩行，食事，身だしなみの維持，トイレなどには介助を必要としない状態である
4	中等度から重度の障害：歩行や身体的要求には介助が必要である	通常歩行，食事，身だしなみの維持，トイレなどには介助を必要とするが，持続的な介護は必要としない状態である
5	重度の障害：寝たきり，失禁状態，常に介護と見守りを必要とする	常に誰かの介助を必要とする状態である
6	死亡	

文献5）より引用

表3 SCDの重症度分類

	下肢機能障害	上肢機能障害	会話障害
Ⅰ度（微度）	独立歩行：独り歩きは可能。補助具や他人の介助を必要としない	発病前（健常時）と比べれば異常であるが，ごく軽い障害	発病前（健常時）と比べれば異常であるが，軽い障害
Ⅱ度（軽度）	随時補助・介助歩行：独り歩きはできるが，立ち上がり，方向転換，階段の昇降などの要所要所で，壁や手すりなどの支持補助具，または他人の介助を必要とする	細かい動作は下手であるが食事にスプーンなど補助具は必要としない。書字も可能であるが，明らかに下手である	軽く障害されるが，十分に聞き取れる
Ⅲ度（中等度）	常時補助・介助歩行－伝い歩行：歩行できるが，ほとんど常に歩行器などの補助具，または他人の介助を必要とし，それらがないときは伝い歩きが主体をなす	手先の動作は全般に拙劣で，スプーンなどの補助具を必要とする。書字はできるが読みにくい	障害は軽いが，少し聞き取りにくい
Ⅳ度（重度）	歩行不能－車椅子移動：起立していられるが，他人に介助されてもほとんど歩行できない。移動は車椅子によるか，四つ這い，またはいざりで行う	手先の動作は拙劣で，他人の介助を必要とする。書字は不能である	かなり障害され，聞き取りにくい
Ⅴ度（極度）	臥床状態：支えられても起立不能で，臥床したままであり，ADLはすべて他人に依存する	手先のみならず，上肢全体の動作が拙劣で，他人の介助を必要とする	高度に障害され，ほとんど聞き取れない

文献6）より引用

4 医師による治療

- 現時点ではSCD，MSAに対する確立した治療法はない
- 運動失調症状に対する薬物療法には，甲状腺刺激ホルモン放出誘導体が用いられる
- 随伴症状（パーキンソニズム，痙縮，不随意運動，起立性低血圧など）に対する薬物療法は，一定の効果がある
- 小脳性運動失調や振戦に対し，脳刺激治療が試みられている

運動失調症状に対する治療

運動失調症状に対する治療には薬物療法と脳刺激治療が試みられている。

- **薬物療法**には甲状腺刺激ホルモン放出誘導体（TRH誘導体）が用いられる。プロチレリン酒石酸塩水和物（ヒルトニン®）注射剤とタルチレリン（セレジスト®）経口剤のみが認可されている。特に，純粋小脳性運動失調を呈する病型の疾患で，自覚的なふらつき感を軽減させることが多い。副作用として，ヒルトニン®には熱感，顔面潮紅感，セレジスト®には吐き気，食欲不振が現れることがある。

- **脳刺激治療**として，経頭蓋磁気刺激治療（TMS）や脳深部刺激療法（DBS）が試みられている。反復経頭蓋磁気刺激（rTMS）や小脳上の経頭蓋直流電流刺激により，小脳性運動失調が改善するという報告があるが，現時点では有効性は確立していない。DBSが有効とされる振戦などの症候が運動失調症に合併した場合は，対症療法として考慮される。

随伴症状に対する治療

随伴症状に対する治療には一定の効果を有する薬剤があり，障害の軽減を目指して積極的な対症療法が行われている。

- **パーキンソニズム**にはParkinson病（PD）に準じてレボドパなどの抗PD薬が用いられるが，PDより効果に乏しい。副作用として悪性症候群，幻覚，不眠などがある。

- **痙縮**にはダントロレンナトリウム（ダントリウム®），バクロフェン（ギャバロン®），チザニジン（テルネリン®）などの抗痙縮薬やボツリヌス毒素（ボトックス®）の注射剤を用いるが，SCD・MSAの痙縮に特化した効果のある薬剤はない。効果は個人差が大きく，過量となると脱力感を生じることがある。

- **不随意運動**のうちジストニアにはボツリヌスA型毒素（BTX）やレボドパ，振戦に対しては視床DBSが考慮される。ミオクローヌスにはピラセタムが保険適用となっている。

- **起立性低血圧**には薬物療法と非薬物療法が併用される。薬物療法にはドロキシドパ（ドプス®），ミドドリン（メトリジン®）などの昇圧剤が用いられる。副作用として頭痛，悪心，高血圧などがある。非薬物療法には下肢への弾性包帯の装着や水分摂取量の増加があり，起立性低血圧症状を改善する効果がある。

> **補足**
> **悪性症候群**
> 悪性症候群は向精神薬やPD治療薬の急激な減薬，中止により生じる重篤な副作用である。高熱，著明な固縮，発汗亢進，血圧動揺，意識障害などを主徴とし，死に至ることもある。

---

* TRH：thyrotropin-releasing hormone
* TMS：transcranial magnetic stimulation
* DBS：deep brain stimulation
* rTMS：repetitive transcranial magnetic stimulation
* PD：Parkinson's disease

5 理学療法評価

POINT
- バイタルサイン
- 関節可動域（ROM）
- 筋力
- 認知機能
- 感覚
- 起居・移動動作
- 筋緊張
- 協調性
- 日常生活活動（ADL）

概要

理学療法評価は国際生活機能分類（ICF）の基本的な障害構造である心身機能・身体構造，活動，参加，環境因子，個人因子に対応させた項目を行い，それぞれの障害構造の関連性を検討する。障害構造の関連性の検討にあたり，機能障害をSCD，MSAの病因・病態に起因する一次的機能障害，そこから派生する二次的機能障害，それらの複合的機能障害に分類することが重要である。

SCD，MSAに対する評価では，①運動失調に起因する協調運動障害の特徴と程度，②随伴症状に起因する機能障害の有無と程度，③機能障害の進行状況，④転倒などのリスク要因の抽出などを考慮する。

バイタルサイン

何をみるか

- 自律神経症状として起立性低血圧がみられることがある。起立性低血圧は，意識消失や転倒につながる危険性がある。特にMSAでは，起立性低血圧や神経因性膀胱は診断基準内の自律神経障害として挙げられるほど，合併頻度は高い。
- 加えて，睡眠時無呼吸症候群などの呼吸障害の合併も多い。睡眠時無呼吸症候群を合併している場合は，昼間の傾眠傾向や集中力の低下などの症状による交通事故や転倒による外傷，ADLや生活の質（QOL）の低下につながる危険性がある。
- 理学療法を行ううえで重要なリスク管理手段である**血圧・脈拍・呼吸**を中心としたバイタルサインのチェックを介入前後に行う。

何でみるか

- **血圧測定**：起立性低血圧の有無と重症度を判定することを目的に，臥位の状態から起立する前後の血圧を測定し評価する**起立試験**（いわゆるSchellong試験，図2）が広く行われている。起立後3分以内に収縮期血圧が20mmHg以上または拡張期血圧が10mmHg以上低下した場合に起立性低血圧と判定する。しかし，MSAの診断基準では収縮期血圧が30mmHg以上または拡張期血圧が15mmHg以上の低下が判定基準となっていることに注意が必要である。

- **脈拍測定**：自律神経障害による発汗異常による発熱，うつや不安などの精神症候，呼吸障害などでは安静時心拍数が100を超える頻脈

図2　シェロング試験

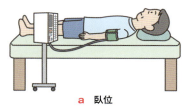
a　臥位

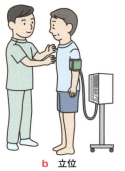
b　立位

立位負荷前に血圧安定化のため安静背臥位を5～10分とり，血圧・脈拍を測定する。血圧測定は頻回な測定が必要なため自動血圧計が便利である。

5秒以内にすばやく自力で起立し，1分ごとに血圧・脈拍を測定し，3分間実施する。転倒に注意した立ち位置をとり，表情や顔色などもそばで観察する。

---
* ROM：range of motion
* ICF：international classification of functioning, disability and health
* ADL：activities of daily living
* QOL：quality of life

がみられることもある。
- **呼吸機能検査**：呼吸数，呼吸様式の観察，胸郭拡張差の測定を行う。呼吸障害が明らかな場合は，パルスオキシメーターによる動脈血酸素飽和度（SpO_2）の測定も有効である。

認知機能（高次脳機能）

何をみるか

- 認知機能の障害は，感覚・知覚機能や神経筋機構に問題ないにもかかわらず，コミュニケーションの障害や課題・環境への不適応などの機能障害を招く。
- SCD・MSAの認知機能障害の特徴は，大脳病変による前頭葉機能低下を主とした認知機能障害であるが，小脳病変でも遂行機能障害や視空間認知，言語機能の障害がみられることである。

何でみるか

- 認知機能の評価手順は，以下のとおりである。①診療録などから病型，病変部位（画像所見），既往歴など情報を収集し症状を予測する，②観察・面接により一般的な情報を聴取しながら，意識水準や情動の状態，言語理解や運動麻痺・感覚障害，視覚・聴覚などの機能を確認する，③一般状態が安定して座位の耐久性が20分程度あれば，改訂長谷川式簡易知能評価スケール（HDS-R），mini-mental state examination（MMSE）による認知症のスクリーニングテストを行い，患者の認知機能をおおまかに把握する，④特定の認知領域の障害がありそうなときは，患者の負担や検査の必要性を考慮し，詳細な検査を行う。
- HDS-R：①季節，②日時の見当識，③場所の見当識，④言葉の記銘，⑤計算，⑥数字の逆唱，⑦言葉の想起，⑧物品の記銘，⑨言葉の流暢さの9項目から構成されている。評価は満点30点，20点以下が認知症の疑いありとする。
- MMSE：国際的によく使用されている簡易認知機能検査である。口頭言語による反応を要するのはHDS-Rと同様だが，口頭命令，書字命令に従う動作や図形模写などの動作課題を含んだ11の項目から構成されている。評価は満点30点，23点以下が認知症の疑いありとする。
- **前頭葉機能検査（FAB，表4）**：①類似性（概念化），②語の流暢性（柔軟性），③運動系列（運動プログラミング），④葛藤指示（鑑賞刺激に対する過敏性），⑤Go/No-Go（抑制コントロール），⑥把握行動（環境に対する被影響性）の6つの下位項目から構成されている。評価は満点18点，65歳以上では11点以下が前頭葉機能の低下の疑いありとする。

筋緊張・ROM

何をみるか

- 小脳の病変では筋緊張低下，錐体外路障害・錐体路障害を伴う場合はそれぞれ固縮，痙縮

表4 FABの例

①類似性（概念化）	「バナナとみかんはどこが似ていますか？」というような3つの質問をし，口頭で答えてもらう
②語の流暢性（柔軟性）	「"か"からはじまる言葉をできるだけたくさん挙げてください」と質問し，口頭で答えてもらう
③運動系列（運動プログラミング）	自分の左手の掌を右手でグー・手刀・掌で叩いてもらう（hand-fist-palm）課題を提示する
④葛藤指示（鑑賞刺激に対する過敏性）	「私が1回叩いたら，2回叩いてください」といった課題を提示する
⑤Go/No-Go（抑制コントロール）	指を1回ポンと叩いたときは被検者も同じように1回叩き，2回ポンポンと叩いたときには被検者が叩かないというルールを設け，課題を提示する
⑥把握行動（環境に対する被影響性）	「私の手を握らないでください」と言って，検者がいくつかの動作をする

* HDS-R：Hasegawa dementia scale-revised　　* FAB：frontal assessment battery

といった筋緊張亢進がみられる。動作のなかで過度な筋緊張低下や筋緊張亢進があると，姿勢の異常や円滑な動作に支障をきたす。

- 筋緊張低下では関節の過伸展性，筋緊張亢進ではROM制限がみられることがある。特にパーキンソニズムが目立つ病型では，早期からROM制限が生じやすくなる。いずれの病型においても，病期の進行により不活動による二次的なROM制限が生じる可能性が高くなる。

何でみるか

- **筋緊張検査**：①安静時，②姿勢保持時，③運動時の筋緊張の検査を行う。筋緊張低下は受動的な運動だけでなく，触診や懸振性でも確認できる。痙縮は急激な他動運動に対して抵抗感を示す。運動のはじめは抵抗が大きいが，あるところから，急に抵抗が小さくなる。これを**折りたたみナイフ現象**（図3）という。痙縮の評価スケールには，modified Ashworth scale（アシュワース）（MAS：6段階，表5）がある。固縮は痙縮とは異なり他動運動速度に関係なく，屈伸両方向に抵抗感を感じる。屈曲も伸展もROM全体にわたって同様の抵抗感を感じる。この現象を抵抗感の違いによって鉛管様現象，もしくは歯車様現象という。

- **ROM測定**：1995年に日本リハビリテーション医学会と日本整形外科学会により改訂された「関節可動域表示ならびに測定法」を用いる。小脳症状を主体とした病型ではROMの拡大，錐体外路障害・錐体路障害を伴う場合はROMの制限が生じやすい。測定にあたっては動作に必要な大関節のROMと姿勢調節に必要な足部の関節を中心に，ADLや姿勢保持による観察やスクリーニングを通して拡大や制限をとらえた後に必要な関節について行う。

協調性・運動失調（感覚検査も含む）

何をみるか

- 協調性とは，動作に対して運動に関与する筋群の調和がとれた働きにより，運動を円滑かつ正確に遂行する能力と定義される。

- 協調性の障害によって，運動の円滑さや巧みさ，姿勢の安定性などが低下し，日常の物品操作や起居・移動動作の障害が現れる。

- 協調性障害の評価には，①協調性障害の特徴は何か，②その特徴は運動発現のどの部位の機能障害と対応するか，③協調性障害が活動制限にどのように影響しているのかの3つの視点が重要である。SCD，MSAにおける協調性の障害は主として運動失調として現れる。

何でみるか

- **バランスの検査**：協調性障害は上肢，下肢，体幹など種々の部位に出現する。下肢・体幹

図3　折りたたみナイフ現象

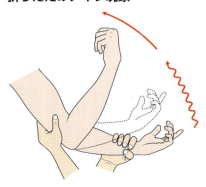

表5　MAS

判定	内容
0	筋緊張の増加なし
1	軽度の筋緊張の増加あり。患部を屈曲または伸展運動をさせると，引っかかりとその消失，あるいはROMの終わりに若干の抵抗がある
1+	軽度の筋緊張の増加あり。引っかかりが明らかでROMの1/2以下の範囲で若干の抵抗がある
2	はっきりとした筋緊張の増加がほぼ全ROMで認められるが，患部は容易に動かすことができる
3	かなりの筋緊張の増加があり，他動運動は困難である
4	患部は固まっていて，屈曲あるいは伸展できない

文献7）より引用

の協調性障害では，主に立位，歩行など静的・動的姿勢のコントロールが乱れる。バランス能力の評価指標には，Berg balance scale（BBS），functional reach test（FRT），time up & go test（TUG）などがある。
- **運動失調の検査**：運動失調の有無や程度を特定する運動失調の検査と感覚（表在感覚および深部感覚）検査の結果を組み合わせることで，運動失調の病変部位を推定することができる。検査は姿勢，歩行，ADLの観察から始め，指鼻試験，踵膝試験などの四肢の一般的運動失調検査，協働収縮不能の順に進める。運動失調の重症度評価の指標には，国際協調運動評価尺度（ICARS），scale for the assessment and rating of ataxia（SARA）がある。

臨床に役立つアドバイス

運動失調の検査（図4）
　四肢の一般的運動失調の検査の判定には，運動の円滑性，目標への到達度，リズム，動作の開始や遅れ，振戦の有無をみる。検査は開眼，閉眼の順に行い，閉眼時に運動失調が明らかになることがある。

図4　指鼻試験

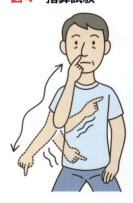

肘を伸展したまま，上肢をやや外転位をとらせる。その肢位から肘を屈曲させて示指で自分の鼻を触るように指示する。はじめは開眼で行い，次に閉眼で行う。測定障害は，被検者の指が正確に鼻先に達するかどうかで診断する。指の振戦が鼻先に近付くほど著明になる場合は，企図振戦と診断する。肩と肘が同時に屈曲するのではなく，ばらばらに屈曲するような場合は運動分解と診断する。

筋力

何をみるか

- SCD，MSAにみられる筋力低下には，小脳症候や末梢神経障害由来の一次性筋力低下と廃用性由来の二次性筋力低下がある。
- 運動失調では，拮抗筋間で一方の筋力が弱くて疲労しやすく，他方の筋力が強い状態を示す筋の不均衡がみられる。
- 小脳性運動失調においては，上肢では肩関節内転筋が弱く外転筋が強い，下肢では足趾屈筋・足関節底屈筋が弱く足趾伸筋・足関節背屈筋は強いなど，拮抗筋間に特有の筋の不均衡がみられる。

何でみるか

- **徒手筋力検査**（MMT）を用いて体幹・四肢の大関節を中心に評価する。定量的な測定には**徒手筋力計**（HHD），握力計などを用いて評価する。
- SCD，MSAの筋力は重症度の進行（移動能力の変化）に伴って低下する。特に，下肢では歩行時に常時補助・介助が必要な状態以降，体幹・上肢では起立不能－車椅子移動状態以降に大きく筋力が低下する。
- 上肢に対して下肢の筋力低下が速いのは，主に下肢を使用する歩行から上肢を使用する四つ這いや，車椅子駆動など，移動手段の変化による二次性筋力低下が要因とも考えられ，ADLと筋力低下が密接に関連していることを示している[8]。

起居移動動作

何をみるか

- 起居移動動作は，寝返り，起き上がり，ベッド上の移動，座位，立ち上がり（椅子・床）な

用語解説　SARA　運動失調の重症度判定にはICARSが国際基準として用いられてきたが，ICARSの評価項目は歩行を含む姿勢障害，四肢失調，言語障害，眼球運動障害の大項目に小項目が19項目と多く，評価に時間を要する。このため，より簡便な評価を目的にSARAが開発された。
　SARAは歩行，立位，座位，言語障害，指追い試験，指鼻試験，回内回外運動，踵脛試験の8項目について評価し，最重症が40点となる。評価所要時間は約4分とICARSの約1/3である。

* ICARS：international cooperative ataxia rating scale　　* MMT：manual muscle testing
* HHD：hand held dynamometer

どがあてはまる。起居移動動作のみでは目的をもった行為にはならず，ADLを遂行するための手段としての意義をもつ基本動作である。年齢や病態，障害の程度によってその方法や所要時間が異なる場合が多い。

- 基本動作における身体運動に観察される運動パターンは，年齢とともに原則的に一定の系列に沿って推移する。発達学的視点で運動動作障害を評価することの目的は，運動行動の年齢推移を基準とし，パフォーマンスや動作・運動パターンのレベルを分析し，遅れや退行を問題として取り上げることである。
- 小脳病変によって出現する運動障害を中村らは運動動作学的に，①小児の運動発達に基づく起居移動動作の獲得過程および姿勢保持や，その姿勢での課題遂行能力の獲得過程に対する退行現象，②意図運動と姿勢制御（バランス能力）の異常，③筋・関節運動における協調運動の異常に分類している[9]。

何でみるか

- **動作分析**（**観察**）：寝返り，起き上がり，立ち上がり，歩行などの起居移動動作の分析を発達学的・運動学的視点で行う。発達学的視点での動作分析は，①姿勢と運動の制御，②支持基底と姿勢バランス，③筋収縮の様態，④体幹の運動，⑤四肢の運動パターンの組み合わせからなる5つの原理に沿って分析する。
- **寝返り**：例えば，背臥位から腹臥位への動作は，背臥位から側臥位，さらに側臥位から腹臥位という流れによって構成される連続動作である。基本動作の運動パターン，連続動作の系列，過程を理解することが重要である。
- **起き上がり**：起き上がりの動作には，腹臥位→四つ這い位→座位，背臥位→片肘立ち位→座位，背臥位→長座位の3通りがある。
- **立ち上がり**：基準となる座位から立位への動作には，四つ這い位→高這い位→立位，膝立ち位→片膝立ち位→立位，背臥位→蹲踞位→立位の3通りがある。
- **起居移動動作の検査（背臥位から立位になるのに用いられる諸動作，図5）**：背臥位から立位になる動作に用いられる要素動作の組み合わせには，発達順序がみられる。評価は背臥位から立位になる場合，どのような中間姿勢を経たのかを観察・記録すると同時に，その所要時間を計測する。

図5 背臥位から立位になるのに用いられる諸動作

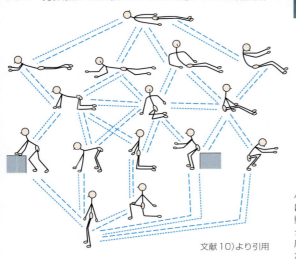

文献10)より引用

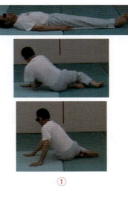
①

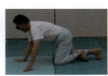

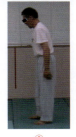
②

小脳性運動失調を主体する病型の多くは，背臥位から座位までの起き上がり動作では3～4歳児にみられる動作パターン（①：背臥位→片肘立ち位→横座り位），座位から立位までの立ち上がり動作では1～2歳児にみられる動作パターン（②：四つ這い位→高這い位→立位）を用いる。

- **歩行（観察）**：体幹と四肢は，歩行中に同期したり，位相を半周期ずらしたりして，周期的な運動を行っている．歩行の運動学的記載は，その周期性の記述を基本とする．歩行の基本が下肢の運動によるため，歩行の周期性は，下肢の運動を基準にして記述される．
- **歩行（時間距離的因子の計測）**：**10m歩行テスト**では，10mの歩行距離をできるだけ速く歩かせたときの最大歩行速度と歩行率，重複歩距離を測定する．
- **歩行耐久性**：**6分間歩行距離（6MD）**や**生理的運動コスト（PCI）**を用いる．

ADL・生活関連動作（APDL）

何をみるか

- **ADL**は，日常生活を営むための行為，動作のことを指し，基本的ADLと生活関連動作に大別される．基本的ADLは，セルフケア（身辺動作）と起居移動動作のことを指し，コミュニケーションを含む場合もある．生活関連動作は，家事動作や金銭管理など周辺環境や社会生活に関連した活動を指す．
- ADLの評価で重要なことは，実際の動作を観察し，どこまで自力で可能であるか，どの部分にどの程度の介助が必要であるかを，セルフケアと起居移動動作の項目ごとに詳細に記録することである．実際には，観察に加えて基本的ADLおよび生活関連動作の評価指標を併用する．

何でみるか

- ADLの評価には，**BI**または機能的自立度評価法（**FIM**）を用いる．
- 生活関連動作の評価には，**Lawton（ロートン）の手段的日常生活活動（IADL）**を用いる．APDLには**手段的ADL（IADL）**と拡大ADL（EADL）が含まれるが，EADLは一般化されたものではなく，APDLとIADLを広義に解釈すれば両者に違いはない．ロートンのIADLの項目は，8大項目（電話の使用，買物，食事の支度，家事，洗濯，移動手段，服薬管理，財産管理）とそれぞれの大項目において3～5の小項目から構成されている．満点は8点，最低点は0点である．
- SCD患者とADLの自立度との関係は，四つ這いや車椅子で移動が可能であれば最低限のADLレベルは比較的確保できることから，移動動作の自立がADLの自立に直結するとされている．加えて，神経障害がある閾値に達すると，急激にADLの低下がみられることがあるため，ADLの評価は神経障害（例えばSARA）とADL障害（例えばBI）の2つの指標で行うことが望ましい．

6 理学療法

- ●治療戦略の立案（問題点の整理と目標設定）
- ●筋力トレーニング
- ●基本動作練習
- ●歩行練習
- ●代償手段の導入
- ●自主トレーニング指導

治療戦略の立案

問題点の整理

- 症状の進行を定期的に評価・把握し，各病期において問題点の整理を行う必要がある．
- 発症は歩行時のふらつきやつまずき，書字のしにくさ，ろれつが回りにくいなどの症状を

---

*6MD：6 minutes distance　*PCI：physiological cost index　*APDL：activities parallel to daily living　*BI：Barthel index　*FIM：functional independence measure　*IADL：instrumental ADL　*EADL：extended ADL

自覚し，受診することで診断されることが多い。
- 発症初期は失調症状が軽度でADL能力が保たれているため，屋外歩行など応用動作における問題点が中心となる。症状の進行に伴い動作能力や活動性の低下がみられ，徐々に屋内動作や身の回りにおける問題点へと移行する。
- 問題点を整理するにあたり，呈している機能障害が疾患由来のものであるのか，もしくは二次的にみられている機能障害であるのかの見極めが重要となる。二次的にみられている機能障害とは失調症状による活動制限，運動量低下でもたらされる筋力低下や耐久性低下，ROM制限，非効率的な動作パターンの構築などが挙げられる。
- 失調症状はバランス能力に着目しやすいが，姿勢保持に過剰な筋収縮を伴うことが多いため，耐久性に対する問題点の把握も重要な点である。

目標設定

- 症状の進行に合わせて目標の設定を行うが，予後予測を踏まえた目標設定を行うことで先を見据えたプランニングが可能となる。
- MSAの予後は平均生存期間が約9年で，MSA-Cでは発症から4年で介助歩行，5年で車椅子移動，8年で寝たきりとなることが多い。
- 一方，MSA-Pでは発症から3年で介助歩行，4年で車椅子移動，6年で寝たきりになるという報告がされている[11]。おおよその目安となるが，症状が変化したことに合わせていくのではなく，症状の変化を視野に入れた目標設定が望ましい。

>
> **学習の要点**
> **失調症状を数値で追っていくには**
> 失調症状は動作が一定でないため，客観的な評価が行いにくい。症状を数値化できるものとして，静的バランス能力では短時間で評価が行える重心動揺計を用いるとよい。結果で出される外周面積 [cm²] を失調症状の指標とすることで，症状の変化や効果判定をとらえることができる。

筋力トレーニング

目的

- 筋力低下は活動量の低下からもたらされる二次的なものや，協調性低下による筋出力の不均衡からもたらされるものがある。このため，筋力トレーニングは筋力自体の改善とともに主動作筋や拮抗筋の協調運動トレーニングも兼ねることになる。
- 実施するうえで近位筋の安定性が低下している場合は代償動作に注意する。例えば股関節周囲筋をトレーニングする場合には，体幹筋を固定できる臥位姿勢で実施するなど，ターゲットとする筋以外の関節運動を固定することで代償動作を防ぎ，トレーニング効果を高めることができる。

量や頻度

- 初期の段階では活動量が保たれていることが多いため，予防的な視点での負荷量が目安となる。主に体幹など近位筋を中心とした筋力トレーニングを行うことで，動作の安定性を高めることができる。
- 症状が強くみられるようになると代償動作が出現しやすくなるため，姿勢が乱れない範囲での負荷が適当となる。
- また，重心移動を伴う筋力トレーニングでは姿勢のコントロールにもエネルギーを費やすため，疲労に注意した量の設定が必要である。

基本動作練習

目的

- 基本動作練習では寝返りから起き上がり，立ち上がり動作などの練習を中心に行う。これらの動作は，各種症状の出現により新しい動作パターンの構築へと繋がっていくため，何回も繰り返し行うことが重要である。
- 関節運動における協調性が低下していると，運動パターンが乱れて運動効率や安定性の低

い動作となりやすい。
- 寝返りは四肢の動きに追従した体幹の回旋がみられず，勢いをつけて行う場合が多い。このようなときは，タイミングに合わせて体幹の回旋を徒手にて誘導し，パターンの学習を促す（図6a）。また，上肢に徒手で抵抗をかけながら体幹の回旋を促通する（図6b，6c）。
- 起き上がりでは，側臥位から床面に接している肘関節を支点としながら上半身を起き上がらせていく。肩関節や体幹に失調症状がある場合，重心を一定の位置で留めておけないことがある（図7）。このようなときは，腹臥位で両肘を床につき，胸部を床から離した状態で保持する運動など，肩関節と体幹を同時に使った運動で協調性を促通する（図8）。
- 立ち上がりでは主に頸部，体幹，股関節，膝関節の協調された運動が重要となる。動作時における重心の移動距離や各関節の協調性，離殿するタイミングが合わず，何回か試行して勢いよく立ち上がるパターンがみられる。手すりを把持したり，座面を高くするなど，難易度を下げた状態からゆっくりと動作を繰り返し，動作パターンの学習を促していく。
- 症状が進行した症例に対しては，環境に対する応用性が低下しているため，自宅での環境を想定した動作パターンで練習を行うことで，より実用的な動作の獲得を目指すことができる。

量や頻度

- 疲労により学習すべき運動パターンが崩れてくることがある。このため，負荷量としては誘発すべき運動パターンで行える程度の量が1つの目安である。
- また，立ち上がり動作では疲労にて転倒の危険性にもつながるため，負荷のかかりやすい

図6 体幹の回旋

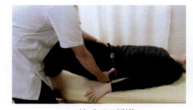 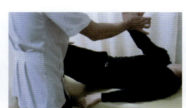 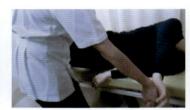

a 徒手での誘導　　　　　　b 回旋の促通①　　　　　　c 回旋の促通②

図7 寝返り

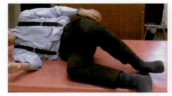 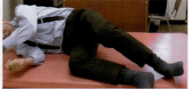 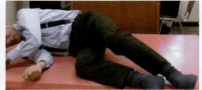

上肢や体幹に失調症状があり，床面に接している肘に重心を移すことができない。

図8 うつ伏せ姿勢での協調性トレーニング

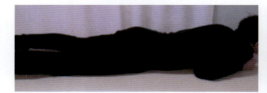 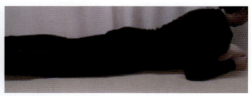

両肘を支点に肩甲骨や体幹の位置を留める。

動作は一度の回数を少なくし，頻度を増やして行うことが望ましい．

歩行練習

目的

- 運動失調における歩行の特徴として，ワイドベースや立脚時の膝関節伸展位でのロッキング，歩幅の狭小化，後方重心などが挙げられる（図9）．これらの特徴は，歩行時の支持基底面を広げるとともに，重心移動距離を減少させることで安定性を高めるためにみられる．
- 歩行は重心移動が連続して行われるため，協調性が低下していると難易度の高い動作となる．このため，歩行時にコントロールする関節運動を制限することで安定性を得ることができる．特に体幹や股関節・膝関節に緊縛帯・軟性装具を使用したり（図10），手首や足首に重錘負荷をかけることで動作の安定がもたらされる．
- 重心移動に対するアプローチとしては，平行棒など安定した環境下で前後左右方向への重心移動を繰り返し行うことで重心の移動距離やタイミングの学習を促す（図11）．これには

図9　歩行

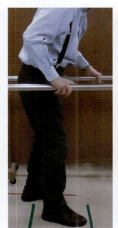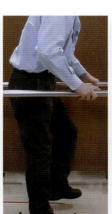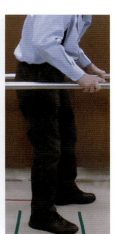

下肢振り出し時の後方重心や歩幅の狭小化がみられる．

図10　緊縛帯，軟性装具の装着例

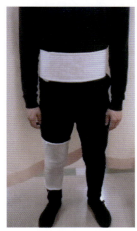

関節運動を制限することにより，動作の安定性が得られる．

学習の要点

補助具のメリットとデメリット

緊縛帯や軟性装具には多くの種類があり，目的によって選択していく．装具は関節の安定性が得られる反面，動作の制限にもなるため，それぞれのメリット，デメリットを見極めていく必要がある．失調症状では動作制限がメリットとなり，症状が重度の場合は制限力の強いものを選ぶと安定性につながる．

歩行時における重心移動の見方

歩行時に重心の移動が行えない場合，筋力や表在・深部感覚，ROM，筋緊張，協調性，疼痛などさまざまな原因が考えられる．これらのなかで，どの要因がどの程度かかわっているのかによってアプローチも変わってくるため，1つ1つ評価し，結果を統合していく必要がある．

実践!!　臨床に役立つアドバイス

平行棒の使い方

平行棒は両側上肢で固定されたものに把持ができるため，失調症例にとっては安心して立位での動作が行える環境である．両側上肢での動作が安定してきたら，片手のみでの把持や，片手把持と杖など，さまざまなバリエーションを使って徐々に実用的なものへとつなげていく．

鏡やビデオを使用し，視覚的なフィードバックを追加することや，吊り下げ式免荷装置を使用した歩行練習なども効果的である。

量や頻度

- 基本動作練習と同様に疲労がみられてくると，動作パターンが乱れた歩容となる。姿勢や動きが崩れてきたら，適宜休憩をはさむとよい。
- 症状が著明な症例は，バランスを保つために必要以上の筋収縮を必要とする。このため，症例は短距離の歩行であっても疲労度が大きく，疲労によるさらなる安定性低下につながっていく。狙った学習効果を得るためには「重心移動の獲得」など，歩行動作のなかでポイントを絞ったプログラムとなるような配慮が必要である。

代償手段の導入

目的

- 移動手段では，歩行などで転倒を経験すると転倒への恐怖が強まり，自己効力感の低下やさらなる活動性の低下と悪循環の引き金になりかねない。このため，歩行器や車椅子など，代償手段への導入のタイミングは重要である。
- 移動に対する代償手段は，「杖無し歩行→T字杖歩行→歩行器歩行→車椅子」などのように，支持基底面を広げることで動作の安定性へとつなげていく。
- また，代償手段は自宅の環境設定でも可能である。手すりの設置や家具の移動により，動線上に上肢で支えられる位置を増やすことで支持基底面を広くし，移動が行える環境を設定する。
- ADL動作では巧緻動作（食事動作，整容など）が障害されやすく，姿勢の調整や自助具の導入などを検討する。

> **基礎へのフィードバック**
> **自己効力感へのアプローチ**
> 　自己効力感とは，ある動作を行うための自信の程度であり，日常生活の活動性を変えるための要因の1つとなる。自己効力感が低下していると，動作の安定性を高めてもADLの改善につながらない場合がある。このため，身体機能のみでなく心理面に対する検討も重要であり，自己効力感を高めるためには動作の成功体験を増やすことが1つのアプローチである。

> **臨床に役立つアドバイス**
> **代償手段へ向けた評価**
> 　上肢・体幹の失調症状がみられている場合，車椅子駆動でハンドリムの把持を行う際に，駆動輪に手指が巻き込まれたり，タイヤに肘が擦れてしまうことがある。車椅子導入の際は，使用する環境や駆動フォームに合わせた設定を行う。また，車椅子の駆動は上肢のみではなく体幹の前後屈動作ができるかどうかも重要なポイントである。手動による車椅子駆動で実用性が得られない場合は，必要に応じて電動車椅子の導入も検討する。

図11　重心移動の反復練習

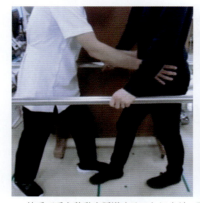 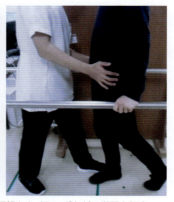

徒手で重心移動を誘導することにより，距離やタイミングなどの学習を促す。

量や頻度

- 代償手段の導入は，患者自身の活動性維持以外に介助量の軽減にもつながる。
- そのため，症状の進行に伴った運動機能の低下に合わせて代償手段を適宜検討していく必要がある。
- 患者本人だけでなく家族も含め定期的に自宅での生活動作を聴取し，「行いにくい動作」や「介助しにくい動作」など双方からの視点での評価が必要となる。

自主トレーニング指導

目的

- Ilg（イルグ）らは脊髄小脳変性症患者に対して4週間の集中的な介入を行った後，自主トレーニングを継続することにより，症状の進行があるなかで運動機能が1年間継続したことを示した[12]。脊髄小脳変性症患者にとって日常的に行う自主トレーニングは運動機能の維持において重要な意味をもっており，いかに継続して行わせるかが指導のポイントとなる。方法を伝えるだけではなく，トレーニングの意味や効果を具体的に説明することでトレーニング継続へのモチベーションへとつなげていく。必要に応じて家族にも指導を行うと効果的である。
- また，日記などに実施記録を残し定期的に医師や理学療法士が確認することも継続させるための工夫となる。

量や頻度

- 自主トレーニングは他者からの客観的な視点がないため，実施方法や運動量について詳細な指導が必要となる。
- 疲労により代償動作が出現したり，難易度が高すぎてしまうと実施方法が自己流となることがある。そのため，患者の安全性や耐久性，方法の理解度を把握し内容や量を設定しなければならない。
- また，時間が長すぎたり量が多すぎると継続しにくくなることもあるため，1日に20～30分程度で行える内容にするとよい。

指導内容

- 主な指導内容は症状に合わせたものとなるが，股関節周囲筋と体幹筋の姿勢保持における協調性改善を目的としたものでは，ブリッジ運動や膝立ち姿勢保持を指導する。
- ブリッジ運動は殿部を持ち上げて体幹と大腿骨が直線となるようにし，3～5秒程度保持する（**図12**）。
- 膝立ち姿勢でも支持している大腿骨と体幹を直線上に保持し，両膝立ちが安定していれば片膝立ち位へと難易度を調整する（**図13**）。さらに肩関節を含めた協調性改善に対しては，四つ這いバランス運動を指導する。四つ這い姿勢では頸部と体幹を常に水平に保持することが重要である。四つ這い姿勢が安定して行える場合は，片側の上肢挙上や下肢挙上を追

図12 ブリッジ運動

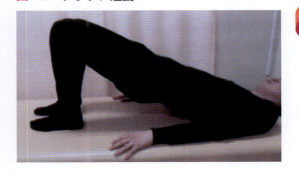

基礎へのフィードバック
ブリッジ運動をするねらい

ブリッジ運動は床上で行う代表的なトレーニングの1つである。筋力トレーニングや協調運動に対するトレーニングを目的としている。動作時に収縮する筋としては，主に大殿筋や中殿筋，脊柱起立筋，ハムストリングスなどがあり，これらの筋は膝関節の屈曲角度や足を置く位置の幅，両脚と片脚，床面の柔らかさなど，条件により筋出力の割合が変わってくる。ブリッジ運動をする目的や，ターゲットとする筋によって設定を変えると，より効果的となる。

加する（図14）。このときも上下肢および体幹・頸部は直線に維持する。
- これらの内容を症状に合わせて指導するが，失調症状の強い症例は安全面に対する配慮が必要となる。特に膝立ち位で行うトレーニングは安定していても，テーブルに手をついて行うなどの指導を行う。

図13　膝立ち位・片膝立ち位保持練習

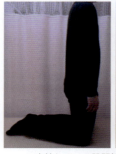
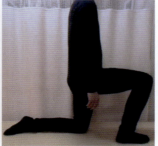

支持している股関節や体幹を直線上に保持する。

図14　四つ這い位保持練習

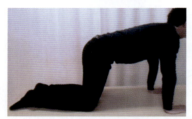
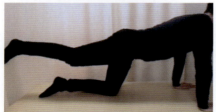
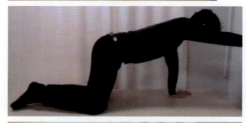
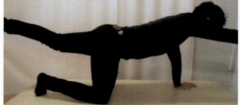

挙上している上下肢や体幹を直線上に保持する。

学習の要点

ROMの確認

失調症状の患者ではROM制限が新たにみられるようになることは少ない。しかし，反張膝など骨性の制限を動作で利用している場合は，過度なROM（膝関節伸展5°など）となることがある。このような場合は装具を検討するが，ADLをみながら定期的に確認する必要がある。

転倒しやすい疾患

四肢・体幹に失調症状を有する場合，杖を使用していても転倒のリスクは高い。症状の程度にもよるが，過去の報告[13]では失調症状がみられている患者の92.9％が1年以内で転倒の経験があるとされている。また，転倒する方向も前後左右で傾向がみられず予防しにくいのも転倒リスクが高い要因である。歩行や動作の自立度判断もさまざまな条件下での動作の安定性を考慮する。

臨床に役立つアドバイス

筋力と安定性の関係

失調症状は協調性やバランス能力に目が向きがちであるが，筋力も動作の安定性につながる重要な要素である。過去には脊髄小脳変性症患者の膝関節伸展筋力が強いと歩行時の安定性が良好で，歩行速度が速かったといった報告がされている[14]。経過を追うには数値化できる筋力計などで評価を行っていくのもよい。

基礎へのフィードバック

Frenkel体操（フレンケル）

運動失調に対するトレーニングで視覚の代償を利用するものとしてはフレンケル体操がある。フレンケル体操は正しい動作を繰り返し行い，視覚による代償を強化することで運動の協調性を強化させるものである。難易度の低い運動条件で遅いテンポから始めていく。

起立性低血圧

起立性低血圧は起き上がりや立ち上がりなど姿勢の変化に対応した血圧の調整が行われず，めまいや失神などの症状を呈する。トレーニングを行ううえでリスクになるため，注意が必要である。症状が強い場合は，下肢に弾性包帯や弾性ストッキングを装着することで軽減を図る。

まとめ

- SCD，MSAの分類を説明せよ（☞p.42）。 実習 試験
- SCD，MSAでみられる中核症候は何か（☞p.44）。 実習 試験
- 診断基準とはどのようなものか（☞p.46）。 実習
- SCD，MSAの理学療法評価項目とそれに関連した検査法および指標にはどのようなものがあるか（☞p.49）。 実習 試験
- 運動失調の重症度判定に用いるSARAとはどのようなものか（☞p.52）。 実習 試験
- 問題点の整理を行う際に最も注目すべきことは何か（☞p.54）。 実習
- 代償手段で動作の安定性へつなげるためには，どのような視点が必要か（☞p.59）。 実習 試験
- 自主トレーニング指導を行ううえでの注意点は何か（☞p.59）。 実習

【引用文献】
1) Tsuji S, et al.：Study Group on Ataxic Diseases. Sporadic ataxias in Japan: a population-based epidemiological study, Cerebellum 7: 189-197, 2008.
2) 西澤正豊：小脳障害の症候．別冊・医学のあゆみ 小脳の最新知見，p47-51，医歯薬出版，2016.
3) Schmahman JD：Disorders of the cerebellum：ataxia, dysmetria of thought, and the cerebellar cognitive affective syndrome, J Neuropsychiatry Clin Neurosci 16: 367-378, 2004.
4) 厚生労働省ホームページ：健康・医療（https://www.mhlw.go.jp/stf/seisakunitsuite/bunya/0000062437.html）
5) 篠原幸人 ほか：modified Rankin Scaleの信頼性に関する研究-日本語版判定基準書および問診表の紹介-，脳卒中 29:6-13, 2007.
6) 厚生労働省特定疾患運動失調症調査研究班：平成3年度研究報告書，1992.
7) Bohannon RW, Smith MB: Interrater reliability of a modified Ashworth scale of muscle spasticity. Phys Ther 67: 206-207, 1987.
8) 望月 久 ほか：脊髄小脳変性症患者障害像の臨床経過．理学療法学21:315-319, 1994.
9) 中村隆一 ほか：中枢神経疾患の理学療法－神経生理学的アプローチ．神経進歩23:74-86, 1979.
10) 中村隆一 ほか：基礎運動学 第6版補訂，医歯薬出版，2003.
11) watanabe H, et al.：progression and prognosis in multiple system atrophy:an analysis of 230 japanese patient.brain，125:1070-1083, 2002.
12) Ilg W, et al.：Long-term effects of coordinative training in degenerative cerebellar disease. Mov Disord ,25:2239-2246, 2010.
13) van de Warrenburg et al.:Falls in degenerative cerebellar ataxias. Movement Disorders, vol.20(4):497-500.2005.
14) 藤田正明 ほか：脊髄小脳変性症患者の最大歩行速度と下肢筋力および立位バランスとの関係,リハビリテーション医学. 29(3), 211-215, 1992.

2章 各論

3 筋ジストロフィーの理学療法

1 疾患の病態

- 筋ジストロフィーは遺伝性筋疾患である
- 責任遺伝子が未同定なもの，詳細な発症メカニズムが不明なものも多い
- 病型により発症年齢，機能障害が異なる
- 運動機能障害が主な症状だが，合併症の多い全身性疾患である
- 進行性疾患である

概要

　筋ジストロフィーとは，「骨格筋の壊死・再生を主病変とする**遺伝性筋疾患**の総称」[1]であり，遺伝形式も症状も遺伝子も異なる40種以上からなる疾患群である。わが国では，約25,400人の患者がいる[1]。主症状は**骨格筋障害に伴う運動機能障害**であるが，関節拘縮・変形，心筋障害，嚥下機能障害，消化管症状，骨代謝異常，内分泌代謝異常，眼症状，難聴，中枢神経障害などを合併することも多い。このように運動機能障害が主な症状ではあるが，骨格筋以外にも多臓器が侵され，集学的な**管理が必要な全身性疾患**である。代表的な病型としては，ジストロフィン異常症〔Duchenne型筋ジストロフィー（DMD），Becker型筋ジストロフィー（BMD）〕，肢帯型筋ジストロフィー，顔面肩甲上腕型筋ジストロフィー，Emery-Dreifuss型筋ジストロフィー，眼咽頭筋型筋ジストロフィー，福山型先天性筋ジストロフィー，筋強直性ジストロフィーなどがある。

病態

　筋肉の機能に不可欠なタンパク質の設計図となる遺伝子に変異が生じることにより，筋肉が変性壊死する。その結果，筋萎縮や脂肪・線維化が起こり，筋力が低下し，運動機能などに各機能障害をもたらす（**図1**）。今までに発見された責任

図1　遺伝子変異から機能障害に至る経緯

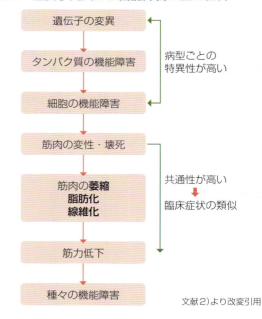

文献2)より改変引用

> **用語解説　遺伝性疾患**　遺伝性疾患とは染色体や遺伝子の変異によって起こる病気をいう。遺伝性疾患には，単一遺伝子疾患・多因子遺伝疾患・染色体異常などがあり，染色体や遺伝子の変異を親がもっていてそれが子に伝わる（遺伝する）場合と，親自身にはまったく変異がないにもかかわらず，突然変異によって，細胞，精子，卵子の遺伝子・染色体に変異が生じ病気になる場合がある。

* DMD：Duchenne muscular dystrophy　　* BMD：Becker muscular dystrophy

遺伝子の機能は，細胞膜に関連するもの，細胞の外側に存在する基底膜に関連するもの，筋線維の収縮・弛緩に関連するもの，タンパク質の糖修飾に関連するもの，角膜に関連するものなど多様である．**遺伝子の変異**から**細胞の機能障害**に至る過程は病型ごとの特異性が高い．分子遺伝学の進歩とともに責任遺伝子やタンパク質の同定が進んでいるが，発病に至る分子機構については十分解明されていない．また，責任遺伝子が同定されていない病型も多く存在する．

遺伝子の変異は，親からの遺伝の場合と，突然変異により生じる場合がある．筋ジストロフィーの遺伝形式は主に，**X染色体連鎖**，**常染色体優性遺伝形式**，**常染色体劣性遺伝形式**である．

2 症候・障害

- 運動機能低下が主症状
- 発症時期・臨床像・進行速度には多様性がある
- 呼吸不全・心不全などの合併症が予後に影響する

症状

筋ジストロフィーは運動機能低下を主症状とするが，病型により発症時期や臨床像，進行速度には多様性がある（**表1**）．

- **筋力低下**：筋細胞の変性・壊死により筋萎縮が起こり，筋力低下が認められる．初発部位や偽性肥大（仮性肥大）の有無など病型により異なる．
- **拘縮**・関節変形は，一般的に病気の進行に伴い脊柱筋障害による脊柱変形や姿勢異常，その他の関節拘縮や変形を伴うことが多い．また，筋力低下を意識する前に関節拘縮が起こる場合がある．拘縮部位についても病型により特徴がある．
- **運動機能障害**：筋力低下に伴い種々の運動機能障害が起こる．下肢近位筋の筋力低下により歩容異常，易転倒性，階段昇降困難や歩行困難などの歩行障害が起こる．
- **知的発達障害**：病型により知的発達障害が認められる場合がある．
- **呼吸筋障害**・心筋障害：呼吸不全，心不全の合併症は日常生活活動（ADL），生活の質（QOL），生命予後に大きく影響する．

最も患者数の多いDMDは，歩行開始がやや遅れ，3〜6歳で転倒しやすい，立ち上がりにくいなどを認め，症状に気付く．10歳前後で歩行不能となる（**図2**）．呼吸筋障害，心筋障害などが死因となる．

> **補足**
> 筋ジストロフィーのうち，最も患者数が多く重症なDMDは，ジストロフィン遺伝子の変異により，骨格筋形質膜の安定に重要なジストロフィンタンパクが欠損する．BMDは，同じジストロフィン遺伝子の変異により発症するが，より軽度であり，筋細胞膜のジストロフィンタンパクは認められるが不完全で量が少ない．

成人の遺伝性ミオパチーでは最多の筋強直性ジストロフィーは，特徴的な筋症状以外にも，さまざまな障害がみられる多臓器障害の疾患である．

- **筋萎縮**：顔面筋・側頭筋・咬筋の萎縮（斧様顔貌），胸鎖乳突筋の萎縮，遠位筋優位の筋萎縮．
- **ミオトニア**：舌の叩打ミオトニア（クローバー状舌），母指球の叩打ミオトニア，把握ミオトニア．
- その他，心病変（心伝導障害，心筋障害），中

---
*ADL : activities of daily living　　*QOL : quality of life

表1 筋ジストロフィーの病型による分類

病型	遺伝形式	発症時期	初発症状	四肢体幹筋力低下(初発部位)	四肢以外骨格筋障害	呼吸・心筋障害	血清クレアチンキナーゼ(CK)
ジストロフィン異常症							
DMD	X染色体連鎖	幼児期	歩行障害(動揺性歩行,階段昇降困難,易転倒性)	近位筋優位(腰帯筋),偽性肥大(下腿など)	巨舌	呼吸不全・心不全	高度上昇
BMD	X染色体連鎖	幼児期〜成人	歩行障害(動揺性歩行,階段昇降困難,易転倒性)	近位筋優位(腰帯筋),偽性肥大(下腿など)	巨舌	呼吸不全・心不全	正常〜高度上昇
女性ジストロフィン異常症	X染色体連鎖	幼児期〜成人	歩行障害(動揺性歩行,階段昇降困難,易転倒性)	近位筋優位(腰帯筋),偽性肥大(下腿など)	巨舌	呼吸不全・心不全	正常〜高度上昇
肢体型筋ジストロフィー	常染色体優性/劣性	1歳以後	歩行障害(動揺性歩行,階段昇降困難,易転倒性)	近位筋優位	顔面筋	呼吸不全・心不全	正常〜高度上昇
先天性筋ジストロフィー	常染色体優性/劣性	1歳未満	フロッピーインファント,運動発達遅滞	近位筋,筋緊張低下(フロッピーインファント)	嚥下障害	呼吸不全・心不全	高度上昇
顔面肩甲上腕型筋ジストロフィー	常染色体優性	乳幼児〜成人	上肢挙上困難	肩甲帯,上肢(翼状肩甲,ポパイの腕)	顔面筋(閉眼困難,口とがらせ不良)	QT延長症候群	正常〜中等度上昇
筋強直性筋ジストロフィー	常染色体優性	乳幼児〜成人	ミオトニア現象,握力低下	遠位筋,胸鎖乳突筋,体幹筋	側頭筋・咬筋(斧様顔貌),クローバー状舌	心伝導障害,不整脈,低酸素血症	正常〜中等度上昇
エメリー・ドレイフス筋ジストロフィー	X染色体連鎖/常染色体優性/劣性	乳幼児〜成人	関節拘縮	近位筋		心伝導障害,不整脈	正常〜軽度上昇
眼咽頭筋型筋ジストロフィー	常染色体優性/劣性	中年〜	眼瞼下垂	近位筋優位など	眼瞼下垂,構音・嚥下障害		正常〜軽度上昇

文献1)より改変引用

図2 DMD臨床経過

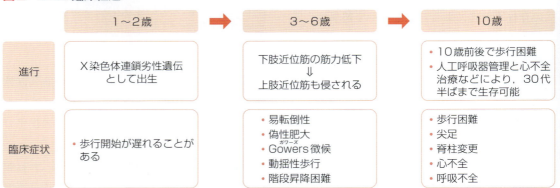

用語解説

フロッピーインファント 全身の筋緊張低下が著明で体が軟らかく,ぐにゃぐにゃしている乳幼児のことをいう。

偽性肥大(仮性肥大) 本来の構成要素は萎縮しているにもかかわらず,全体として肥大しているようにみえる状態をいう。筋ジストロフィーでは,筋肉は萎縮するが,その間隙が脂肪浸潤によって埋まり,肥大しているようにみえる。

ミオトニア現象 筋が最大収縮した後で,急に弛緩できない状態をいう。筋強直性ジストロフィーでは,筋細胞膜の被刺激性が亢進しているため,わずかな刺激で容易に筋細胞が収縮し,一度収縮すると筋放電が持続するため弛緩しにくく収縮したままになる。

ガワーズ徴候(登攀性起立) 下肢帯(腰部,大腿部を中心とした下肢近位筋)の筋力低下によって生じる。立ち上がり時に,高這い姿勢から,手で膝を押さえながら大腿に沿って移動させ,立ち上がる方法のこと。

＊CK:creatine kinase

枢神経障害（認知症状，性格変化，傾眠），眼症状（白内障，網膜変性症），内分泌異常（耐糖能障害，高脂血症），前頭部脱毛（前頭部若禿），呼吸・嚥下障害，突然死による死亡などが多い。予後は病型により異なる。呼吸不全，心不全，不整脈，嚥下障害などが生命予後に強い影響を及ぼす。定期的な評価・合併症検索と適切な介入が生命予後を左右する。

病型と初発部位
筋ジストロフィーの病型と筋力低下の初発部位との組み合わせについて，押さえておこう。

3 医学的検査

- 厚生労働省の診断基準が用いられる
- DMDでは診断ガイドラインがある
- 確定診断は，遺伝子検査や筋生検により行われる

血液検査

- **血清CK**：筋原性酵素であるCKは，骨格筋や心筋などに多く含まれているほか，脳細胞にも含まれる。これらが障害されると血液中CK濃度が上昇する（**表1**）。しかし，血液中CK濃度は筋ジストロフィーの病型や進行程度により異なる。また，筋肉量に比例するため萎縮が進み，筋量が減少すると値も低くなる。そのため，血清CK値が正常でも筋ジストロフィーを否定できない。

- **アルドラーゼ**：糖を分解してエネルギーを産生する細胞内の酵素である。心筋や骨格筋に多く含まれるが，肝臓や腎臓にも存在する。これらの組織が損傷すると血液中のアルドラーゼ濃度は高くなる。これにより筋肉組織の損傷程度や代謝異常を知ることができる。

- **そのほか**：感染・骨折・低栄養など種々の問題が起こりうるため，一般的な白血球数，赤血球数，血小板数，総タンパク，アルブミン，尿素窒素など，定期的に評価することが望ましい。

その他の検査

- 針筋電図では**筋原性変化（低振幅，短持続時間）**，疾患特異的所見を示す。ジストロフィン異常症では，持続時間が短く振幅の小さな複雑な波形がみられる。また，わずかな随意収縮でも，多数の運動単位電位が同時に放電するため，干渉波がみられやすいのが特徴である。筋強直性ジストロフィーでは，漸増・漸減を繰り返す波形で，ときに数十秒持続する（**ミオトニア放電**）。また，スピーカーからは「急降下爆撃音」とよばれる特徴的な音が聴取される。

- 一般病理学的所見（凍結筋病理検体による検索）では，ジストロフィー変化（骨格筋の壊死・再生像など）や当該疾患に特徴的な病理所見が認められる。

- **遺伝子検査**では，責任遺伝子の遺伝子変異や責任タンパク質の欠損，異常タンパク質発現の確認を行う。遺伝子検査により確定診断が行われる。

4 医師による治療

- 根治的な治療法はなく，機能維持，対症療法にとどまる
- 個々の筋疾患者に適したリハビリテーション，医療機器の応用で生命予後は改善している
- 多職種による集学的ケアが必要
- 遺伝カウンセリング，心理・社会的対応も重要である

集学的ケア

現在，筋ジストロフィーを根治させる方法はまだない。そのため進行抑制効果をねらった薬物療法，変形・拘縮や骨折などに対する整形外科的治療，機能維持のためのリハビリテーションなど**多職種による集学的ケア**を行っている（図3）。

- **ステロイド治療**：DMDに対するステロイド治療の短期効果が認められている。ステロイド治療により歩行可能期間の延長，呼吸機能改善，側彎症の進行抑制，心筋症の発症を遅らせるなどの効果が期待できる。しかし，ステロイド治療には多くの副作用が報告されている。体重増加，満月様顔貌，多毛，尋常性痤瘡，低身長，行動変化，骨密度低下，耐糖能異常，消化器症状，白内障などが挙げられる。副作用が強い場合は，用量の減量，投与方法の変更，それでも効果がない場合は中止を考慮する。

DMD以外の筋ジストロフィーに対するステロイド治療の効果は現段階では客観的な評価が得られていない。

- **リハビリテーション**：早期には拘縮・変形予防のための関節可動域（ROM）練習や転倒・事故予防対策である。進行に伴い，装具や車椅子処方などによる生活範囲維持・拡大，肺を柔らかく機能維持を目的とした呼吸理学療法，摂食嚥下療法，社会参加の支援を目的とした就労支援などが中心となる。健康維持やQOL維持するうえで早期からの介入が重要である。しかし，筋力増強を目的とした筋力トレーニングは，筋損傷のリスクが高いため，早期には行わない。

- **整形外科的対応**：脊椎・胸郭の変形が進むと，座位保持困難や呼吸への影響が大きいため手術による矯正も行われている。早めに整形外

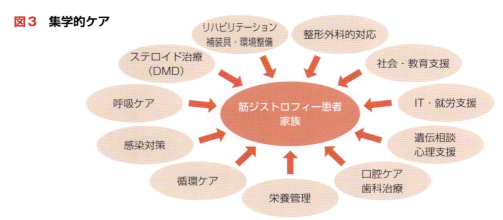

図3 集学的ケア

用語解説
満月様顔貌 中心性肥満の一種であり，体幹の中心部や顔に脂肪が沈着してしまう症状である。そのなかで顔面が丸く，満月のように腫れ上がった状態をいう。ムーンフェイスともよばれる。
尋常性痤瘡 毛孔に一致した炎症性病変を示す疾患の総称である。最も一般的なものは思春期に生じる尋常性痤瘡（俗称：にきび）である。

＊ROM：range of motion

科医と相談し，適切な時期に手術選択を行うことが重要である。

- **呼吸ケア**：非侵襲的陽圧換気（NPPV，またはNIV）は，気管挿管や気管切開をせずに，口や鼻にあてたマスクを用いて人工呼吸を行う方法である（図4）。NPPV活用により呼吸不全症状，入院が減少し，気管切開に比べて医療費軽減やQOLが維持されやすいなどの効果がある。筋ジストロフィーでは呼吸器管理期間が長期に及ぶため，咳介助（徒手や機械による），および重力や姿勢により気道クリアランスを維持する必要がある。

- **循環ケア**：運動機能の低下や呼吸器装着などで心機能低下があっても心不全症状を伴わないことが多いため，症状の有無に関係なく，定期的な心機能評価が必要である。心筋障害の程度には個人差があり，骨格筋障害の程度と心機能障害は相関がない。軽度の心機能障害時期には，年齢や進行性疾患であることを考慮し，食事や生活指導の厳格な制限は行わず，QOLを優先する場合が多い。定期的な評価で経時的な変化を把握し，薬剤投与，栄養指導，感染症予防（ワクチン接種など）を行う。

- **栄養管理**：栄養を貯蔵する役割である骨格筋が著明に減少し，栄養摂取量の過不足による影響を受けやすい。栄養状態の悪化は，身体機能の低下を招き，さらに摂取量を減少させる悪循環に陥りやすい。また栄養過剰では肥満となり，活動量の低下，変形の増長などの悪循環となる。適正体重の維持，栄養摂取量の過不足に注意し，栄養バランスの偏りがないようにする。また，これを病態・生活機能の変化に合わせながら，日常生活として長期に維持していかなければならない。咀嚼・嚥下機能の低下がある場合は，食形態の調整，補食など十分な栄養摂取を考慮する。誤嚥リスクが高いときには，経管栄養や胃瘻造設も考慮する。

- **口腔ケア**：乳幼児期から発症した場合，咀嚼機能の低下が現れる場合がある。原因は，歯並びの異常（歯列不正）や下顎前突による噛み合わせの異常（不正咬合），咬筋の筋力低下，巨舌などが考えられる。口腔管理の態勢を整え，咀嚼機能低下には食物形態の調整で対応する。また，定期口腔診査の実施を確立し，口腔清掃方法の指導，補助者による口腔清掃，定期的なスケーリング（歯石除去）も必要となる。

心理・社会的ケアと遺伝相談

　心理・社会的ケアは，患者本人だけではなく，家族や周囲の人たちに対して必要となる。DMDなど幼児期に発症し，学童期に症状の悪化や運動機能の変化がある場合，患者本人および家族への心理的サポートが必須となる。加えて，学

図4　NPPVマスク

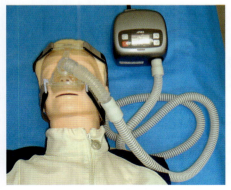

a　ネーザル型

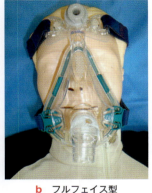

b　フルフェイス型

文献3）より引用

---

* NPPV : non-invasive positive pressure ventilation　　* NIV : non-invasive ventilation

校での受け入れなどを含め周囲の理解と体制作りが重要である。患者は精神遅滞，発達障害，認知機能障害などの症状を有する場合があり，特に情報の共有，患者の特性を踏まえた対応法を考えなければならない。

遺伝相談（カウンセリング）は，筋ジストロフィーが遺伝性筋疾患であることからも重要である。遺伝情報は，(1)個人のなかで生涯変化しない（疾患の原因となる遺伝子変異は終生同じで正常にもどることはない），(2)血縁者間で遺伝情報の一部が共有される（血縁者が同一の疾患を発症する可能性がある），(3)疾患によっては遺伝子検査により症状が出現する前から将来の発症を予測することが可能である，(4)体質，さまざまな疾患の発症リスク，血縁関係などに関する究極の個人情報であるなど，遺伝情報はほかの医療情報にはない特殊性がある。そのため，患者自身の問題だけでなく，家族の健康についても悩みや不安を抱えている。また，遺伝性疾患や保因者であることにより，就職，結婚，妊娠出産，生命保険加入など社会生活上の問題に遭遇する場合もある。遺伝に関する悩みや不安，問題について，当事者が主体的に解決できるよう支援を行うための遺伝相談が必要となる。

5 理学療法評価

- 医療面接
- 障害段階分類
- ROM評価
- 徒手筋力評価
- 四肢周径計測
- ADL評価
- 理学療法介入時の機能評価
- 呼吸機能検査
- 姿勢・動作（歩行）分析

概要

筋ジストロフィーの理学療法評価は，運動機能を中心とした障害の進行度，残存機能を正確に見極め，効果的な理学療法を実施するうえで重要である。病型により特徴が異なるため，ここでは，すべての病型に共通する特徴にポイントを絞り，前述した医学的情報による機能評価以外に，理学療法を施行するうえで必要な運動機能評価を中心に紹介する。

運動発達に関する医療面接

何をみるか

運動の発達過程歴，家族状況や家屋状況の聴取を確認する。

何でみるか

医療面接による評価は，初期評価時に**運動の発達過程歴**を聴取することが機能障害分類を予測することに繋がるため，十分に時間をかけて詳細に実施する。また，**家族状況**や**家屋状況**も同時に聴取することで，兄弟罹患などの可能性も含め将来的に家族全体をサポートする体制を想定することができ，合わせて聴取することが望まれる。

運動機能評価

何をみるか

- 厚生省筋ジストロフィー研究班の障害分類（新分類）による機能評価をおさえる
- 関節拘縮，胸郭変形，過用性筋力低下，仮性肥大などを評価する
- 理学療法介入を設定するために，ADL評価や6分間歩行試験（6MWT）を確認する

＊6MWT：6 minutes walking test

何でみるか

■障害段階分類

- 筋ジストロフィーは，病態や症状に応じて分類されている．いずれも筋萎縮と進行性の筋力低下をきたすため，運動機能として移動能力に大きな障害を及ぼす．
- 障害段階を示すには，**厚生省筋ジストロフィー研究班の障害分類（新分類）**[4]（**表2**），上田による分類[5]（**表3**），Vignos(ヴィグノス)下肢機能評価スケール[7]などさまざまな障害段階分類に分けられる．また，常に障害分類のステージごとに合わせた理学療法の介入を実施していることが重要である．なかでも，厚生省筋ジストロフィー研究班の障害分類は代表的な障害段階分類として臨床上よく用いられる分類である．
- さらに，機能障害度ステージごとに着眼する評価項目は大きく異なる．そのため，障害段階分類ごとにどのように評価法を実施するのかを選択し，筋ジストロフィー患者の全体像をとらえられるかを考えるうえでも重要である．

> **補足**
> いざり動作
> **図5**のように殿部を床につけて移動する動作を示す．

表2 厚生省筋ジストロフィー研究班の障害分類（新分類）

ステージ		
1		階段昇降可能
	1a	手の介助なし
	1b	手の膝おさえ
2		階段昇降可能
	2a	片手手すり
	2b	片手手すり＋手の膝おさえ
	2c	両手手すり
3		椅子から起立可能
4		歩行可能
	4a	独歩で5m以上
	4b	1人では歩けないが，物につかまれば歩ける（5m以上）
5		四つ這い
6		ずり這い
7		座位保持可能
8		座位保持不可能

文献4)より引用

表3 上田の分類の改変

ステージ		
1		階段昇降可能
	1a	手の介助なし
	1b	手の膝おさえ
2		階段昇降可能
	2a	片手手すり
	2b	片手手すり＋片手の膝おさえ
3		椅子から起立可能
4		歩行可能
5		四つ這い
6		ずり這い
7		座位保持可能
8		座位保持不可能
	8a	支持があれば座位保持可
	8b	常時ベッド上で生活

文献4〜6)より引用

注
歩行：車椅子，歩行器，手すり，壁などの使用を禁止する
階段昇降：段差16cm．両手手すり以下は不能とする．昇降は悪いほうで判定
椅子からの立ち上がり：座面を使って立ち上がるのは不能とする
座位保持：和式の床上座位と洋式の端座位で結果が異なることがある
座位保持のための支持：グリソン索引，ハローベスト，胴ベルト，各種座位保持装置

図5 いざり動作

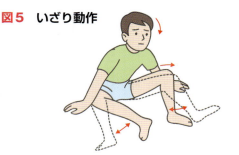

■上肢運動機能障害度分類
- 上肢機能障害の自然経過に基づいて考案され，現在，わが国では，**松家らによる9段階法**[8]（**図6**），海外では，Brooke，Jebsenの上肢機能スケール[9]，EKスケール[10]などが広く用いられている。

■ROM評価
- 筋ジストロフィーなどの神経筋疾患の関節拘縮の特徴として，**疾患の分類と関節拘縮の発生頻度，起こりやすい部位**[11]などが報告されている（**表4**）。

- 遂行機能能力の低下は，多くの場合，筋萎縮と進行性の筋力低下を背景に，繰り返されるADLにおける不良姿勢やさまざまな異常な運動パターン，一部の関節の不動化などが相互に関係しながら関節拘縮や変形を増強させることが起こってしまう。そのため，厚生省筋ジストロフィー研究班の障害分類などを用いて，進行する次のステージで起こる関節拘縮を想定して，未然に予防する取り組みが必要である。
- **関節拘縮に対するROM評価**を関節の制限因子[12]を考慮しながらROMトレーニングを実施

図6 松家らによる9段階法

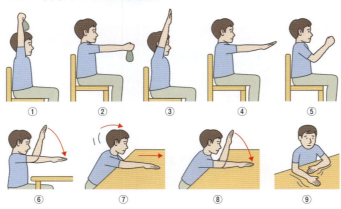

① 500g以上の重量を利き手に持って前方へ直上挙上する
② 500g以上の重量を利き手に持って前方90°まで挙上する
③ 重量なしで利き手を前方へ直上挙上する
④ 重量なしで利き手を前方90°まで直上挙上する
⑤ 重量なしで利き手を肘関節90°以上屈曲する
⑥ 机上で肘伸展により手の水平前方へ移動
⑦ 机上で体幹の反動を利用し肘伸展により手を水平前方へ移動
⑧ 机上で体幹の反動を利用し肘伸展を行った後，手の運動で水平前方へ移動
⑨ 机上で手の運動のみで水平前方へ移動

文献8）より改変引用

表4 疾患の分類と関節拘縮の発生頻度，起こりやすい部位

疾患	20°以上のROMの減少が起こる頻度	よくみられる拘縮部位
DMD	ほぼ100%	足の底屈，膝屈曲，腸脛靱帯，肘屈曲，前腕回外，手の掌屈と橈屈，指の屈曲
Charcot-Marie-Tooth病 筋萎縮症タイプ1, 2	20%以下	手と足関節に多く足指・足・膝・肘はそれほど多くない
BMD	少ない	足の底屈
肢体型筋ジストロフィー	遺伝学的に分かれるタイプにより異なるが，車椅子使用期間が長くなると増加	肘，手，股，膝，足の底屈
筋強直性ジストロフィー	先天型以外：比較的まれで軽度 先天型：少ない	手，足，肘
顔面肩甲上腕型筋ジストロフィー	非常に少なく，車椅子を使用していると増加	肩，手，股，膝，足
脊髄性筋萎縮症	SMAタイプ2：著明に認めるのは50% SMAタイプ3：少ない	肘，手，股，膝，足
筋萎縮性側索硬化症	26%以下	足の底屈と肩

文献11）より引用

することが求められる（図7）。

■徒手筋力検査（MMT）
- 筋ジストロフィーに対する筋力増強を実施するうえで最も注意が必要なことは，**過用性筋力低下（overwork weakness）**である。そのためには，現在の残存している筋力を維持されている動作から推察すべきではなく，**徒手筋力検査（MMT）**を用いて正確に評価することが求められる。また，一般的なMMTに限らず，筋ジストロフィーに即したMMTを実施することが重要である。その結果から，代償動作で見逃していた特異的な筋萎縮および進行性の筋力低下も発見することが可能となるため，個々の患者に合わせた定期的かつ継続的なMMTが必要である。
- 一般的に臨床で実施されるMMTは，同じ評価者による再現性が高く，長期の経過観察にも適した検査法として非常にエビデンスが高いとされる（エビデンスレベル2）。特に**膝関節屈曲/伸展，股関節屈曲/伸展，足関節背屈/底屈のMMT**は必須の検査である。MMT3レベル以上の場合は，徒手筋力計（HHD）を用いた定量的筋力テストが望まれる（エビデンスレベル3）。筋ジストロフィーに対する特異的なMMTとして，**厚生省筋ジストロフィー研究第4班が作成したDaniel変法**[14]が挙げられる。

■四肢周径計測
- 現在の筋萎縮や進行性の筋力低下を評価するには，MMTに加えて，四肢周径計測を実施することで，**仮性肥大**や**筋萎縮**を多角的かつ客観的に評価することが可能となる。
- 部位における仮性肥大の出現順序は，**図8**に示す。そのため，ステージも考慮しながら下腿を中心とした周径計測値に注意する。

■ADL評価
- DMDでは**ADL検査表**[7]がよく活用されている（**表5**）。

■そのほかの評価法
- 近年，歩行可能な小児疾患を中心としたエビデンスレベルの高い評価法が報告されており，理学療法介入時の機能評価としても用いられる機会が増えてきた。North Star Ambulatory Assessment[16]は，海外でよく利用された評価であり，歩行可能な患者を対象とした運動機能評価尺度で信頼性も高い（エビデンスレベル2）。Timed Function Test[17, 18]は，特定運動にかか

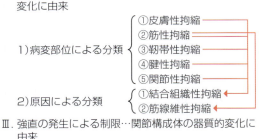

図7　ROM制限のとらえ方と拘縮の新しい分類

ROM制限
- Ⅰ．筋収縮の影響による制限…筋スパズムや痙縮など
- Ⅱ．拘縮の発生による制限…関節周囲軟部組織の器質的変化に由来
  - 1）病変部位による分類
    - ①皮膚性拘縮
    - ②筋性拘縮
    - ③靭帯性拘縮
    - ④腱性拘縮
    - ⑤関節性拘縮
  - 2）原因による分類
    - ①結合組織性拘縮
    - ②筋線維性拘縮
- Ⅲ．強直の発生による制限…関節構成体の器質的変化に由来

文献12）より引用

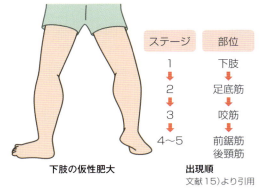

図8　仮性肥大と出現順序

ステージ	部位
1	下肢
2	足底筋
3	咬筋
4〜5	前鋸筋 後頸筋

下肢の仮性肥大　　　出現順

文献15）より引用

用語解説

過用性筋力低下（overwork weakness）　1958年，Bennettは，ポリオ後遺症，Guillan-Barré症候群，脱髄疾患といった末梢神経障害で患者が筋力増強練習をやり過ぎると逆に筋力が低下してしまう現象を報告し，リハの臨床現場に警鐘を鳴らした。この現象をoverwork weaknessとし，その後の臨床報告ではoverworkの同義語としてoveruseという言葉が多く用いられるようになっている[13]。

仮性肥大　筋組織が崩壊した後に脂肪組織が浸潤することで起こる。筋が肥大しているわけではなく，さらに筋萎縮が進行し，いずれは痩せ細っていく。

＊MMT：manual muscle testing　　＊HHD：hand held dynamometer

表5　ADL検査表

氏名＿＿＿＿　性別＿＿＿＿　年齢＿＿＿＿　下肢ステージ＿＿＿＿　上肢ステージ＿＿＿＿	
排泄	
排尿	**介助内容，環境設定を記入または○で囲む**
4　立位で自立	
3　立位で可能だが一部介助	(ズボン・ファスナー)上げ下げ
2　尿器使用にて自立	
1　尿器使用で介助を要する	尿器の処理・ファスナーの上げ下げ・その他
0　臥位で全介助	
排便	**介助内容，環境設定を記入または○で囲む**
5　和式トイレでしゃがんで1人で用がたせる	(立位から・車椅子から)便座につく
4　洋式トイレで1人で用がたせる	
3　a 洋式トイレで用がたせるが一部介助を要する 　　b その他のトイレ(　　　　)で自立	立ち上がり・車椅子→便座移動・便座→車椅子移動・尻拭き ズボン，パンツの上げ下げ・その他
2　便器に座っていることは可能だが全介助	便器の種類(洋式・掘り込み式・その他)
1　支持座位可能だが全介助	支持方法(　　　　)
0　臥位で全介助	
更衣(前開き・かぶりシャツ・ズボン・靴下)	**介助内容，衣類内容などを記入または○で囲む**
6　立ったままで速やかに1人で着替える	
5　座ったりしながら1人で着替える	
4　時間をかければ1人で着替える(15分位)	所要時間(　　　分)
3　テーブルなどを利用して1人で着替える	所要時間(　　　分)
2　特定のものなら1人で着替える	上衣：前あき・かぶり・その他＿＿＿＿ 下衣：ゴムウエスト・改良ズボン・その他＿＿＿＿
1　着脱のいずれかは一部介助にて着替える	可能な衣類：(着)＿＿＿＿　(脱)＿＿＿＿ 介助内容：
0　全介助	
入浴(浴槽の出入り〜体を拭く動作まで)	**介助内容，環境設定を記入または○で囲む**
4　体や髪を洗う・拭く，浴槽の出入りなど必要なことは1人で行える	浴槽の種類：＿＿＿＿
3　浴槽の出入りは介助，他は1人で行える	
2　一部介助を必要とする	浴室の出入り・浴槽の出入り・洗体・洗髪・湯をかける・体を拭く
1　部分的に洗体・洗髪のみ行える	動作可能な部位：＿＿＿＿
0　全介助	姿勢：独立座位・支持座位・臥位
整容(洗顔・手洗い：蛇口の開閉〜タオルで拭く，歯磨き：粉をつける〜口をゆすぐ)	**介助内容，環境設定を記入または○で囲む**
6　立ったままで洗顔・手洗い・(整髪)が1人で行える	蛇口の種類：＿＿＿＿
5　座ったままで洗顔・手洗い・(整髪)が1人で行える	座位(椅子・車椅子・床) 蛇口の種類：＿＿＿＿
4　座ったままで洗顔・手洗い・(整髪)が行えるが一部介助を要する	座位(椅子・車椅子・床) 蛇口の種類：＿＿＿＿　洗顔(洗面台・洗面器) 介助内容　歯磨き：＿＿＿＿　洗顔：＿＿＿＿ 　　　　　手洗い：＿＿＿＿　整髪：＿＿＿＿
3　用意されれば座ったまま，1人で顔・手を拭く，歯磨き(整髪)が行える	座位(椅子・車椅子・床) 実施場所：＿＿＿＿
2　用意されれば座ったまま，部分的に行える	座位(椅子・車椅子・床)　実施場所：＿＿＿＿ 介助部位　歯磨き：＿＿＿＿　洗顔：＿＿＿＿ および内容　手洗い：＿＿＿＿　整髪：＿＿＿＿
1　用意されれば臥位で1人で行える	(手・顔)を拭く・歯磨き・その他
0　全介助	
食事	**可能な動作，環境設定を記入または○で囲む**
4　どんな食物でも1人で食べられる	座位(椅子・車椅子・床)
3　どんな食物でも食べられるが食器の操作において代償動作，一部介助を要する	座位(椅子・車椅子・床) 可能な動作：食器を持ち上げる・傾ける・近付ける 　　　　　　食物を細かくする・魚などをほぐす
2　環境設定すれば1人で食べられる	座位(椅子・車椅子・床)　テーブルの改良：＿＿＿＿ 姿勢保持用，その他の道具： 食器の位置：＿＿＿＿　食器の種類：＿＿＿＿
1　環境設定すれば一部介助にて食べられる	座位(椅子・車椅子・床)　テーブルの改良：＿＿＿＿ 姿勢保持用，その他の道具： 食器の位置：＿＿＿＿　食器の種類：＿＿＿＿
0　全介助	

文献7)より引用

る時間を計測し，特定時間内にどれだけの運動が可能かを評価する試験である．6MWT[18]（場合によっては2分間歩行試験）は，一般的には代謝性疾患や心肺疾患患者の運動機能評価に用いられる．しかし，これらの評価は，条件調整，評価者によるバラツキが大きく，患者負担などの問題で検討すべき課題も多い．

呼吸機能検査

何をみるか
- 筋ジストロフィーの進行度を理解するための呼吸機能検査をおさえる

何でみるか
- 筋ジストロフィーの呼吸機能障害（呼吸筋力低下や拘束性換気障害）は，歩行不能期で急激に低下し，進行期末期で％肺活量が20％程度となるケースが多く，人工呼吸器の導入も必要になってくる．そのため，発症早期より定期的に呼吸機能検査が必要である．
- 呼吸機能評価として**％肺活量**，**1回換気量**，**1秒量**，また，胸郭・肺のコンプライアンスとして**最大強制深吸気量（MIC）**，気道分泌物喀出能力として咳の**最大流速（CPF）**などを測定する．呼吸機能検査はできれば座位と臥位の両姿勢で実施する．また，必要に応じて，睡眠時の呼吸モニターを実施する．

姿勢・動作（歩行）分析

何をみるか
- 登攀性起立（ガワーズ徴候），動揺性歩行を姿勢・動作分析からとらえる
- 筋ジストロフィー症での障害と成長の関係から障害の進行度を想定したなかで姿勢や動作を分析する

何でみるか
- 姿勢・動作分析は，ADLを運動学・運動力学的な分析のみならず，障害進行と年齢に合わせて分析をすることが重要である．特に，DMDでの**障害と成長の関係から障害の進行度を想定したなかで姿勢や動作分析**を実施していく（図9）[14]．
- 歩行期では活発な身体運動から代償動作も影

図9 障害と成長の関係から障害の進行度

乳児期／幼児期／小学生／中学生／高校生／成人

stage 1　仮性肥大
stage 2　立位
stage 3　腰椎前彎歩行
stage 4　動揺性歩行
stage 5　登攀性起立
stage 6　いざり動作
stage 7　四つ這い
stage 8　脊柱変形（伸展位拘縮）（前彎変形）（後彎変形）

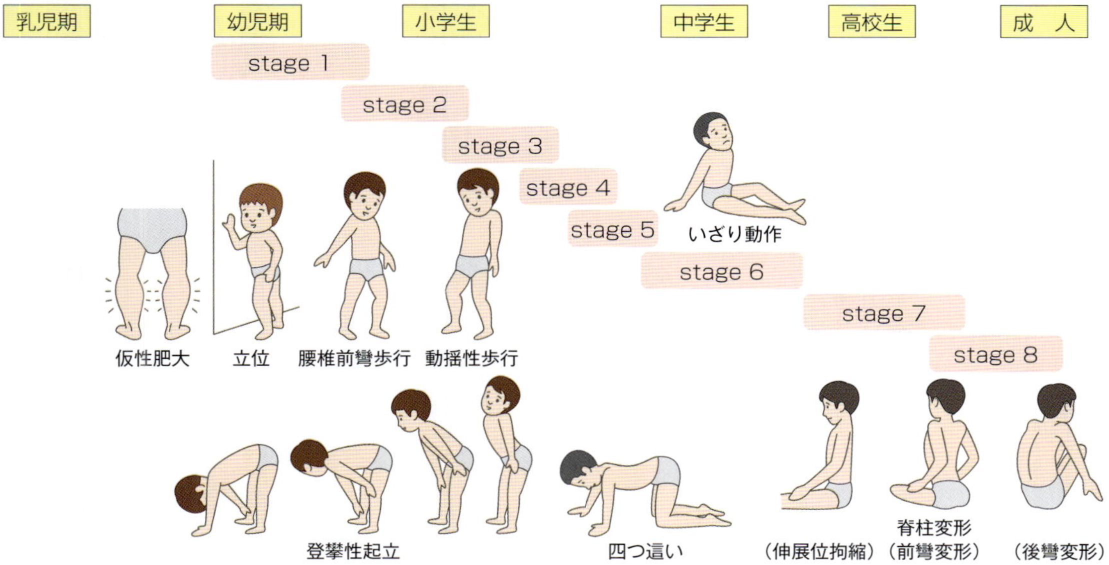

文献14）より引用

| 用語解説 | **拘束性換気障害** | 肺の容積の減少により肺活量の減少が主徴候となる．代表的なものには，胸郭形成，脊柱側彎症，脊椎後彎症などがある． |

＊MIC：maximum insufflation capacity　＊CPF：cough peak flow

響して関節拘縮や変形などの発生頻度が高い。歩行不能期では長時間の座位保持姿勢から胸郭や脊柱を中心とした変形が強く発生する時期である(図10)。
- 特徴的な姿勢・動作は，**登攀性起立(ガワーズ徴候)**(**図11**)や**動揺性歩行**(**図12**)などが認められる。歩行分析では，厚生省筋ジストロフィー研究第4班PT・OT共同研究連絡会で作成した歩行観察表[11]が活用できる(図13)。

図10　胸部，脊柱の変形

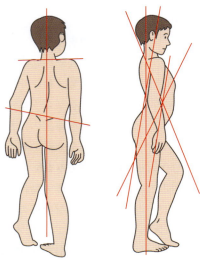

胸部，脊柱の変形は異常動作や代償動作により生じるケースも多い。ボディライン(図中の赤い線)として姿勢を観察すると，特徴をとらえやすい。

図11　登攀性起立(ガワーズ徴候)

図12　動揺性歩行

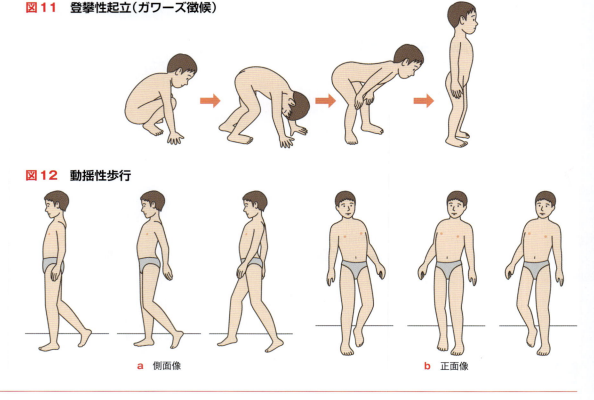

a　側面像　　　　　　　　　　　b　正面像

図13 「厚生省筋ジストロフィー研究第4班PT・OT共同研究連絡会」で作成した歩行観察表

開始肢位								動作							
検査日			/	/	/	/		検査日			/	/	/	/	
頭部	正中位							上肢	前後に振る	左					
	後屈位									右					
体幹	前彎								側方に振る	左					
	後彎									右					
	前彎（凸側）	左							垂らしたまま	左					
		右								右					
骨盤	前傾							体幹・骨盤	動揺	頭部・体幹					
下肢	軸足	左								骨盤のみ					
		右								体幹・骨盤					
	股関節	外転位	左						回旋	体幹のみ	左				
			右								右				
		内旋位	左							骨盤のみ	左				
			右								右				
		外旋位	左							体幹・骨盤	左				
			右								右				
	膝関節	屈曲位	左					下肢の振り出し	自力にて可能（代償を伴わない）		左				
			右								右				
		過伸展	左						体幹伸展の反動を利用		左				
			右								右				
	足関節	踵接地	左						体幹側屈を利用		左				
			右								右				
		尖足	左						振り出しの複数化		左				
			右								右				
		内反	左						上肢を使って動かす		左				
			右								右				
								リズム歩行	規則的						
									不規則						

文献11)より引用

臨床に役立つアドバイス

理学療法評価のポイント

　筋ジストロフィーの理学療法評価は，厚生省筋ジストロフィー研究班の障害分類（新分類）を中心とし，障害分類のステージ別に準拠した評価項目を選択できることが重要である．

　また，筋ジストロフィーは進行性疾患であるため，次期に発生する機能障害を予期し，姿勢・動作の変化を注意深く観察しリハビリテーションを実施していくことが重要である．

　そのためには，定期的な評価における個々の患者に合わせた評価結果から機能・能力障害を検出することが重要である．いずれの評価法も，筋ジストロフィー患者の運動能力の限界点を正確に把握することで，過用性筋力低下（overwork weakness）を始めとする運動能力や心肺機能などの過負荷に伴った病態の進行を未然に防ぐことの第一歩となる．

　そのためにも，全身機能評価についても，ADL評価と合わせた統合した解釈が必要であり，評価者は十分に留意する．

6 理学療法

POINT
- 障害ステージに合わせ，病期の進行を見越した理学療法を行う
- 筋力トレーニングは「運動中から翌日にかけて筋痛や疲労を訴えない範囲」が基本
- 適切なアライメントを保つためのストレッチの習慣化
- 補装具療法
- リスク管理

理学療法の目的

　筋ジストロフィーは骨格筋の壊死と再生を主病変とする遺伝性疾患の総称である。そのなかの大部分を占めるのがDMDであり，理学療法士による治療が古くから行われている。以下はDMDに対する理学療法を解説していく。

　DMDは筋萎縮と進行性の筋力低下を示す遺伝子疾患である。そのため，現在のDMDに対する理学療法の取り組みでは，筋細胞変性を食い止め身体機能の改善を図ることは難しい。しかし，一般的な理学療法は，運動能力の低下や代償動作による習慣的姿勢や変形，拘縮，ROM制限など二次的障害の予防に対して十分に効果が期待できる。

　DMD患者への理学療法の目的は，DMDの悪循環（**図14**）を断ち切り，ROMの維持・障害進行を少しでも遅らせることである。実際の理学療法の取り組みとして，障害進行のステージに合わせた介入や先を見越した取り組みが必要である（**表6**）。さらに，本人や家族への精神的・心理的なサポート，また，通学する学校の教員や介護者との情報共有など，理学療法士に求められる役割は多岐に渡る。

図14　DMDの悪循環

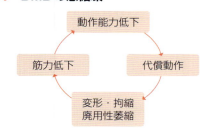

表6　障害進行のステージに合わせた介入

	障害度							
	stage 1	stage 2	stage 3	stage 4	stage 5	stage 6	stage 7	stage 8
病期	歩行可能期				歩行能喪失期			
年齢の目安	0〜10歳ごろ				11歳ごろ〜			17歳ごろ〜
ROM維持	下肢のストレッチ							
					脊柱・胸郭・上肢のストレッチ			
基本動作練習	床からの起き上がり	階段昇降	椅子からの起立	立位・歩行	四つ這い	いざり動作	座位保持	
ADL指導	歩行能力の維持				上肢動作の工夫		介助方法の指導	
	ストレッチの習慣化							
	起き上がりに台などを利用				起立に台などを利用			
補装具の検討		短下肢装具			長下肢装具			
		足部サポーター						
					車椅子・電動車椅子			
						体幹装具		
								コミュニケーションツール
呼吸	有酸素運動				咳嗽練習		NPPV	
					脊柱変形予防			
					胸郭のROM維持			

ROM練習・ストレッチ

DMDでは筋の活動を維持するのに必要なジストロフィンの完全な欠如により，筋線維が脂肪組織や結合組織に変性し，筋力低下と筋伸張性低下が生じる．また，筋力のアンバランスによる代償的な筋緊張亢進が生じ，二次的なROM制限も生じる．

歩行可能期においては，股・膝関節屈筋群，足関節底屈筋群などが残存されており，これらの筋群により代償された姿勢や動作で移動する．その結果，同一箇所のROM低下を併発し運動能力低下につながっているケースが多く見受けられる．

また，変性が早期に生じる腰部・下肢近位部の筋群に対するストレッチは，伸張刺激の影響により筋力低下を遅らせ[19]，変性筋，残存筋のいずれの筋群に対してもストレッチは有用とされている．

筋短縮が生じている筋のストレッチは，疼痛を伴うことが多く，DMD患者も拒否をする傾向にある．そのため，より早期からの対象となる筋のストレッチやROM練習を習慣化することが重要である．実施の際には，患者本人や家族にもホームプログラムを指導し日常のなかに取り入れることが望ましい．

ストレッチ

■歩行可能期

- DMD患者では下肢のアライメントが良好であれば，筋力が低下しても下肢の支持性は保たれる[20]．
- 歩行可能期は，移動動作を継続させるためにもROMをいかに維持し，良好なアライメントを保つかが重要である．
- 下腿三頭筋のストレッチ（図15）：腓腹筋の内側頭・外側頭を分けてストレッチすると効果的である．
- 腸腰筋のストレッチ（図16）：腰椎伸展の代償運動に注意しながら行う．
- ハムストリングスのストレッチ（図17）：ハムストリングスの近位部が伸張されるように行う．

図15　下腿三頭筋のストレッチ

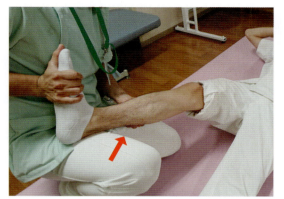

外側頭・内側頭・ヒラメ筋をより分けるようにする．

図16　腸腰筋のストレッチ

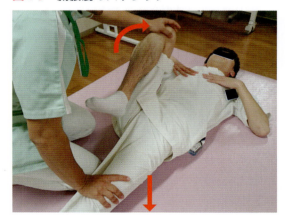

図17　ハムストリングスのストレッチ

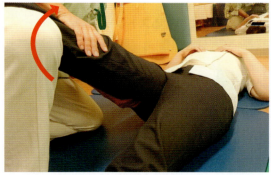

ハムストリングスの近位部をダイレクトにストレッチする．

■ 歩行能喪失後
- 歩行能喪失後は，座位姿勢の時間が多くなり，脊柱や胸郭の変形が進行していく時期である。できるだけ予防することが，呼吸障害や心臓への負担を減らし，長期的な生命予後にも影響する。
- **胸郭のROM維持**：脊柱の側彎に伴い胸郭変形が生じやすい。換気量低下から胸郭自体の可動性も低下しやすいため，呼吸介助や呼吸筋ストレッチで胸郭のROM維持を行う。
- **側彎予防のストレッチ**：クッションや枕を使用し凹側をストレッチする(**図18**)。うつ伏せで脊柱起立筋の左右差を整えることも重要である。

基本動作練習

DMD患者の基本動作は登攀性起立や大殿筋歩行・動揺性歩行などに代表される。このような異常動作は，筋力低下の生じた筋に対する代償動作が招いた動作パターンとして呈する。そのため，基本動作で活動する筋群と活動しない筋群によるアンバランスさから変形拘縮や廃用性萎縮を助長してしまう。歩行可能期の基本動作練習はできる限り多様性のある動作を行うことを目指し，練習することが望ましい。

歩行可能期
- **起立**：股関節内転・足関節底屈となりやすいため，股関節の内転をやめ，踵への荷重を誘導しながら起立練習を行う。
- **立位**：骨盤前傾，体幹伸展位，膝関節伸展位の立位を取りやすいが，後方への重心移動を促し，姿勢反応として足関節背屈筋，体幹屈筋などの収縮を促す(**図19**)。
- **歩行**：膝関節伸展位固定をできるだけ行わず，踵接地を意識し場合によっては足関節サポーターや短下肢装具なども検討する。
- 蹲踞(そんきょ)姿勢での遊び(**図20**)を促す。

図19 立位

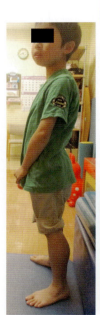
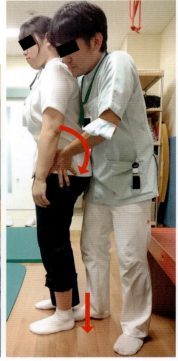

骨盤を後傾させるとともに踵への重心を誘導する。

図18 側彎に対するストレッチ

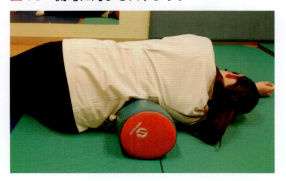

図20 蹲踞姿勢での遊び

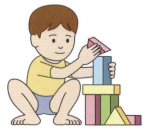

踵をしっかり床につける。

- うつ伏せでの遊び（図21）を促す。
- スクワットの要素を含んだ遊び（図22）を促す。

歩行能喪失後
- **四つ這い姿勢**：前鋸筋の筋力低下による翼状肩甲や肘関節伸展位固定・腰椎過伸展での四つ這いになりやすい。翼状肩甲が生じず，腰椎が中間位となるように意識した四つ這いの練習を行い，残存筋の維持を図る。
- **起居動作**：寝返り，臥位から床上座位，いざり動作などの起居動作では，移動や姿勢変換できる方向が限定されてくる。動作のしやすさを本人に確認しながら，左右差なく動作ができるように練習する。

ADL指導

DMD患者へのADL指導は，歩行可能期では患者本人の動作の指導を中心とする。歩行能喪失後では，家族への介助方法の指導が中心となる。DMD患者の生活環境や背景をよく聴取し，「現在何に困っているのか」，「今後どのようなことに問題が生じるか」を予測しながら，指導することが大切である。

歩行可能期
- 転倒には十分注意しながら，過剰な介助を避け，できることは自分でやることで自立可能な動作を増やしていく。
- 登攀性起立を呈し，床からの起き上がりが不安定で時間がかかる場合，台やテーブルなどに上肢を支持する方法を指導する。

歩行能喪失後
- 障害進行に伴って，筋力低下や体重増加によりADLの介助量が増加していく。体幹側屈を利用した着衣の方法を指導する（図23）。

補装具療法

- **短下肢装具**：歩行可能期において尖足が強い場合などにサポーターや短下肢装具を使用することで足底接地を誘導し，立位アライメントを保つ目的で使用する。場合により，関節拘縮予防として夜間のみ使用することもある。
- 長下肢装具や起立保持具を使用し立位を取ることは，ADLの維持だけでなく，変形・拘縮

図21　うつ伏せでの遊び

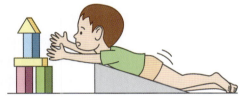

殿筋に力が入るようにする。

図22　スクワットの要素を含んだ遊び

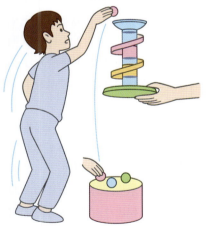

しゃがんで下からおもちゃを取って上に上げる。

図23　着衣動作

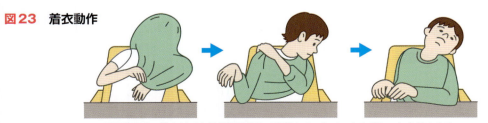

肩関節屈曲の筋力低下を体幹側屈動作で代償することで，かぶりシャツを着衣する。

の予防や筋力維持，呼吸機能の維持を目的に実施する．

- **長下肢装具**：膝固定式長下肢装具や骨盤帯付き長下肢装具などを使用する（図24）．
- **起立用装具**：起立台を使用する（図25）．
- **体幹コルセット**：側彎予防のために使用する．

図24 長下肢装具

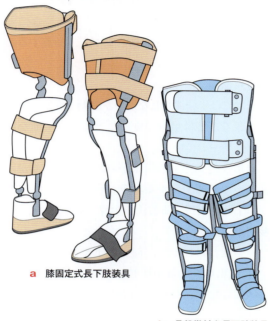

a 膝固定式長下肢装具

b 骨盤帯付き長下肢装具

図25 起立台

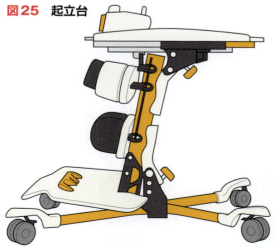

（川村義肢：起立保持具 ハートリーフ・ビーブロン 製品カタログをもとに作成）

- **車椅子**：障害進行に合わせて自走式車椅子か電動車椅子を選択する．上肢機能が保たれていると自走式を長く使用しがちであるが，走行時の姿勢が崩れて胸郭変形を助長してしまう場合には，電動車椅子を使用し負担を減らすことが望ましい．
- **上肢の補装具**：ADL能力や生活様式に合わせて，アームスリングや自助具を利用する．

リスク管理

過用と廃用

DMD患者の運動においては骨格筋の脆弱性があるために，過用性筋力低下を避ける配慮が必要である．一方で運動量が低下することによる廃用性筋萎縮の影響も考慮しておく必要がある．過用と廃用の両面に対する配慮が求められる．「運動中から翌日にかけて筋痛や疲労を訴えない範囲」での運動が望ましい．

呼吸機能障害

呼吸筋力の低下に加え，胸郭や脊柱の変形や可動域制限による拘束性呼吸障害を呈するケースが多い．そのため，日常的な呼吸状態の確認や定期的な呼吸機能検査が重要である．stage 8になると，人工呼吸器による呼吸補助が必要となる．

呼吸機能障害が発生する前の段階から，呼吸機能の維持，排痰能力を維持しておくことが重要になってくる．歩行可能期から有酸素運動を可能な限り実施し，心肺機能を高めておくことを先行する．これにより，呼吸機能だけに限らず，脊柱や胸郭の変形をできる限り最小限にとどめ，気道クリアランスを保つ（気道分泌物を喀出しやすい状態に保つ）ことが可能となる．

感染症などによる呼吸状態の急性増悪を防ぎ，できるだけ気管内挿管や気管切開による侵襲的陽圧換気（IPPV）の導入を遅らせるために，NPPVの早期導入も行われている．

*IPPV：intermittent positive pressure ventilation

心機能

歩行不能期では心筋変性も進行し，心機能低下が問題となる．心不全の急激な悪化をきたす患者もいるため，運動時の心機能の把握が必要となる．

精神面・心理面

患者や家族にとって精神的なサポートは必要不可欠であり，理学療法士のみならず，医師や看護師，カウンセラーなど多職種でのサポートが望ましい．

通学している学校や療育施設などとの情報共有を行い，先を見越したシームレスなかかわりが求められている．

まとめ

- 筋ジストロフィーの病型による発症時期と初発症状はどのようなものがあるか（☞p.64）．[実習][試験]
- DMDの臨床経過はどのようなものか（☞p.64）．[実習]
- 筋ジストロフィーの集学的ケアにはどのようなケア・対応があるか（☞p.66）．[実習][試験]
- 筋ジストロフィーの厚生省筋ジストロフィー研究班の障害分類（新分類），ADL（身辺処理動作）検査表とはどのようなものか（☞p.69, 72）．[実習][試験]
- 筋ジストロフィーなどの神経筋疾患の関節拘縮の特徴は何か（☞p.70）．[実習][試験]
- 筋ジストロフィーの起こしやすい筋萎縮や進行性の筋力低下の身体部位を挙げよ．また，留意すべき症状について，症状を挙げよ（☞p.70, 71）．[実習][試験]
- 筋ジストロフィーの特徴的な姿勢・動作を挙げよ．観察する留意点について，どのようなものがあるか（☞p.71）．[実習][試験]
- 理学療法士による治療にはどのようなものがあるか（☞p.76）．[実習][試験]

【参考文献】
1. 日本筋ジストロフィー協会ホームページ：筋疾患百科事典 II章筋原性疾患（https://www.jmda.or.jp/mddictsm/mddictsm2/）
2. 厚生労働省ホームページ：難病情報センター（http://www.nanbyou.or.jp/entry/718）
3. 日本神経学会，日本小児神経学会，国立精神・神経医療研究センター 監：デュシェンヌ型筋ジストロフィー診療ガイドライン2014, 南江堂, 2014.
4. 戸田達史 編：別冊 医学のあゆみ 筋ジストロフィー・筋疾患ー最近の進歩, p3, 5, 93-109, 医歯薬出版株式会社, 2017.
5. 貝谷久宣 監：筋ジストロフィーのすべて, p75-79, 日本プランニングセンター, 2015.
6. 医療情報科学研究所 編：病気がみえる vol.7 脳・神経 第1版, p.303-309, メディックメディア, 2016.
7. 日本呼吸器学会NPPVガイドライン作成委員会 編：NPPV（非侵襲的陽圧換気療法）ガイドライン（http://fa.jrs.or.jp/guidelines/NPPVGL.pdf）
8. 川井 充 ほか：運動機能評価に関する研究 日常生活活動（最終報告）. 厚生省精神・神経疾患研究委託費研究報告書 筋ジストロフィーの療養と看護に関する臨床的, 社会学的研究ー平成7年度. p283-284, 1996.
9. 田村拓久：筋ジストロフィーの心機能を測る. 神経内科65, 23-31, 2006.

【引用文献】
1) 厚生労働省ホームページ：難病情報センター（http://www.nanbyou.or.jp/entry/4523）
2) 厚生労働省ホームページ：難病情報センター（http://www.nanbyou.or.jp/entry/4522）
3) 中村藤夫 編：第2種ME技術実力検定試験 マスター・ノート 2nd edition, メジカルビュー社, 2018.

4) 松家　豊ほか：プロジェクトⅢ－B臨床病態の解析「運動機能」．昭和57年度厚生省神経疾患研究委託費 筋ジストロフィー症の疫学．臨床および治療に関する研究研究報告書－昭和57年度．p44-49, 1983.
5) 上田　敏：Duchenne型筋ジストロフィー症児の障害段階の再検討．厚生省神経疾患研究委託費研究報告書 筋ジストロフィー症の疫学．臨床および治療に関する研究－昭和57年度．p93-96, 1983.
6) 浅野　賢ほか：PT・OT 共同研究連絡会：ステージ分類の判定（最終報告）平成7年度厚生省精神神経疾患研究委託費 筋ジストロフィーの療養と看護に関する臨床的, 社会的研究 研究報告書．p285-288, 1996.
7) Vignos PJ et al.：Diagnosis and management of Duchenne muscular dystrophy: experience at the University Hospitals of Cleveland. J Bone Joint Surg Am 78, 1844-1852, 1996.
8) 松家　豊ほか：筋ジストロフィー症の上肢機能障害の評価に関する研究．厚生省神経疾患研究委託費研究報告書 筋ジストロフィー症の疫学．臨床および治療に関する研究－昭和57年度．p116-121, 1983.
9) Brooke MH et al.：Duchenne muscular dystrophy: patterns of clinical progression and effects of supportive therapy. Neurology 39:475-481, 1989.
10) Hiller LB et al.：Upper extremity functional assessment scales in children with Duchenne muscular dystrophy: a comparison. Arch Phys Med Rehabil 73, 527-534, 1992.
11) Wagner MB et al.：Rehabilitation management and care of patients with neuromuscular diseases. In Neuromuscular disorders in clinical practice. Katirji B ed. Butterworth-Heinemann. Woburn. p344-363, 2002.
12) 沖田　実 編：関節可動域制限 第2版－病態の理解と治療の考え方, 三輪書店, 2015.
13) 蜂須賀研二 ほか：神経・筋疾患のリハビリテーション：ポリオ後遺症にみられた過用性筋力低下．総合リハ 16, p513-518, 1988.
14) 大竹　進 監：筋ジストロフィーのリハビリテーション, 医歯薬出版, 2002.
15) 細田多穂 監：シンプル理学療法学シリーズ 小児理学療法学テキスト 改訂第2版, p.174, 南江堂, 2014.
16) Mayhew A et al.：Moving towards meaningful measurement: Rasch analysis of the North Star Ambulatory Assessment in Duchenne muscular dystrophy. Dev Med Child Neurol 53, p 535-542, 2011.
17) Mazzone E et al.：North Star Ambulatory Assessment, 6-minute walk test and timed items in ambulant boy with Duchenne muscular dystrophy. Neuromuscul Disord 20, p712-716, 2010.
18) McDonald CM et al.：The 6-minute walk test as a new outcome measure in Duchenne muscular dystrophy. Muscle Nerve 41, p500-510, 2010.
19) Markert CD et al.：Exercise and duchenne muscular dystrophy：toward evidence based exercise prescription. Muscle Nerve 43(4), 464-478, 2011.
20) 首藤　貴：筋ジストロフィー症のリハビリテーション．標準リハビリテーション医学, 422-439, 医学書院, 2000.

MEMO

2章 各論

4 筋萎縮性側索硬化症の理学療法

1 疾患の病態

- 運動ニューロンを選択的に侵す神経変性疾患
- 中高年に発症する進行の速い重篤な疾患
- 呼吸筋麻痺による呼吸不全が死亡原因

概要

筋萎縮性側索硬化症(ALS)は,上位および下位の**運動ニューロン**を選択的に侵す神経変性疾患である。ALSの名称は病態を表しており,「筋萎縮(amyotrophy)」は骨格筋の萎縮を,「側索硬化症(lateral sclerosis)」は,脊髄運動ニューロンがある脊髄の前角と脊髄の側索を通る皮質脊髄路ニューロンが変性・脱落して線維性の膠細胞に置き換わり(グリオーシス),硬化することを意味している(**図1**)[1,4]。

日本におけるALSの発症率は10万人当たり1.1～2.5人,有病率は10万人当たり7～11人と推計されている[1]。発症は60～70歳がピークで,男性にやや多い(男性:女性=1.3～1.4:1)。

病態

ALSの症状は多彩であるが,疾患の進行は類似している。いずれも筋力低下が全身に広がり,脊髄神経に支配される筋と脳神経に支配される筋の完全麻痺に至る。呼吸筋麻痺により呼吸不全を起こし,人工呼吸器を装着しない場合は発症後2～5年で死に至る重篤な疾患である[1,2]。

大部分のALSは家族歴をもたない孤発性ALS(SALS)であるが,5～10%に遺伝性があり,家族性ALS(FALS)とよばれる。太平洋のグアム諸島(アメリカ)と日本の紀伊半島は,パーキン

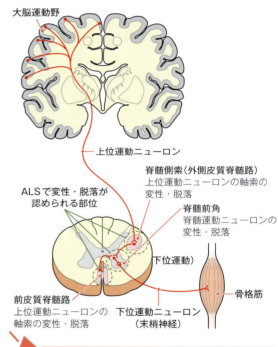

図1 ALSで障害される脊髄横断面上の部位

臨床に役立つアドバイス

チーム医療と情報の共有

ALSは人工呼吸器を使用しなければ死に至る重篤な疾患である。そのため,病名の告知や人工呼吸器を使用するかどうかの選択には細心の配慮が必要になる。理学療法士はチーム医療のメンバーとして,病名告知の状況や人工呼吸器を用いることの説明状況,それらについての患者・家族の受け入れ状況などの情報をメンバー全体と共有して,患者・家族が安心して治療を受け,意思決定ができるように援助するよう心がけたい。

*ALS:amyotrophic lateral sclerosis　*SALS:sporadic ALS　*FALS:familial ALS

ソニズムと認知症を伴うALSの発症が高い地域である[1,3]。

孤発性ALSの関連疾患には，原発性側索硬化症（PLS），進行性脊髄性筋萎縮症（PSMA），進行性球麻痺（PBP），偽性球麻痺（pseudobulbar palsy）などがある（**表1**）[1,3]。

ALSの病因は不明であるが，遺伝子変異，グルタミン酸毒，ミトコンドリアの機能障害，神経フィラメントの凝集，リボ核酸（RNA）の代謝障害，自己免疫反応，プログラム細胞死（アポトーシス）などが病因として検討されている。また，銅・亜鉛スーパーオキシドジスムターゼ（CuZn-SOD）酵素をコードする第21染色体上の遺伝子であるスーパーオキシドジスムターゼ1（SOD1）の突然変異が，家族性ALSおよび一部の孤発性ALSにみられる[1,3]。

2 症候・障害

POINT
- 上位運動ニューロン徴候と下位運動ニューロン徴候の両方がみられる
- 運動機能と比較して，感覚機能，認知機能，自律神経機能，眼球運動は保たれる
- 初発症状から，上肢型，下肢型，球麻痺型に分類される
- 基本的な障害は呼吸筋も含めた全身の神経原性の筋力低下である

主な症候と障害

運動ニューロンの選択的な変性のために，上位運動ニューロン障害と下位運動ニューロン障害の両方が起こる（**表2**）。同じ理由で，運動機能と比較して，**感覚機能，認知機能，自律神経機能**は保たれる。眼球運動も保たれる傾向にあるが，進行の末期では四肢筋，顔面筋，外眼筋すべての随意性が失われ，意識があってもまったく身体を動かせない**完全閉じ込め状態**（totally locked-in state）に陥る。

ALSの70～80％の患者は四肢の徴候から発症する（四肢麻痺型ALS）。四肢麻痺型ALSは，近

表1 ALS関連疾患と特徴

疾患タイプ	上位運動ニューロン（UMN）障害	下位運動ニューロン（LMN）障害
筋萎縮性側索硬化症（ALS）	脳幹部および脊髄のUMN障害	脳幹部および脊髄のLMN障害
原発性側索硬化症（PLS）	脳幹部および脊髄のUMN障害	なし
進行性脊髄性筋萎縮症（SMA/PMA）	なし	脊髄のLMN障害
進行性球麻痺（PBP）	なし	脳幹部のLMN障害
偽性球麻痺	脳幹部のUMN障害	なし

表2 上位運動ニューロン障害と下位運動ニューロン障害の比較

	上位運動ニューロン障害	下位運動ニューロン障害
筋力低下	あり	あり
筋萎縮	比較的軽度	著明
深部反射	亢進	減弱または消失
病的反射	陽性	陰性
線維束性収縮	なし	あり

文献3）を基に作成

用語解説　スーパーオキシドジスムターゼ（SOD）　酸素を用いるエネルギー代謝の過程で，細胞に損傷を及ぼす活性酸素が産生される。その細胞内に発生した活性酸素を分解する酵素がスーパーオキシドジスムターゼであり，活性酸素から細胞を守る機能がある。

* PLS：primary lateral sclerosis　* PSMA：progressive spinal muscular atrophy
* PBP：progressive bulbar palsy　* RNA：ribonucleic acid　* SOD：superoxide dismutase
* UMN：upper motor neuron　* LMN：lower motor neuron

臨床に役立つアドバイス

安楽さへの心配り

ALSの症状が進行すると同じ姿勢で臥床する時間が多くなる。臥床していても，健常者は無意識に寝返りや身体の位置を変えているが，ALS患者は自身で寝返ったり，身体の位置をずらしたりすることができない。感覚神経は保たれているので，同じ姿勢でずっと寝ていることは大きな苦痛（痛み）になる。関節にストレスがかかる姿勢，不安定な姿勢，ときにはベッドのシーツのしわさえも痛みを生じさせる。ベッドサイドでALS患者の理学療法を行う際は，臥床の姿勢や枕の位置，シーツのしわなどにも注意したい。

位部の筋よりも先に，手や足のような遠位部の筋が障害されることが多い。四肢麻痺型ALSのなかで，下肢の障害が先行する**下肢型ALS**の患者は，歩行や走行の際に止まりにくくなったり，つまずいたり，ぎこちなくなったりすることが初発症状になる。上肢の障害が先行する**上肢型ALS**の患者は，物を落としやすくなったり，小さいものをつまむことやボタンをはめるのが難しくなったりすることが初発症状になる[3), 6)]。

20〜30％の患者では球症状が先に現れる（**球麻痺型ALS**）。球麻痺型ALSは中年の女性に頻度が高く，初期症状として咀嚼，嚥下，そして発話の困難などがみられる。下顎反射の亢進，舌の線維束性攣縮（視覚的に観察される舌の筋単収縮）や萎縮は，球麻痺型ALSの一般的な徴候である[1-3)]。

初発症状が異なっても，進行とともに筋力低下が全身に広がり，顔面を含む四肢麻痺となる（**図2**）。

図2　ALSの初発症状による類型

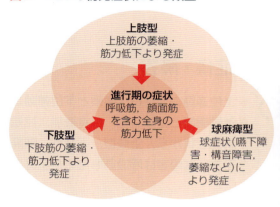

ALSは難病中の難病

ALSの特徴は，上位および下位の運動ニューロンを特異的に侵すこと，進行が速く呼吸筋麻痺による呼吸不全が生命予後に大きくかかわること，感覚機能と自律神経機能は障害されにくいことである。神経難病のなかでもとりわけ重篤な疾患であることを覚えておこう。

3　医学的検査

- ALSの診断基準にはAwaji基準（改訂El Escorial基準，**表3**）がある
- 日本では厚生労働省特定疾患治療研究班における診断基準（**表4**）が用いられる
- 電気生理学的検査では，神経伝導速度や針筋電図の検査を行う
- 神経画像検査は，主に除外診断に用いられる

診断

ALSの診断は，①上位および下位運動ニューロン障害の存在，②進行性の経過，③除外診断，によってなされる。現時点で，ALSの生化学的診断マーカーはないので，臨床所見と電気生理学的検査や神経画像所見などを総合して診断が

用語解説　球麻痺　「球」は延髄のことを指す慣用語である。延髄にある舌咽神経・迷走神経・舌下神経の下位運動ニューロンの障害によって，咽頭・喉頭・舌の筋が運動麻痺を起こし，構音障害・嚥下障害・舌の運動障害などがみられる。

なされる。ALSの診断基準には**Awaji基準（改訂El Escorial基準）**や厚生労働省特定疾患治療研究班における診断基準などがある[1,2]。

電気生理学的検査，筋生検，神経学的画像検

表3　Awaji基準（改訂El Escorial基準）

診断グレード	基準
Definite（確定）	・脳幹と脊髄2領域における上位・下位運動ニューロン障害の臨床徴候あるいは電気生理学的異常 ・または，脊髄3領域における上位・下位運動ニューロン障害の臨床徴候あるいは電気生理学的異常
Probable（ほぼ確定）	・2領域における上位・下位運動ニューロン障害の臨床徴候あるいは電気生理学的異常，かつ下位運動ニューロン徴候より頭側の領域に上位運動ニューロン徴候
Possible（疑い）	・1領域における上位・下位運動ニューロン障害の臨床徴候あるいは電気生理学的異常 ・または，2領域以上の上位運動ニューロン徴候のみ ・または，1領域の下位運動ニューロン徴候とそれより頭側の領域に上位運動ニューロン徴候

文献1）より引用

表4　厚生労働省特定疾患治療研究事業におけるALSの診断基準

1. 主要項目
   (1) 以下の①～④のすべてを満たすものを，筋萎縮性側索硬化症と診断する。
   　①成人発症である。
   　②経過は進行性である。
   　③神経所見・検査所見で，下記の1か2のいずれかを満たす。
   　　身体を，a. 脳神経領域，b. 頸部・上肢領域，c. 体幹領域（胸髄領域），d. 腰部・下肢領域の4領域に分ける（領域の分け方は，2. 参考事項を参照）。
   　　下位運動ニューロン徴候は，(2) 針筋電図所見（①または②）でも代用できる。
   　　1. 1つ以上の領域に上位運動ニューロン徴候を認め，かつ2つ以上の領域に下位運動ニューロン症候がある。
   　　2. SOD1遺伝子変異など既知の家族性筋萎縮性側索硬化症に関与する遺伝子異常があり，身体の1領域以上に上位及び下位運動ニューロン徴候がある。
   　④鑑別診断で挙げられた疾患のいずれでもない。
   (2) 針筋電図所見
   　①進行性脱神経所見：線維束性収縮電位，陽性鋭波，線維自発電位。
   　②慢性脱神経所見：運動単位電位の減少・動員遅延，高振幅・長持続時間，多相性電位。
   (3) 鑑別診断
   　①脳幹・脊髄疾患：腫瘍，多発性硬化症，頸椎症，後縦靱帯骨化症など。
   　②末梢神経疾患：多巣性運動ニューロパチー，遺伝性ニューロパチーなど。
   　③筋疾患：筋ジストロフィー，多発性筋炎，封入体筋炎など。
   　④下位運動ニューロン障害のみを示す変性疾患：脊髄性進行性筋萎縮症など。
   　⑤上位運動ニューロン障害のみを示す変性疾患：原発性側索硬化症など。
2. 参考事項
   (1) SOD1遺伝子異常例以外にも遺伝性を示す例がある。
   (2) まれに初期から認知症を伴うことがある。
   (3) 感覚障害，膀胱直腸障害，小脳症状を欠く。ただし，一部の例でこれらが認められることがある。
   (4) 下肢から発症する場合は早期から下肢の腱反射が低下，消失することがある。
   (5) 身体の領域の分け方と上位及び下位運動ニューロン徴候は以下のとおりである。

	a. 脳神経領域	b. 頸部・上肢領域	c. 体幹領域（胸髄領域）	d. 腰部・下肢領域
上位運動ニューロン徴候	下顎反射亢進 口尖らし反射亢進 偽性球麻痺 強制泣き・笑い	上肢腱反射亢進 ホフマン反射亢進 上肢痙縮 萎縮筋の腱反射残存	腹壁皮膚反射消失 体幹部腱反射亢進	下肢腱反射亢進 下肢痙縮 バビンスキー徴候 萎縮筋の腱反射残存
下位運動ニューロン徴候	顎，顔面，舌，咽・喉頭	頸部，上肢帯，上腕	胸腹部，背部	腰帯，大腿，下腿，足

文献2）より引用

査は，ALS診断の補助やほかの疾患を除外するために用いられる。末梢の感覚神経と運動神経の神経伝導検査は，ALSでは正常か正常に近いことが一般的である。筋電図では，大きく不規則な運動単位活動電位や運動単位の動員の低下などといった慢性的な神経障害の徴候や，線維束性収縮，陽性棘波などの進行中の神経障害といった徴候がみられる（**表4**）[1-3]。

ALSと似た症状を示す疾患には頸椎症，末梢神経障害，脊髄腫瘍，後縦靱帯骨化症，多発性硬化症などがある（**表4**）。これらの疾患には外科的治療などが適用されるので，ALSとの鑑別が重要である[1,2]。

4 医師による治療

POINT
- 現時点では，薬物療法としてリルゾール投与のみが推奨されている
- 痙縮，疼痛，不眠などについて対症的治療が行われるが，エビデンスレベルは低い
- 嚥下障害，呼吸不全に対しては，経管栄養，胃瘻造設，人工呼吸器が適用される

医学的対応

現時点で，ALSに対する根治的な治療法や著効を示す薬物はなく，グルタミン酸拮抗薬のリルゾールの投与のみが推奨されている[1,3]。

ALS患者によくみられる痙縮，疼痛，不眠などについては対症的な薬物療法が行われる（**表5**）[1,3]。

嚥下障害に対しては，初期は食物形態や性状の工夫が，重度になると栄養補給のために胃瘻造設，経鼻経管栄養，高カロリー輸液などが行われる[1,2]。

呼吸不全に対して，人工呼吸器による非侵襲的陽圧換気（NPPV），気管切開を必要とする気管切開下陽圧換気（TPPV）が行われる。人工呼吸器の使用については，人工呼吸器を付けた状態での生活について十分説明し，患者や家族の意向を尊重して導入の判断を行うこと，導入後のケア体制や人工呼吸器の管理体制の調整などが重要である[1-6]。

表5 ALSの諸症状に対する対症療法

症状	医学的対応
唾液分泌過多	アミトリプチリンなどの三環系抗うつ薬 唾液専用低圧持続吸引器による持続吸引
痙縮	バクロフェン，ダントロレンなどの筋弛緩薬 バクロフェンの髄注療法，ボツリヌス毒素療法 他動的な伸張や装具療法
疼痛	有痛性攣縮：バクロフェン，ダントロレンなどの筋弛緩薬，抗てんかん薬 拘縮・不動による疼痛：関節運動，マッサージ，温熱，非ステロイド性抗炎症薬 精神的要因による疼痛：抗うつ薬
不眠	不安，精神的ストレス，呼吸障害，頻回の吸引，夜間の筋痙攣など，不眠の原因に対する対応を試みる

文献1），3）を基に作成

臨床に役立つアドバイス

リハビリテーションの重要性

リルゾール投与により，生存期間が2〜3カ月延長されることが検証されているが，進行を止めることはできない。そのため，ALS患者の心身機能・日常生活活動（ADL）を可能な限り維持・改善し，社会参加を促し，患者と家族の生活の質（QOL）を維持・向上させることを目的とするリハビリテーション（理学療法）が重要になる。

---

*NPPV：non-invasive positive pressure ventilation *TPPV：tracheostomy positive pressure ventilation
*ADL：activities of daily living *QOL：quality of life

5 理学療法評価

POINT
- 重症度（重症度分類）
- 総合的評価指標
- 上位運動ニューロン障害と下位運動ニューロン障害
- 筋力
- 呼吸機能
- 摂食・嚥下機能
- 姿勢・基本動作・歩行
- ADL
- コミュニケーション
- QOL

重症度の分類と総合的な評価指標

重症度

- ALSは進行性の疾患であるため，その進行度（重症度）を表すために**厚生労働省神経変性疾患調査研究班による重症度分類**（**表6**）が用いられる。

ALSの総合的な評価指標

- ALSの総合的評価指標には，Modified Norris Scale（**表7**），ALSFRS-R（**表8**）などがある。Norris Scaleには，四肢症状尺度（21項目）と球症状尺度（13項目）があり，「3. 普通にできる，2. いくぶん支障がある，1. 十分にはできない，0. まったくできない」の4段階に評定する。ALSFRS-Rには，言語，嚥下，摂食動作，歩行，呼吸困難など12の項目があり，「4の正常から0の最重度」の5段階に評定する[1),6)]。

表6 厚生労働省神経変性疾患調査研究班による重症度分類

1. 家事・就労はおおむね可能
2. 家事・就労は困難だが，日常生活（身の回りのこと）はおおむね自立
3. 自力で食事，排泄，移動のいずれか1つ以上ができず，日常生活に介助を要する
4. 呼吸困難・痰の喀出困難あるいは嚥下障害がある
5. 気管切開，非経口的栄養摂取（経管栄養，中心静脈栄養など），人工呼吸器使用

文献2)より引用

表7 Modified Norris Scaleの評価項目

四肢症状尺度	・仰臥位で頭を上げる ・寝返りをする ・仰臥位から座位まで起き上がる ・名前を書く ・シャツ，ブラウスを自分で着る ・シャツのボタンをかける（ファスナーの開け閉めができる） ・ズボン，スカートを自分ではく ・定規をあてて線を引く ・フォークまたはスプーンを握る ・急須から茶碗にお茶を入れ，それを飲む ・立ち上がってお辞儀をする ・髪をとかす（櫛が使える） ・歯ブラシを使う ・本や盆を持ち上げる ・鉛筆やペンを持ち上げる ・腕の位置を変える ・階段を昇る ・50m歩く ・1人で歩く ・介助（杖・歩行器・人手）により歩く ・座位より立ち上がる
球症状尺度	・息を一気に吹き出す ・口笛を吹く（口とがらしができる） ・頰を膨らます ・顎を動かす ・ラララと言う ・舌を突き出す ・舌を頰の内側につける ・舌を上顎につける ・咳払いをする ・流涎 ・鼻声 ・口ごもり，内容不明瞭 ・食事内容

各項目について，「3. 普通にできる，2. いくぶん支障がある，1. 十分にはできない，0. まったくできない」の4段階に評定する。各項目の評定について説明が記されているが，ここでは項目のみを挙げた。

文献1)より引用

＊ALSFRS-R：ALS Functional Rating Scale-R

表8　ALSFRS-R

項目			点	内容
1. 言語			4	会話は正常
			3	会話障害が認められる
			2	繰り返し聞くと意味がわかる
			1	声以外の伝達手段と会話を併用
			0	実用的会話の喪失
2. 唾液分泌			4	正常
			3	口内の唾液はわずかだが，明らかに過剰（夜間はよだれが垂れることがある）
			2	中程度に過剰な唾液（わずかによだれが出ることがある）
			1	著明に過剰な唾液（よだれが出る）
			0	著しいよだれ（絶えずティッシュペーパーやハンカチを必要とする）
3. 嚥下			4	正常な食事習慣
			3	初期の摂食障害（ときに食物を喉に詰まらせる）
			2	食物の内容が変化（継続して食べられない）
			1	補助的なチューブ栄養を必要とする
			0	全面的に非経口性または腸管性栄養
4. 書字			4	正常
			3	遅い，または書きなぐる（すべての単語が判読可能）
			2	一部の単語が判読不可能
			1	ペンは握れるが，字は書けない
			0	ペンが握れない
5. 食事動作：胃瘻の設置の有無により(1)，(2)のいずれか一方で評価する	(1)（胃瘻なし）食事用具の使い方		4	正常
			3	いくぶん遅く，ぎこちないが，他人の助けを必要としない
			2	フォーク・スプーンは使えるが，箸は使えない
			1	食物は誰かに切ってもらわなければならないが，何とかフォークまたはスプーンで食べることができる
			0	誰かに食べさせてもらわなければならない
	(2)（胃瘻あり）指先の動作		4	正常
			3	ぎこちないがすべての指先の動作ができる
			2	ボタンやファスナーをとめるのにある程度手助けが必要
			1	介護者にわずかに面倒をかける（身の回りの動作に手助けが必要）
			0	まったく指先の動作ができない
6. 着衣，身の回りの動作			4	障害なく正常に着る
			3	努力を要するが（あるいは効率が悪いが）1人で完全にできる
			2	時折，手助けまたは代わりの方法が必要
			1	身の回りの動作に手助けが必要
			0	全面的に他人に依存
7. 寝床での動作			4	正常
			3	いくぶん遅く，ぎこちないが，他人の助けを必要としない
			2	独りで寝返ったり，寝具を整えられるが非常に苦労する
			1	寝返りを始めることはできるが，独りで寝返ったり，寝具を整えることができない
			0	自分ではどうすることもできない

（次ページに続く）

(前ページからの続き)

8. 歩行		4	正常
		3	やや歩行が困難
		2	補助歩行
		1	歩行は不可能
		0	脚を動かすことができない
9. 階段を昇る		4	正常
		3	遅い
		2	軽度に不安定,疲れやすい
		1	介助を要する
		0	昇れない
呼吸(呼吸困難,起座呼吸,呼吸不全の3項目を評価)	10. 呼吸困難	4	なし
		3	歩行中に起こる
		2	日常動作(食事,入浴,着替え)のいずれかで起こる
		1	座位あるいは臥床時のいずれかで起こる
		0	きわめて困難で補助呼吸装置を考慮する
	11. 起座呼吸	4	なし
		3	息切れのため夜間の睡眠がやや困難
		2	眠るのに支えとする枕が必要
		1	座位でないと眠れない
		0	まったく眠ることができない
	12. 呼吸不全	4	なし
		3	間欠的に補助呼吸装置(BiPAPなど)が必要
		2	夜間に継続的に補助呼吸装置(BiPAPなど)が必要
		1	1日中(夜間,昼間とも)補助呼吸装置(BiPAPなど)が必要
		0	挿管または気管切開による人工呼吸が必要

文献1)より引用

その他の評価

上位運動ニューロン障害と下位運動ニューロン障害

- ALSでは,上位および下位運動ニューロンの両者が現れるため,両方の検査を行い,障害の優位性を把握する。「厚生労働省特定疾患治療研究事業におけるALSの診断基準」[2)]の上位および下位運動ニューロン徴候(**表4**の下部)などで評価する。
- 上位運動ニューロン障害でみられる痙縮の評価には,Ashworth尺度改訂版(MAS)などが用いられる。

筋力低下

- 上位および下位運動ニューロン障害ともに筋力低下を示し,ALSの運動機能障害の根幹をなす。そのため,徒手筋力検査(MMT)を用いて,全身の筋力の評価を経時的に行う。
- 筋力の定量的評価には,徒手筋力計(HHD)や握力計,ピンチ力計などが用いられる。

臨床に役立つアドバイス

ALS患者の易疲労性

ALS患者には易疲労性があり,疲労によって運動ニューロンの変性過程を助長する可能性もあるとされる(過用性筋力低下)。筋力検査による過大な疲労を避けるために,患者の状態をみながら検査する筋群を絞ったり,休憩をはさみながら検査したりするなどの配慮を心がけたい。

---

* BiPAP : bilevel positive airway pressure　　* MAS : modified Ashworth scale
* MMT : Manual Muscle Testing　　* HHD : hand held dynamometer

関節可動域（ROM）・姿勢

- 筋力低下，活動性の低下に伴い関節拘縮や変形が生じやすくなる。頸筋の筋力低下で頭部を保持できないと頭が垂れてしまう場合や上肢型ALSでは，円背姿勢を取りやすい。背臥位，座位，立位の姿勢を前額面・矢状面・水平面で観察する。
- ROMの評価は，日本整形外科学会・日本リハビリテーション医学会の関節可動域測定方法を用いて測定する。手指の可動性は，進行した段階において指でナースコールや意思伝達装置を操作する際に重要になる。
- 胸郭の可動性も，肺のコンプライアンスを保ち，人工呼吸を使用する際に高い吸気圧をかけなくても換気量が確保できるようにするために重要である。

持久性

- ALS患者は，呼吸不全，四肢の筋力低下のため易疲労性を訴えやすい。軽症のうちは全身持久性を評価するために，6分間歩行試験（6WMT），主観的運動強度スケール（Borg scale ボルグ）を用いた易疲労性の評価などを行う。

呼吸機能

- 呼吸機能はALS患者の生存に直結するため，軽症の段階から**%努力性肺活量**（%FVC），**最大吸気圧**（MIP），**最大呼気圧**（MEP），**最大咳嗽流速**（PCF），**最大強制吸気量**（MIC），動作時の経皮的酸素飽和度（SpO_2）などを測定する（**表9**）[1), 5), 6)]。

重症となり，気管切開を行っている場合は，肺吸気容量（LIC）の測定が行われる（**図3**）。

摂食・嚥下機能

- 食事の状況（姿勢，摂食方法，食事時間，疲労感，むせ，食物形態など）の観察および水飲みテスト，反復唾液嚥下テスト，嚥下造影検査

表9 ALSの呼吸機能評価項目と数値の解釈

呼吸機能評価項目	数値の解釈
%努力性肺活量（%FVC）	50％未満でNPPVの適用を考慮
最大吸気圧（MIP）	MIP 60 cmH_2O未満でNPPVの適用を考慮
最大咳嗽流速（PCF）	270 L/min未満で機械的咳嗽補助適用を考慮 160 L/min未満でNPPVの適用を考慮

図3 LICの測定

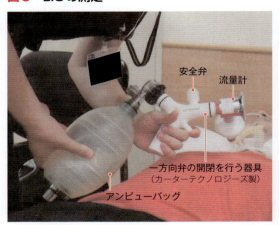

MICの測定は，アンビューバッグを用いて送気し，強制吸気の状態で息止め（air stacking）をし，アンビューバッグと流量計を差し替えて最大呼気を行い，MICを測定する。LICは息止めができない被験者を対象に行う。一方向弁を取り付けたアンビューバッグを用いて，被検者に無理がない範囲（最大でも40〜60 cmH_2Oまでの気道内圧）で送気する。その後，一方向弁を開き，呼出された換気量を流量計を用いて測定する。
（カーターテクノロジーズより許諾を得て掲載）

> **臨床に役立つアドバイス**
>
> **中枢性の疲労度と末梢性の疲労度**
>
> ボルグスケールで運動強度（疲労度）を測定する際に，中枢性の疲労度（息苦しさを表し，主に心肺系の疲労度をみる自覚的運動強度：c-RPE）と末梢性の疲労度（主に筋の疲労度をみる自覚的運動強度：p-RPE）を分けて，患者に運動中の疲労度を答えさせるとよい。それによって，疲労要因が中枢性か末梢性かを知り，負担の少ない動作方法の指導などに役立たせることができる。

用語解説 **最大強制吸気量** 救急蘇生バッグ（アンビューバッグ）などを用いて，肺に強制的に空気を送り込んだ際に，肺に溜め込める空気の最大量。肺の拡張性や柔軟性（コンプライアンス）の目安になる。

---

* ROM：range of motion　　* 6WMT：6 minutes walking test　　* %FVC：% forced vital capacity
* MIP：maximal inspiratory pressure　　* MEP：maximal expiratory pressure
* c-RPE：central rating of perceived exertion　　* p-RPE：peripheral rating of perceived exertion
* PCF：peak cough flow　　* MIC：maximum insufflation capacity　　* LIC：lung insufflation capacity

(VF), 嚥下内視鏡検査(VE)などを行う。

基本動作・歩行

- 寝返り，起き上がり，立ち上がりなどの基本動作を安全性と効率性（エネルギーの節約）の視点から評価する。下肢型ALSで下垂足がある場合は，軽重量の短下肢装具（AFO）などを検討する。
- 臼田らによる**機能的動作尺度**[7]や中山らによる**Ability for Basic Movement Scale**[8]なども利用できる。

ADL

- ADLについては，**Barthel index（BI）**や**機能的自立度評価法（FIM）**を用いる。進行の緩急や次の進行段階を予測した理学療法を行うために，経時的に評価を行う[6]。

- ALSでは，さまざまな補助具，装具，福祉機器を利用するので，それらの適用の評価もADL評価と一緒に行う。

コミュニケーション

- ALS患者や家族にとってコミュニケーションは，最後までその手立てを確保したい重要なものである。ALSFRS-R，Norris Scale，FIMのなかにコミュニケーションに関する項目があるので，コミュニケーションの評価に用いることができる。

QOL

- ALSに用いられるQOLの評価指標として，健康関連QOLで一般的に用いられるSF-36，疾患特異的なQOL尺度であるALSAQ-40，患者の個別性を重視したSEIQoL-DWなどがある[1),6)]。

6 理学療法

POINT

- 治療戦略の立案（問題点の整理と目標の設定，**図4**）
- ROM練習
- 筋力トレーニング
- 全身調整運動
- 呼吸機能低下に対する理学療法（運動療法・機器の利用）
- 動作・歩行障害に対する理学療法（運動療法・補助具の利用）
- 環境調整

治療戦略の立案（問題点の整理と目標の設定）

問題点の整理

理学療法評価を基に問題点の整理を行う。ALSでは，病期と初発部位による病態とその進行速度や病状の理解度，どのようなインフォームドコンセントがなされてきたかを確認し問題点を整理する。

目標設定

ALSにおける目標設定は病期によっておおまかに分類することができる。病型によって進行速度が異なるため注意が必要である。特に球麻痺型は経過が早いとされている。機能維持を図りつつ適切な補助具や環境調整を行っていく。

■ 発症早期・軽症（ADLが自立の時期）

- この時期は，ADLが自立しており，家事や就労には問題ない時期である。発症早期では病名告知前後のことがある。病名告知をされても患者が十分に理解できていない場合，家族のみに告知されているケースもあり，主治医との連携が重要といえる。
- 軽度の機能障害が出現する時期では，日常生活は自立していても時おり支障が生じてくる。現

---

* VF : videofluoroscopic examination of swallowing
* VE : videoendoscopic evaluation of swallowing
* AFO : ankle foot orthosis
* FIM : functional independence measure
* SF-36 : short-form 36-item health survey
* ALSAQ-40 : ALS assessment questionnaire
* SEIQoL-DW : schedule for the evaluation of individual quality of life directed weighting

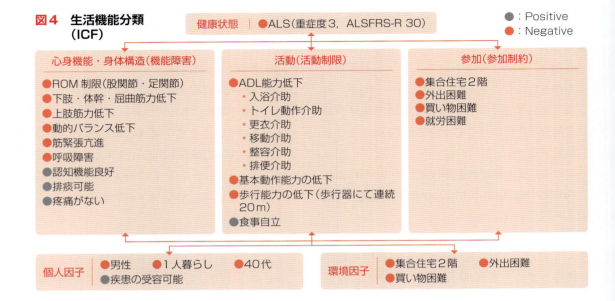

状の機能障害に対する目標とともに二次的障害の予防や,後手に回らないような環境調整も目標となってくる。

■機能障害が進行した時期(ADL一部介助の時期)
- この時期は,機能障害が進行し医療依存度が増えてくる時期となる。二次的な障害予防は継続しつつも,患者や家族の意思決定に寄り添い,**環境調整**を行う。胃瘻造設(PEG)の導入やNPPVの導入など,患者の意思決定を尊重し介入目標を定めていく。

■障害が重度の時期(ADL全面介助の時期)
- TPPVを使用した時期では,患者の気持ちに寄り添い,**QOL**を高めることが大切である。多専門職でのチーム医療のかかわりのなかで連携し目標を設定する。

ROM練習(図5)

目的

上位運動ニューロン障害による筋の**過緊張**,下位運動ニューロン障害による筋力の不均衡による**筋の短縮**に対する治療を目的に行う。頸部や肩甲帯,体幹もROM制限が生じやすく注意が必要である。また,不動や在宅療養の患者では,患者や家族に指導し自主トレーニングとして行ってもらうことも重要となる(図6)。痙縮を身体の支持に利用している場合もあるため,動作の変化に注意し行う。

量や頻度

上位運動ニューロン障害による過緊張では30〜60秒程度のゆっくりとした静的ストレッチを行う。上肢は屈筋群,下肢は伸筋群に筋緊張亢進が起きやすいため緊張の高い筋の運動方向と反対に行っていく。下位運動ニューロン障害による筋力低下によって自動運動によるROM運動が困難となる。筋力の不均衡による筋の短縮に対してはリラクゼーション法などを用いながらROMの全範囲が動くように残存筋の反対方向を中心に30秒程度行っていく。1日数回のROM運動でROMを保持していく。

在宅療養の時期では,理学療法士による他動によるROM運動だけでなく,ケアスタッフや家族への指導も検討する。

筋力トレーニング(図7)

目的

ALSにおける筋力低下は,運動ニューロンに

---

*ICF: international classification of functioning, disability and health
*PEG: percutaneous endoscopic gastrostomy

よる筋力低下と二次的な廃用性の筋力低下が考えられる。ALSに対する筋力トレーニングは禁忌とされてきたが，**過負荷**に注意した筋力強化は可能との報告もある[9]。また筋持久力改善を

図5　ROM運動

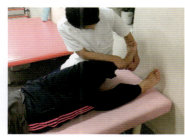
a　足関節の背屈

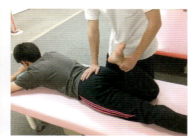
b　膝関節の屈曲

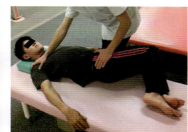
c　体幹の回旋

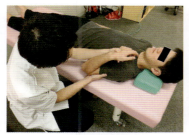
d　肘関節の屈曲

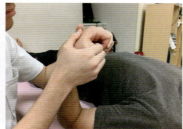
e　手指の屈曲

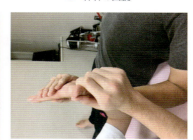
f　手指の伸展

図6　ROM運動（自主トレーニング）

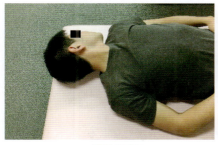
a　頸部の回旋

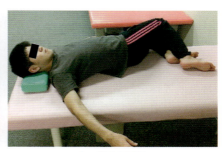
b　体幹の回旋

図7　筋力トレーニング

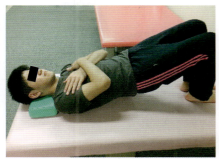
a　ブリッジ運動

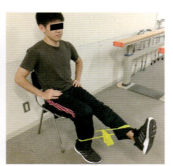
b　膝関節の伸展

目的とした15分の中等度の運動を1日2回実施することで短期間の効果を認めるとの報告もある[10]。

量や頻度

個々の身体機能に応じた設定が必要である。

筋力増強練習では，MMTが3以上の筋では抵抗運動を考慮する。MMTが3以下の筋の場合は自動介助運動やADLのなかで使用する。負荷量は最大負荷の50％を目安とし，回数は10回程度を目安に疲労に応じて行う。運動後に線維束性攣縮や疼痛，自覚的疲労感を認める場合は負荷量を少なくする。

筋持久力トレーニングでは15分を目安とし，疼痛や自覚的疲労感に注意し実施を考慮する。発症早期や軽症の時期では，筋力強化を頑張ることが機能を良くすると考えてしまう患者もおり，指導には注意が必要といえる。

全身調整運動

目的

ALS患者の**易疲労性**は活動量や活動範囲の制限となる。歩行能力の改善のみならず全身調整運動としても**有酸素運動**は考慮に入れる。実施後の疲労感や翌日への疲労の残存など負荷量には注意する。

量や頻度

全身調整運動としては，歩行運動，トレッドミル歩行運動，免荷トレッドミル歩行運動，リカンベントエルゴメーター運動が挙げられる。10～15分，可能な場合は30分程度の運動を行う。NPPVを使用している患者でのトレッドミル歩行の効果が示されており[11]，NPPV併用下での運動も有用となる可能性がある。負荷量はボルグスケールなどを用いて調整し，自覚的疲労感，翌日への疲労の残存に注意し行う。歩行障害のある患者ではリカンベントエルゴメーター（**図8**）が利用しやすい。

呼吸機能低下に対する理学療法

目的

呼吸機能低下に対する治療には，**深呼吸練習**，**胸郭コンプライアンスの維持**，**胸郭のROM運動**，**呼吸筋トレーニング**，**排痰法**などが挙げられる。呼吸機能の維持と呼吸機能の進行状況に応じた介助を行うことが目的となる。PCFが低下した患者では排痰が困難となり，排痰介助が必要となる。PCF 270 L/分以下では痰の喀出が困難となることがある。徒手的な介助を行うとともに，バックバルブマスクや機械による咳介助（MI-E）の導入を検討する。

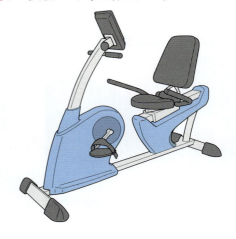

図8 リカンベントエルゴメーター

臨床に役立つアドバイス

ガイドラインについて

日本神経学会における筋萎縮性側索硬化症診療ガイドライン2013ではリハビリテーションの項目が記載されている[12]。そのなかで，ストレッチ・ROM維持練習を行う，軽度～中等度の筋力低下に対しては適度の筋力増強練習も一時的には有効である可能性があるとされている。同時に，過剰な運動負荷は筋力低下を悪化させる可能性があるとしている。いずれも，グレードC1（科学的根拠はないが勧められる）となっており，運動量の過剰負荷を回避しすぎることにより，リハビリテーションの機会を逸しないようにする必要があると示されている。

* MI-E : mechanical insufflation-exsufflation

量や頻度

胸郭のROM運動では頸部や肩甲帯周囲筋のストレッチ，肋間筋のストレッチを行う（図9）。呼吸介助（図10）や肋骨の捻転，体幹の回旋なども行う。それぞれ10〜30回程度行う。

深呼吸練習では，腹式呼吸と口すぼめ呼吸（図11），シルベスター法（図12）を指導する。咳嗽介助では，咳に合わせて下部胸郭に圧迫を加

図9 呼吸補助筋のストレッチ

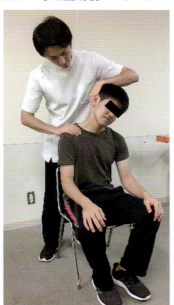

図10 呼吸介助

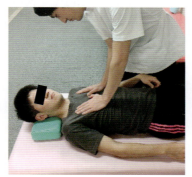

a 上部胸郭の呼気介助

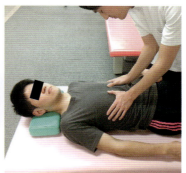

b 下部胸郭の呼気介助

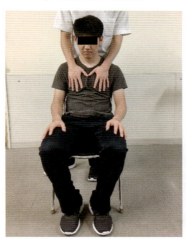

c 座位での呼気介助

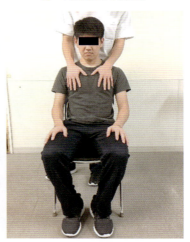

d 座位での吸気介助

図11 口すぼめ呼吸

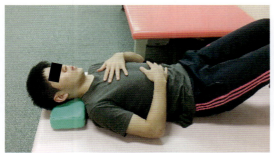

呼気の際に口をすぼめることで気道内圧を高め，換気効率を改善させる呼吸法。吸気に対して2〜3倍の時間をかけて息を吐く。

図12 シルベスター法

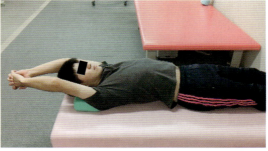

上肢の挙上に合わせて吸気を行う方法。上肢を挙上することで胸郭が拡張される。

える。胸郭コンプライアンスの維持では，バッグバルブマスクを用いた方法（**図13**）が報告されている[13]。バッグバルブマスクを用いたトレーニングには，MICおよび一方向弁を利用したLICトレーニングがある。MICはバッグバルブマスクを利用し，強制的に最大吸気し息止めできる量を指しており，3〜5回程度行う。LICはMICと同様だが一方向弁が付いており息止めの必要はない。マノメーターなどの管理下により行う。リーク弁を取り付け患者の意図で圧をリークすることができる。

障害が重度の時期には人工呼吸器を使用する。人工呼吸器装着下でも胸郭のROM運動，排痰介助を継続する。また離床を積極的に行うことで肺炎の予防や呼吸機能の維持につながる。排痰の介助方法やMI-Eの使用方法について家族に指導を行っていく。

動作・歩行障害に対する理学療法（運動療法と補助具の使用）

目的

機能障害の進行に伴い動作・歩行能力が低下してくる。動作能力は，環境条件の変化とともに評価し，環境調整とともに介入していく。

歩行障害に対する介入としては，歩行能力の改善を目的とする場合と，全身調整運動を目的として行う場合がある[14]。動作や歩行練習を行うことで，歩行能力の維持のみならず筋力の維持，呼吸機能の維持などの機能低下を最小限にすることが目的となる。また，下垂足や頸部下垂に対しては補装具が適応となる。下肢に対する補装具は軽量であり簡便に使用可能なプラスチックAFOが使用しやすい。痙縮の強い患者では，プラスチックSHBも適応となることがある（**図14**）。頸部下垂に対してはフィラデルフィアカラーやワイヤーフレームカラーなどの頸椎装具を使用する。

量や頻度

動作は病期と病型および残存筋力との関係を考慮する。上肢や体幹の筋力低下を呈している患者では寝返り，起き上がり能力の低下を生じやすい。上位運動ニューロン障害による運動パターンによる過緊張に注意し行う。上肢の筋力低下が進行している患者では，電動ベッドを導

図13 バッグバルブマスクによる換気補助

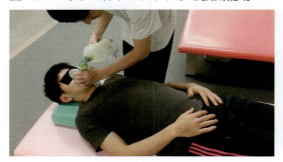

図14 短下肢装具AFO

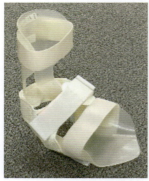
オルトップ®AFO

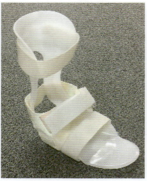
オルトップ®AFO LH

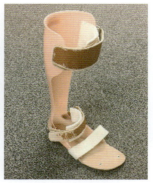
プラスチックSHB

*SHB：shoehorn brace

入することも検討する．立ち上がりでは，上肢の支持物の使用や座面の高さの調整を行う．障害が重度の時期でも，立位が可能な患者では立位練習を行う．チルトテーブルや立位補助器具を使用する．患者の疲労や呼吸状態などに注意し行う．

歩行障害では，下肢の筋力低下による下垂足や痙縮による歩行障害を認める．また，歩行障害によって転倒が増加する[15]ことが知られている．歩行障害に対しては，軽量なプラスチックAFOが用いられることが多い．また，装具作製にあたっては，病態の進行状況も考慮し適応を判断する必要がある．

菊地[13]によると歩行障害は大別すると①運動ニューロン障害によって直接的に引き起こされる問題：筋機能（筋張力発揮，筋持久力，筋伸展性）低下，筋力不均衡による不良肢位，筋緊張異常，筋協調性の低下，呼吸機能の低下，②運動ニューロン障害以外の要因によって引き起こされる問題：代謝異常による栄養状態の低下，神経心理学的問題による歩行安全性の問題を挙げている．

> **実践!!　臨床に役立つアドバイス**
>
> **早期の廃用予防と動作練習の継続**
>
> 理学療法による介入は，発症早期においても，個別の機能障害のみならず，ADL動作や歩行動作などへの介入を進める（図15）．機能障害が重度の時期や人工呼吸器装着の時期であっても立位や歩行などの動作練習を継続し廃用性予防に努めることが大切である．

図15　障害の重症度と介入内容

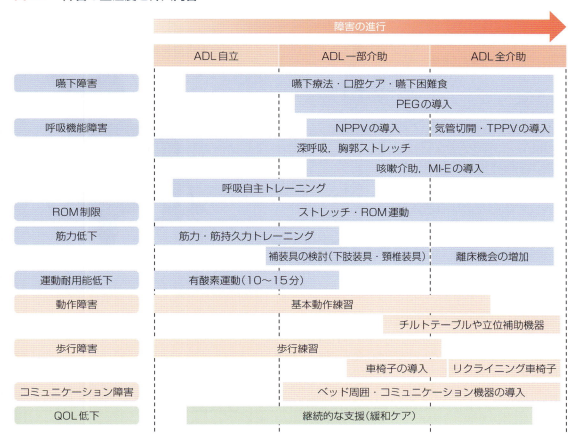

環境調整

目的
ALSは進行性であり，ADLの維持のみならずQOLの向上が重要となる。障害は多岐にわたり，さまざまな環境調整を適切に行う。病態の進行に伴い医療依存度が増加し，使用する機器も増えていく。

量や頻度
上肢筋力低下に対しては補助具を導入し，食事，更衣，整容，書字などには自助具を使用する。起き上がり動作に対しては電動ベッドの導入も検討する。

コミュニケーション機器の導入も検討する。コミュニケーション器具としては，携帯筆談器や透明文字盤，携帯型対話装置などがある（**図16**）。

移動動作が困難になってきた場合，車椅子の導入を検討する。障害の重症度に応じて，ヘッドレストやアームレストを使用する。携帯用の人工呼吸器を搭載できるようにする（**図17**）など，患者の病期と進行状況，意思決定に沿って環境調整を進める。

> **基礎へのフィードバック**
> **QOLの向上**
> ALSは進行性の病気であり，ADLの低下は免れないが理学療法によって患者や家族の意思決定の支援やQOLの向上にかかわることができる。

> **実践!! 臨床に役立つアドバイス**
> **連携の重要性**
> ALSのケアには多職種介入によるチームアプローチが大切である。そのためには職種間の情報共有，患者や家族とのコミュニケーションが重要となる。また，病期によってかかわる医療機関が変わることもあり，医療機関の間でも情報共有を進めることが望ましい。

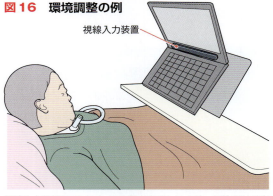

図16　環境調整の例
視線入力装置
視線入力装置をパソコンに設置することにより，見るだけで文字入力やマウス操作ができる。

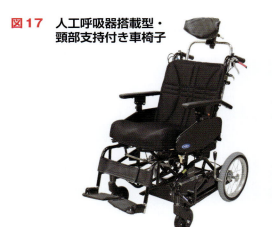

図17　人工呼吸器搭載型・頸部支持付き車椅子

（東名ブレース株式会社より許諾を得て掲載）

まとめ

- ALSの主な病変部位はどこか（☞p.84）。 試験
- ALSで障害されにくい機能は何か（☞p.85）。 試験
- ALSの総合的評価指標にはどのようなものがあるか（☞p.89）。 実習 試験
- ALSの評価において重要な検査項目は何か（☞p.91～93）。 実習
- ALSの理学療法にはどのようなものがあるか（☞p.93）。 実習 試験

【引用文献】
1) 日本神経学会：筋萎縮性側索硬化症診療ガイドライン2013.
2) 難病医学研究財団：難病情報センターホームページ（http://www.nanbyou.or.jp/）
3) Nichols-Larsen DS et al.：Neurologic Rehabilitation. p331-350, McGraw-Hill, 2016.
4) Andersen PM et al.：EFNS guidelines on the clinical management of amyotrophic lateral sclerosis (MALS) - revised report of an EFNS task force. Eur J Neurol 19. 360-375, 2012.
5) 内山 靖 総編：今日の理学療法指針. p263-272, 医学書院, 2015.
6) 潮見泰藏 編：ビジュアルレクチャー 神経理学療法学. p194-207, 2017.
7) 臼田 滋：基本動作能力を測定するための機能的動作尺度の開発. 理学療法科学15. 173-179, 2000.
8) 中山恭秀 編：3日間で行う理学療法臨床評価プランニング. p166, 南江堂, 2013.
9) Bello-Haas VD et al.：A randomized controlled trial of resistance exercise in individuals with ALS. Neurology 68(23), 2003-2007.
10) Drory VE et al.：The value of muscle exercise in patients with amyotrophic lateral sclerosis. J Neurol Sci 191(1-2), 133-137, 2001.
11) Sanjak M et al.：Supported treadmill ambulation for amyotrophic lateral sclerosis: a pilot study. Arch Phys Med Rehabil 91(12), 1920-1929, 2010.
12) 日本神経学会 監：筋萎縮性側索硬化症診療ガイドライン2013. 南江堂, 2013.
13) 寄本恵輔：ALSにおけるバックバルブマスクを用いた新しい呼吸理学療法 肺や胸郭の柔軟性を高めるためのMIC/LICトレーニングについて. 難病と在宅ケア 20(3), 23-25, 2014.
14) 菊地 豊 ほか：筋萎縮性側索硬化症の歩行障害に対するアプローチ. Monthly book medical rehabilitation (171), 47-55, 2014.
15) 今 清覚 ほか：神経系疾患と転倒・転落 筋萎縮性側索硬化症における転倒・転落の特徴. 医療 60(1), 37-41, 2006.

2章 各論

5 多発性硬化症の理学療法

1 疾患の病態

- 中枢神経系の白質と視神経に生じる慢性炎症性脱髄疾患である
- 白質のいたるところに脱髄を生じる空間的多発性がみられる
- 脱髄の寛解と再発を繰り返す時間的多発性がみられる

概要

多発性硬化症（MS）は，20代後半の女性に好発する中枢神経系の白質と視神経に起きる**慢性炎症性脱髄疾患**である．そのためMSによる症状は有髄神経の髄鞘が炎症によって破壊され，跳躍伝導が障害されることで生じる神経伝導の問題といえる．炎症による破壊が軸索にまで及べば神経伝導の途絶が生じ，症状は重度化する．

脱髄は，中枢神経の白質であればいたるところに生じる．このように病変が複数生じることを**空間的多発性**とよぶ．また，髄鞘の再生によって症状が寛解することがある．このように発症後に寛解と再発を繰り返すことを**時間的多発性**とよぶ．空間的多発性と時間的多発性は，MSの特徴を表す言葉であり，それらを示しながら症状は慢性的な経過をたどる（**図1**）．なお，硬化症という言葉は，脱髄を生じた部位が慢性期において硬くなることに由来する．

基礎へのフィードバック
神経伝導
神経には髄鞘のある有髄神経と髄鞘のない無髄神経がある．髄鞘は絶縁体であり，軸索に巻き付いている．髄鞘と髄鞘の間はRanvier絞輪とよばれ，誘電体である軸索が露出している．有髄神経での神経伝導はこのランビエ絞輪ごとに活動電位が伝わる跳躍伝導となり，無髄神経の神経伝導に比べて速い（**図2**）．

図1 MSにみられる経過

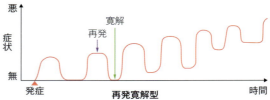

再発寛解型
発症後から寛解と再発を繰り返し，徐々に症状が悪化する

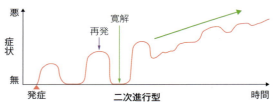

二次進行型
発症後，初期は寛解と再発をみせるが，その後は時間経過とともに症状が悪化する

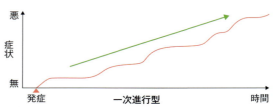

一次進行型
発症後から時間経過とともに症状が悪化する

図2 跳躍伝導

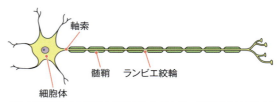

ランビエ絞輪でのみ脱分極が行われるため，活動電位はランビエ絞輪ごとに伝わり，伝導が可能になる

*MS：multiple sclerosis

補足

MSの疫学
　わが国のMSの有病率は，2004年時点で10万人当たり7.7人であることが報告[1]され，30年前に行われた調査に比べて4倍近くに増加している。また，高緯度の地域の居住者で有病率が高いことが知られている。

症状の悪化と寛解
　髄鞘の再生によって伝導障害が回復し，症状が改善することがある。しかし，軸索に破壊が生じれば症状は不可逆的となる。

MSの類似疾患
　MSの1つの病型として考えられてきた疾患に視神経脊髄炎があり，その症状は視神経炎と横断性脊髄炎である。しかし，視神経脊髄炎に特異的な自己抗体(抗アクアポリン4抗体)がみつかり，現在は別の疾患とされている。

学習の要点

神経伝導路と症状
　MS患者に出現する症状は，神経伝導路の障害によって生じる。そのため脊髄視床路，皮質脊髄路などの主要な遠心性伝導路と求心性伝導路を確認する。これらを理解することでMS患者の症状が想定できる。また，出現している症状から病変部位を推定できる。

2 症候・障害

POINT
- 症候は中枢神経と視神経の伝導障害の結果として現れる
- 症候は空間的多発性により多様である
- 症候は時間的多発性を経ながら徐々に重度化する
- 神経伝導障害による症候から二次的な障害が生じる

症候

- **筋力低下・運動麻痺**：大脳から脊髄にわたる錐体路に病変が生じれば，片麻痺といった運動麻痺が生じる(錐体路徴候)。脊髄の病巣が半側に生じればBrown-Séquard症候群様の症状が出現し，横断的に生じれば四肢麻痺や対麻痺様の症状を呈する。単麻痺を示す場合もある。

- **痙縮**：錐体路症状として痙縮を呈することがよくみられる。痙縮は，動作や精神的な緊張によって強くなることがあり，食事や整容などの両手動作を著しく困難にさせる場合がある。

- **易疲労性**：神経伝導の障害によって意図する動きが生じない，あるいは努力に見合った動きが生じないため，意図する動作に非常に大きな努力を払わなければならない。それによって出現する疲労と考えられる。また，動作の遂行とは直接関連がなく慢性的な疲労を訴える患者もいる。

- **感覚異常**：感覚低下やしびれ，疼痛などが生じる。疼痛は，頸部を他動的に前屈させると背中から下肢へと電撃痛が出現するLhermitte(レルミット)徴候がMSに特徴的な症状としてみられる(**図3**)。これは頸髄の後索に病変があると出現するとされる。

- **運動失調**：小脳に病変を生じれば小脳性の運動失調を生じる。脊髄後索に病変が生じれば脊髄後索性の運動失調を生じる。

- **視力低下**：球後視神経炎によって生じ，MSの初発症状として最も多い。

- **複視**：橋と中脳を結ぶ内側縦束が障害されることで眼球の解離性運動障害が生じ(MLF症

用語解説　ブラウン・セカール症候群　脊髄半側障害で出現する，感覚と運動の麻痺のこと。障害レベル以下では，障害側に運動と深部感覚の麻痺が出現する。非障害側では，温痛覚の麻痺が生じる。

＊MLF：medial longitudinal fasciculus

候群），複視を生じる。MLF症候群では，側方注視時における病側の眼球の内転障害と外転時における健側の眼振を生じる。MSの場合には，しばしば両側の内側縦束に障害が生じるとされる。

- **巧緻性低下**：筋力低下，脱力，失調，痙縮などの運動障害，しびれや感覚鈍麻などの感覚障害，そして視力低下障害などが複合した結果生じる。
- **排尿異常**：病変部位によってさまざまなタイプの排尿障害が現れる。大脳の病変では排尿筋過活動，脊髄の病変では蓄尿期の排尿筋過活動と排出期の低活動・排尿筋外括約筋協調不全，また仙髄の節前性の病変では低活動膀胱がみられる[2]。
- **有痛性強直性痙攣**：筋強直性発作で，四肢に激しい疼痛と痙攣を生じる。レルミット徴候とともにMSに特徴的な徴候とされる（図4）。
- **精神症状**：大脳の病変では，うつや多幸といった精神症状が出現することもある。

基礎へのフィードバック

錐体路徴候

錐体路は，大脳皮質の運動野から放線冠，内包，大脳脚，錐体を経由して脊髄前角細胞へと至る，体幹や四肢の運動を司る遠心性の伝導路のことである。この伝導路に病変が生じれば，運動麻痺，痙縮，病的反射，深部腱反射の亢進といった症状が出現する。これらの徴候を錐体路徴候という。

小脳の機能

小脳の機能は大きく前庭小脳，脊髄小脳，大脳小脳に分けられ，それぞれ平衡と姿勢保持，四肢と体幹の運動と姿勢制御，そして運動の計画と実行にかかわるとされている。また，小脳虫部は体幹と四肢の近位筋，小脳半球が四肢の遠位筋を司るとされる。

眼球運動

側方注視は一側の眼球の外転と他側の内転が協調して運動することで成り立つ。例えば右への側方注視では，まず左の前頭葉から対側である右の傍正中橋網様体に指令が届き，右の外転神経が働き，右の眼球が外転する。一方，左眼の内転では，右の傍正中橋網様体に届いた指令が上行して左の内側縦束を経由し，左の動眼神経が働いて，左目が内転する。

脊髄の伝導路

脊髄には求心性と遠心性の伝導路が通り，それぞれの機能をもつ神経伝導路は脊髄に局在している（図5）。そのため，脊髄の病変部位によって出現する症状は異なる。脊髄の半側，脊髄の前方，脊髄の後方，そして脊髄に横断的に病変がある場合には，どのような感覚障害や運動障害が出現するかをそれぞれ確認する。

図3　レルミット徴候

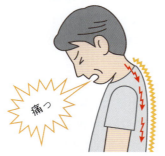

首を曲げる，顎を引くような動作をしたときに肩から背中を通って下肢へ伝わる痛みやしびれ。
脊髄後索の病巣との関連が指摘されている。

図4　有痛性強直性痙攣

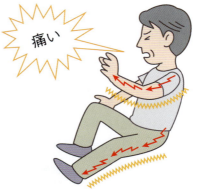

四肢を自動あるいは他動的に動かした際になどに出現する強い痛みを伴う筋強直発作。

二次的な障害

日常生活活動(ADL)障害

上肢の麻痺や感覚異常によって食事動作や整容,更衣動作が障害される.特に食事の際に一方の手で食器を把持し,もう一方の手で箸やスプーンを操作してこぼさないように口に運ぶ,あるいは髪をゴムで結ぶなどの両手動作に困難が生じやすい(図6).機能障害が大きい側の上肢が少なくとも物を押さえたり指でつまんだりできる場合は,両手動作の際の補助としてうまく活用していることが多い.

下肢の麻痺や筋力低下,痙縮などによって立位や歩行移動に困難を生じる.階段昇降やトイレ動作,入浴動作,移乗動作などは,立位や歩行を伴うことが多いため,これらの動作にも影響を及ぼす.さらに屋内,屋外での移動に影響を及ぼすため,社会参加をためらうことにもつながる.なお,ADL障害の程度は機能障害の程度や部位によって大きく異なる.

全身持久力低下

易疲労性や歩行障害などにより身体活動量は減少し,全身持久力は低下しやすい.

社会参加の制限

各症候,ADL障害,全身持久力低下などの複合によって就学や就労,余暇活動の制限をきたす可能性がある.

図5　脊髄の横断面と伝導路の部位

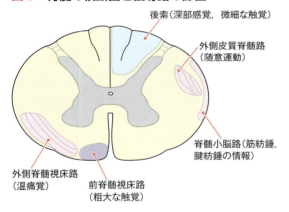

図6　両手動作の障害

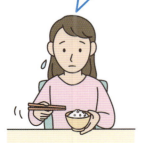
箸をうまく扱えず,ご飯が食べづらいな

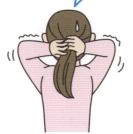
手がしびれているし,見えない場所だとうまく手を使えないな

実践!! 臨床に役立つアドバイス

疲労の評価

疲労はよく聞かれる症状である.疲労の原因には,体力に対して過負荷な活動を行った結果生じる場合と,そうではない場合がある.前者に対しては身体活動の現状を患者に説明し,疲労の生じない範囲の活動を評価して,「この程度の活動はできます」といった,活動と参加を促すような話し方をする.「これ以上の活動を控えましょう」という説明では,著しく活動や参加を制限することにつながりかねない.後者には,再発を疑う必要もある.いずれにせよ,客観的に評価を積み重ねない限りは正確な把握ができない.身体活動の内容と活動時間の聴取,心拍数の測定,休息の取り入れによる変化などを定期的に評価し,把握する必要がある.

高次脳機能への影響

MS患者では失語症,失行,失認などの高次脳機能障害の症状は出現されづらいといわれる.これは脱髄が白質に生じるためだが,何らかの高次脳機能障害を認める患者も半数以上おり,言語能力と注意持続時間が最も影響を受けていたとの報告[3]もある.臨床症状に応じて高次脳機能の把握を行う.

基礎へのフィードバック

視神経の髄鞘

視神経の髄鞘は,中枢神経の髄鞘と同じオリゴデンドログリア(希突起膠細胞)で構成される.そのため末梢神経の脳神経である視神経の脱髄が起こり,視力低下が生じる.なお,末梢神経の髄鞘はSchwann細胞(シュワン)で構成される.

＊ADL : activities of daily living

3 医学的検査

POINT
- 診断基準には，改訂McDonaldの診断基準[4),5)]（表1〜3）がある
- 臨床像の評価，画像検査，髄液検査，誘発電位検査などが行われる
- 画像検査ではMRIが用いられることが多い（図7, 8）
- 髄液検査では炎症による細胞数と総タンパクの軽度増加，免疫グロブリン（Ig）Gの増加，髄鞘炎症性タンパクの検出がみられる

検査の種類

- **臨床像**：増悪の有無と回数，MRIによる特異的な領域の病変の有無を評価する。
- **画像検査**：病変部位の炎症によって生じる浮腫やグリオーシスは，斑状に描出される。病巣はT2強調画像およびFLAIR画像では白く描出される。急性期の造影剤検査では，病巣がT1強調画像で白く描出されることがある。病変が軸索にまで及ぶと，病巣がT1強調画像で黒く描出されることがある。
- **髄液検査**：脳脊髄液の炎症反応を検査するために髄液検査が行われる。炎症によって細胞数と総タンパクの増加，IgGの増加，オリゴクローナルIgGバンドの出現などの所見がみられる。
- **誘発電位検査**：脱髄による神経伝導の遅延を評価する。視覚誘発電位，聴覚誘発電位，体性感覚誘発電位などさまざまな方法が用いられる。

> **基礎へのフィードバック**
> **MRI画像のみえ方**
> MRIでは，T1強調画像，T2強調画像，FLAIR画像の3つの画像が用いられることが多い。T1強調画像はCT画像と概ね同様に見える。T2強調画像は水分の多いところが強調されて描出される。FLAIR画像は病巣が脳室から区別されて描出される。浮腫・瘢痕化組織はT1では黒く，T2とFLAIRでは白く描出される。

表1 McDonald診断基準

臨床像	診断に必要な追加事項
2回以上の増悪と2個以上の臨床的他覚的病巣（1回の増悪でも病歴で増悪を示唆するものがあればよい）	なし[*1]
2回以上の増悪と1個の臨床的他覚的病巣	MRIによる「空間的多発性（DIS）」の証明（表2），または他の病巣に由来する臨床的増悪
1回の増悪と2個以上の臨床的他覚的病巣	MRIによる「時間的多発性（DIT）」の証明（表3），または2回目の臨床的増悪
1回の増悪と1個の臨床的他覚的病巣（CIS）	MRIによるDISの証明（表2），または他の病巣に由来する臨床的増悪およびMRIによるDITの証明（表3）または2回目の臨床的増悪
MSを示唆する進行性の増悪（一次性進行型）	1年間の進行性の増悪。そして以下のうちの2つ ・特徴的な領域（脳室周囲，皮質直下，テント下）の少なくとも1領域に1つ以上のT2病変[*2] ・脊髄に2つ以上のT2病変[*2] ・髄液所見陽性[*3]

[*1]：MSと診断するためには他の疾患を完全に否定し，すべての所見がMSに矛盾しないものでなければならない。 [*2]：造影効果の有無は問わない。 [*3]：髄液所見陽性とは，等電点電気泳動法によるオリゴクローナルバンドあるいはIgGインデックス高値をいう。

文献4)より引用

*MRI：magnetic resonance imaging　*Ig：immunoglobulin　*FLAIR：fluid-attenuated inversion recovery
*DIS：dissemination in space　*DIT：dissemination in time　*CIS：clinically isolated syndrome

表2 DISの証明

下記のいずれかを満たせば証明される
1. 異なる病巣による2つの臨床症状
2. MRIにおいて特徴的な領域（脳室周囲，皮質直下，テント下，脊髄）の2領域以上に1つ以上の無症候性のT2病変[*1]

*1：造影効果の有無は問わない　　　文献4）より引用

表3 DITの証明

下記のいずれかを満たせば証明される
1. 1カ月以上の間隔をおいた2つの臨床症状
2. ある時点のMRIと比較して再検したMRIで新たなT2病変の確認[*1]
3. ある時点のMRIで2つ以上のT2病変があり，1つ以上の造影病変と1つ以上の非造影病変

*1：造影効果の有無は問わない　　　文献4）より引用

図7　MRIによる水平断像

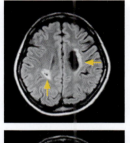 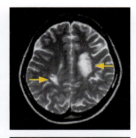 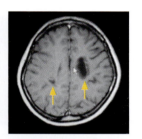
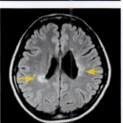 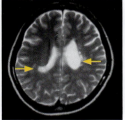 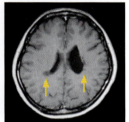

a　FLAIR画像　　　　　　b　T2強調画像　　　　　　c　T1強調画像
矢印の先の白い部位が病巣　矢印の先の白い部位が病巣　矢印の先の黒い部位が病巣

図8　MRIによる矢状断像

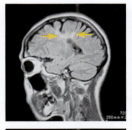 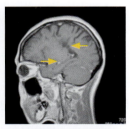
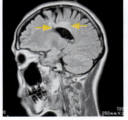 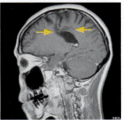

a　FLAIR画像　　　　　　b　T1強調画像
矢印の先の白い部位が病巣　矢印の先の黒い部位が病巣

4 医師による治療

- 治療は，急性増悪期，再発予防，後遺障害に分けて考えて行う
- 急性増悪期，再発に対する主要な治療は，副腎皮質ホルモン（ステロイド）とインターフェロンβである
- 後遺障害には，それぞれの症状へ対症療法が行われる
- 薬物療法とともに理学療法，作業療法，言語聴覚療法が用いられる

病期別の治療法

治療は，急性増悪期，寛解期の再発予防，慢性期の後遺障害に対する対症療法に分けて考える[6]。

急性増悪期には，大量のステロイドを点滴で投与するステロイドパルス療法が行われ，炎症を抑え脱髄の進行を抑えるようにする。3～5日間を1クールとして行い，2～3クール行われる。また，経口ステロイド投与，血漿交換療法などが行われることもある。

寛解期には再発予防を目的に，インターフェロンβが用いられることが多くある。ステロイドパルス療法後に経口ステロイドを投与する場合には，長期のステロイドの連用による糖尿病や易感染性，胃・十二指腸潰瘍などの副作用の増加を避けるため，長期の使用は避けられることが多い。

慢性期の後遺障害にはそれぞれの症状への対症療法が行われる。痙縮には抗痙縮薬，有痛性強直性痙攣には抗てんかん薬，頻尿には抗コリン薬，排尿障害にはα遮断薬などが用いられる。急性期を過ぎると理学療法，作業療法，言語聴覚療法の処方が行われ，それぞれの療法が開始される。

5 理学療法評価

- DISを示すため全般的な評価を行う
- DITを示すため定量的な評価を含むようにする
- 疾患特異的な評価指標を用いて評価を行う
- 評価とその結果は国際生活機能分類（ICF）に基づいて実施・整理する

全般的評価

- **意識レベル**：Japan Coma Scale（JCS）やGlasgow Coma Scale（GCS）を用いる。
- **コミュニケーション**：会話での意思疎通を確認する。発語に不明瞭な点などがみられれば，構音障害や失語症の評価を行う。
- **バイタルサイン**：脈拍，血圧などのバイタルサインを把握する。ステロイド治療患者では運動時の血圧上昇に注意する。
- **主訴・ホープ・ニーズ**：着目・改善してほしい点を把握し，患者本人を主体とした理学療法を考えるためにきわめて重要である。
- **筋力**：上下肢・体幹の筋力を評価する。徒手筋力検査（MMT）で全体の筋力を把握するとと

* ICF：international classification of functioning, disability and health　　* MMT：manual muscle testing

もに，再発時の状態変化を把握するために，握力計や徒手筋力計（HHD）などを用いて定量的な評価指標を把握する。

- **運動麻痺**：片麻痺などの中枢性の麻痺がある場合には，筋力とともにBrunnstrom motor recovery stage（BMRS）やMotricity Index（MI）を用いて評価を行う。
- **筋緊張**：筋緊張評価スケール（MAS）を用いて評価を行う。動作に伴う筋緊張の高まりを身体の固さやこりといった表現で訴える患者では，動作に伴う筋緊張の変化も把握する。歩行時に，足部の内反がみられることもあるし，上肢や手指の緊張が高くなることもある（図9）。
- **疲労**：安静時および活動後の疲労を，visual analogue scale（VAS）などを用いて評価する。また心拍数や血圧などを計測し，自覚的疲労度と他覚的疲労度に解離がないかを評価する。解離がなければ心拍数は疲労を反映できる指標として用いることができるし，解離があれば個々の症状を聴取する。
- **感覚**：触覚，温痛覚，深部感覚を評価する。感覚の異常は，鈍麻，消失，過敏と表現するが鈍麻・過敏の場合は，正常な身体部位を10としていくつに相当するか，など数的に表現する。
- **関節可動域（ROM）**：筋緊張の亢進や廃用による制限が生じている可能性がある。特に2関節筋が伸長される関節運動は制限をきたしやすい。
- **深部腱反射・病的反射**：左右差がわかるように記録をする。病的反射は，障害が錐体路に生じているかを判断することができる。
- **巧緻性**：簡易上肢機能検査（STEF）やパーデューペグボードテスト（図10）を用いて上肢機能を定量的に評価する。STEFは，物品の運搬速度（握り・移動・離し）を測定し，上肢の巧緻性を動作のスピードに置き換えて評価できる。パーデューペグボードテストは，ピンの差し込みや両手での部品の組み立て個数を測定し，STEFよりも繊細な協調動作を評価できる。
- **基本動作**：各動作が可能か否か，不可能な場合にはどのような環境条件を整えれば可能になるかを評価する。練習場面では動作が可能であっても，動作に長時間を所要する場合には，実生活では介助が行われることも少なくない。そのため，動作の所要時間も評価する。可能な場合と不可能な場合が混在するときには，全試行に対して可能であった試行数をカウントする。
- **歩行**：歩行速度，耐久性，安定性を評価する。歩行速度は10m快適歩行速度と10m最大歩行

図9　上肢と手指の緊張が高まった状態

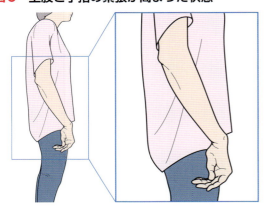

図10　パーデューペグボードテスト

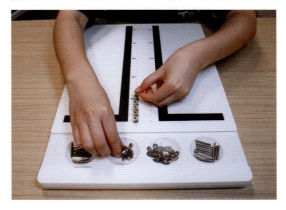

＊HHD：hand held dynamometer　＊MAS：modified Ashworth scale　＊ROM：range of motion
＊STEF：simple test for evaluating hand function

速度を計測する．併せて歩数をカウントする．耐久性は6分間歩行距離や連続歩行距離を測定する．測定前後では心拍数や血圧を評価する．また歩行後の自覚的疲労度について，Borg scale（ボルグ）を用いて息切れの程度と下肢疲労の程度を聴取する．得られた結果は運動療法に活かす．

- **ADL**：各活動について自立，非自立，一部介助などといった自立度を把握する．自立している場合は，その活動に必要な機器や補助具，動作様式を評価する．また生活場面，あるいは生活場面を模した環境で，活動の所要時間を測定する．そうすることで，活動に関する経時的な変化を把握しやすくなる．動作が自立して行えない場合には，各動作を構成する下位動作に分けて，どの下位動作ができないためなのか，あるいはどの下位動作が連鎖しないためなのかを評価して，記録する[7,8]．ADLの評価は，現状を把握する側面と治療に活用する情報を把握する側面がある．

- **社会参加状況**：仕事や家事，趣味活動など，患者が属する社会的状況のなかで中核となる活動が何か，それをどのように行っているのかを確認する．活動の種類や頻度，活動の場までの移動方法と移動時間などを把握する．利用する交通機関とその混雑の程度，利用客数の程度も重要な情報であり，歩行移動に不自由，不安を感じているのであれば，能力に見合った移動手段を考える必要がある．

- **家屋状況**：持ち家か賃貸かは，住宅改修を行う際の重要な情報になる．トイレや浴室の形態，廊下幅，道路から玄関までのアプローチの情報は，移動を考えるうえで重要である．家はトレーニングの場ではなく，生活の場であることを第一に考える．

疾患特異的な評価

- **総合的評価**：錐体路徴候，小脳，脳幹，感覚，膀胱，直腸，視覚，精神，その他の各機能の評価が含まれているKurtzke（クルツケ）の機能別障害度（FS，**表4**）がある．さらにFSの結果に歩行を含んだ移動能力を評価するEDDS（**表5**）がある．

- **ADL障害の評価**：MSのためのADL障害度評価がある．

- **生活の質（QOL）の評価**：FAMS, MSIS-29, MSQOL-54などがある．

臨床に役立つアドバイス

疲労とトレーニング

歩行後のボルグスケールにおいて，息切れの程度が15，下肢疲労が13など息切れの症状が下肢の症状に比べて強かった場合には，歩行を制限する原因として下肢機能の問題というよりは呼吸循環器系すなわち有酸素作業能力の低下が強く影響していると考えられる．一方，息切れの程度が13で下肢疲労が15など，下肢の症状が息切れの症状に比べて強かった場合には，歩行を制限する原因としては下肢機能の低下が大きく影響していると考えられ，下肢筋力トレーニングをしっかりと行う必要がある．また，息切れも下肢疲労も同程度であれば，双方へのトレーニングを考慮する．

---

* FS：functional system　　* EDDS：expanded disability status scale of Kurtzke　　* QOL：quality of life
* FAMS：functional assessment of multiple sclerosis　　* MSIS-29：multiple sclerosis impact scale-29
* MSQOL-54：multiple sclerosis quality of life -54 instrument

表4 FSの評価基準

FS	錐体路機能	小脳機能	脳幹機能	感覚機能		膀胱直腸機能	視覚機能	精神機能	その他
0	◎ 正常	◎ 正常	◎ 正常	◎ 正常		◎ 正常	◎ 正常	◎ 正常	◎ なし
1	① 異常所見あるが障害なし	① 異常所見あるが障害なし	① 異常所見のみ	① 1〜2肢	振動覚または描字覚の低下	① 軽度の遅延・切迫・尿閉	① 暗点があり，矯正視力0.7以上	① 情動の変化のみ	① あり
2	② ごく軽い障害	② 軽度の失調	② 中等度の眼振	② 1〜2肢	軽度の触・痛・位置覚の低下	② 中等度の遅延・切迫・尿閉	② 悪いほうの眼に暗点あり，矯正視力0.7〜0.3	② 軽度の知能低下	
			軽度の他の脳幹機能障害		中等度の振動覚の低下				
					3〜4肢 振動覚のみ低下	まれな尿失禁			
3	③ 軽度〜中等度の対麻痺・片麻痺	③ 中等度の躯幹または四肢の失調	③ 高度の眼振	③ 1〜3肢	中等度の触・痛・位置覚の低下	頻繁な尿失禁	③ 悪いほうの眼に大きな暗点	③ 中等度の知能低下	
			高度の外眼筋麻痺		完全な振動覚の低下		中等度の視野障害 矯正視力0.3〜0.2		
	高度の単麻痺		中等度の他の脳幹機能障害		3〜4肢 軽度の触・痛覚の低下				
					中等度の固有覚の低下				
4	④ 高度の対麻痺・片麻痺	④ 高度の四肢全部の失調	④ 高度の構音障害	④ 1〜2肢	高度の触・痛覚の低下	④ ほとんど導尿を要するが，直腸機能は保たれている	④ 悪いほうの眼に高度視野障害 矯正視力0.2〜0.1	④ 高度の知能低下（中等度の慢性脳徴候）	
	中等度の四肢麻痺		高度の他の脳幹機能障害		固有覚の消失（単独 or 合併）				
	完全な単麻痺				2肢以上 中等度の触・痛覚の低下		悪いほうの眼は[grade3]で良眼の視力0.3以下		
					3肢以上 高度の固有覚の消失				
5	⑤ 完全な対麻痺・片麻痺	⑤ 失調のため協調運動まったく不能	⑤ 嚥下または構音まったく不能	⑤ 1〜2肢	全感覚の消失	⑤ 膀胱機能消失	⑤ 悪いほうの眼の矯正視力0.1以下	⑤ 高度の認知症	
	高度の四肢麻痺				顎以下 中等度の触・痛覚の低下		悪いほうの眼は[grade4]で良眼の視力0.3以下	高度の慢性脳徴候	
					ほとんどの固有覚の消失				
6	⑥ 完全な四肢麻痺			⑥ 顎以下	全感覚消失	⑥ 膀胱・直腸機能消失	⑥ 悪いほうの眼は[grade5]で良眼の視力0.3以下		
V		不明	不明	不明		不明	不明	不明	不明
X		小脳機能：脱力[錐体路機能(grade3)以上]により判定困難な場合，gradeとともにチェックする					視覚機能：耳側蒼白がある場合，gradeとともにチェックする		

文献9）より引用

表5　EDSSの評価基準

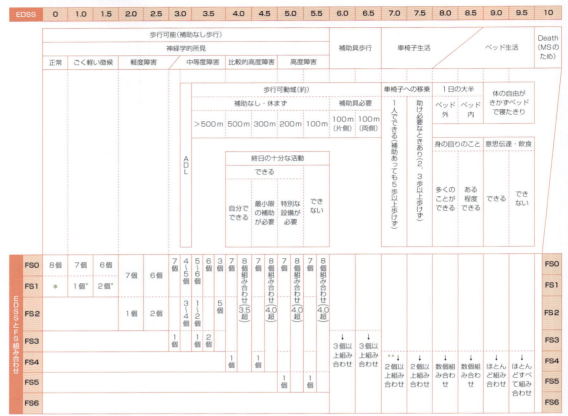

＊他に精神機能は1（FS）でもよい　　＊＊非常にまれであるが錐体路徴候5（FS）のみ

EDSS評価上の留意点
- EDSSは，MSにより障害された患者個々の最大機能を，神経学的検査成績をもとに評価する
- EDSSに先立って，機能別障害度（FS）を次頁の表により評価する
- EDSSの各グレードに該当するFSグレードの一般的な組み合わせは中段の表に示す。歩行障害がない（あっても＞500ｍ歩行可能）段階のEDSSは，FSグレードの組み合わせによって規定される
- FSおよびEDSSの各グレードにぴったりのカテゴリーがない場合は，一番近い適当なグレードを採用する

文献9）より引用

6 理学療法

- 理学療法士の治療対象は，疾病によって生じた一次的な機能および能力低下と社会参加制限に加えて，二次的に生じる廃用の予防，再発時の対応である
- 運動療法，動作練習，環境整備の3つの方法での介入を考える
- 理学療法は，リスク管理のうえ実施する

疾患の特徴を踏まえた理学療法実施の全般的注意点

- 室温が高くない環境で理学療法を実施する。これはUhthoff徴候による症状悪化をきたさないためである。
- 四肢を他動的に動かす際は，ゆっくりと動かす。これは有痛性強直性痙攣を誘発しないためである。
- 動作練習の際は，頸部の前屈を強いられない環境を整備して行う。これはレルミット徴候による疼痛を生じさせないためである。
- 過負荷を防ぐためVASやボルグスケールを用いて自覚的疲労度を把握する。また，安静時と運動時の心拍数や呼吸数なども過負荷の指標となりうる。握力やHHDを用いて筋力値を測定することで，過負荷に伴う筋力低下の有無を客観的に評価できる（図11）。

図11 握力測定による過負荷の評価

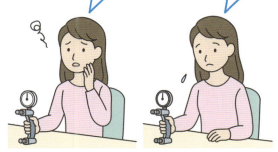

過負荷の運動は，筋力の低下を生じさせる。握力のような客観的な評価を続けることで，過負荷の徴候を把握することができる。

- 理学療法の実施前・中・後にはバイタルサインを確認する。特にステロイドの投与によっては高血圧や高血糖などを生じる場合があるために，よく注意を払う。

運動療法

ROM制限や筋力低下，動作能力の低下に対する介入の基本は，ほかの疾患と変わらない。例えば，筋力低下に対して筋力の増強を目指す必要があれば，その介入は過負荷の原則に則ってトレーニングを行う。

有酸素作業能力の向上を目的とするのであれば，予測最大心拍数の50％程度の負荷で15分程度の運動から開始し，自覚的疲労度を評価しながら負荷を漸増させる。トレッドミル歩行や自転車エルゴメーターなどの運動様式の選択は，転倒などのリスクにおいて最も安全と考えられる様式を選択する。

動作練習

動作練習の基本は無誤学習過程下で練習を行えるということが重要になる[10]。無誤学習，すなわち努力して動作を行っても達成できない，あるいは失敗に終わってしまう練習ではなく，自身の努力で動作が達成できる，成功して終わる練習を行う。

例えば，椅子からの立ち上がりができない場合には，本人の少しの努力で立ち上がりができる環境を設定して練習する。最初から座面高

用語解説　ウートフ徴候 体温の上昇に伴って症状が悪化し，体温の低下に伴って症状が元にもどる現象である。体温上昇に伴ってカリウムイオンチャネルからカリウムイオンが細胞外に流出することで，神経伝導が不良になることに由来する。

40cmからの立ち上がりを介助して行うよりも，本人の努力のみで立ち上がりを行える高さに座面高を設定し，立ち上がりを反復させる。そして十分な成功を重ねたうえで，座面高を少しずつ下げていくことを繰り返す（図12）。

他にも病棟内の歩行移動を自立するために連続100mの歩行を目標としたとする。しかし片麻痺が出現し，70mを越えるとつま先を床に擦ってしまい側方での介助が必要となるのであれば，下肢装具や杖を併用して，100mを介助なしで歩く練習を設定して行う。

環境整備

運動療法と動作練習といったトレーニングを行う際の環境整備と，実生活における環境整備がある。前者は前述したとおりである。後者では，長期的な視点に立って生活環境を整備する。MSは長期的には徐々に症状が進行して重度化することが見込まれる。そのため実生活における環境整備は，その時点の障害に見合った対応というよりも，普遍的なユニーバーサルデザインといった，現段階の障害の内容や程度に比較的左右されない整備への対応から考え始める。

患者教育

過労やストレス，感染などは再発の危険因子とされており，よく説明を行う。ウートフ徴候については，高い温度の風呂やサウナは避けることを説明する。またステロイドなど，服用する薬剤と日常生活の注意点についても説明する。

MSは難病指定されている。そのため医療費助成の対象になり，治療にかかる自己負担割合が下がる，支払月額の上限があるなどの患者支援を受けることができる。医療ソーシャルワーカーへの相談や役所への問い合わせ方法など，患者支援に役立つ情報を提供する。

コンディショニング

進行した場合には，嚥下障害，呼吸機能の低下が生じることがある。また活動範囲がベッド上になることがある。そのような場合には，嚥下療法，排痰などの呼吸理学療法，良肢位保持，離床などを行う。

図12　立ち上がり練習の例

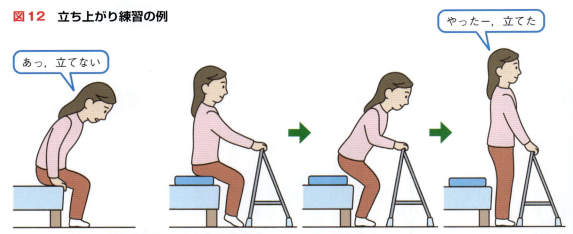

立ち上がりに介助を必要とするのであれば，座面高を高くする，手すりを用いる，あるいは双方とも用いるなど，本人が独力で実施できる環境を整えて，その環境で立ち上がり練習をする。

臨床に役立つアドバイス

患者に対する心構え

　正しく豊富な知識と技術をもち理学療法を行うことは，理学療法士としてきわめて重要なことである．これらの知識と技術に加えることで，さらに理学療法が向上するものがある．それは患者がどのようなことに困り，何を望んでいるかを聞き出す技術，すなわちコミュニケーション能力である．優れたコミュニケーション能力は，患者からの素直な訴えを聞き出すことにつながり，患者が真に求める事柄への対応が可能になる．そのためには，会話の際に視線の高さを合わせることはもちろん，患者の声に相槌をうったり，うなずいたりすることも必要になる．自分の声に耳を傾けてくれない人に本心を打ち明ける人はいないであろう．患者の訴えを真摯に聴き，受け入れ，困っていることに共に向き合おうとする姿勢は，患者の求める理学療法を行ううえで欠くことができない．

まとめ

- MSは慢性炎症性の何疾患か（☞p.102）． `試験`
- MSの病巣はどこに生じるか（☞p.102）． `試験`
- 病巣がいたるところに複数存在する特徴を何というか（☞p.102）． `試験`
- 症状が寛解と再発を繰り返す特徴を何というか（☞p.102）． `試験`
- 視覚障害にはどのような症状がみられるか（☞p.103）． `実習` `試験`
- 頸部を他動的に前屈させると背中から下肢へと電撃痛が出現する現象を何というか（☞p.104）． `試験`
- 有痛性強直性痙攣とはどのような症状か（☞p.104）． `実習` `試験`
- 改訂McDonaldの診断基準とはどのようなものか（☞p.106）． `試験` `実習`
- 医師による治療はどのようなものがあるか（☞p.108）． `試験` `実習`
- 疾患特異的な評価にはどのようなものがあるか（☞p.110）． `試験` `実習`
- 体温の上昇に伴って症状が悪化し，体温の低下に伴って症状が元にもどる現象を何というか（☞p.113）． `試験`
- MS患者への理学療法にはどのようなものがあるか（☞p.113）． `実習`

【引用文献】

1) Osoegawa M et al.：Temporal changes and geographical differences in multiple sclerosis phenotypes in Japanese：nationwide survey results over 30 years. Mult Scler 15, 159-173, 2009.
2) 榊原隆次 ほか：脊髄損傷以外の疾患－多発性硬化症，脊髄梗塞などによる神経因性膀胱－. 泌尿器外科26（2），139-144, 2013.
3) Achiron A et al.：Cognitive impairment in probable multiple sclerosis. J Neurol Neurosurg Psychiatry 74（4），443-6, 2003.
4) Polman CH et al.：Diagnostic criteria for Multiple sclerosis：2010 revisions to the MaDonald criteria. Ann Neurol 69（2），292-302, 2011.
5) 「多発性硬化症治療ガイドライン」作成委員会 編，日本神経学会ほか 監：多発性硬化症治療ガイドライン2010追補版. 医学書院, 2010.
6) 中辻裕司：免疫性・炎症性神経疾患―病態解明から疾患修飾薬開発まで―多発性硬化症. Modern Physician 36, 659-663, 2016.
7) 大森圭貢：日常生活動作練習 日常生活動作障害の評価と練習. 理療42（2），19-27, 2012.
8) 大森圭貢：従来の日常生活動作評価の限界. 行動リハビリテーション3, 13-18, 2013.
9) 日本神経学会 監：多発性硬化症・視神経脊髄炎診療ガイドライン2017，p.320-321, 2017.
10) 山崎裕司：ADL訓練の効果を最大限に引き出す方法. 山崎裕司，山本淳一 編，リハビリテーション効果を最大限に引き出すコツ. 三輪書店, p88-89, 2012.

2章 各論

6 多発神経炎・ニューロパチー（ギラン・バレー症候群など）の理学療法

1 疾患の病態

POINT
- ニューロパチーは，脱髄型と軸索型に分類
- Guillain-Barré症候群（GBS）は，先行感染（風邪，下痢）の後，単相性の運動と感覚の障害を呈する自己免疫疾患
- 慢性炎症性脱髄性多発ニューロパチー（CIDP）は，再発と寛解を繰り返す運動と感覚の障害

概要

ニューロパチーは，病理学的には脱髄と軸索障害に分かれる。軸索障害とは，神経細胞そのものが障害されることであり，脱髄とは髄鞘（Schwann細胞）が破壊されることである。髄鞘が破壊されると神経細胞を伝わる電気信号の速度に不均一が生じ，筋力が低下したり感覚が鈍くなる。軸索が保たれ，脱髄だけの場合は回復が早いが，脱髄の程度が強い場合は二次的に軸索障害を起こすことがある。

臨床症状によりニューロパチーは3分類できる。神経の支配領域の運動・感覚障害において，①1つの神経が障害を受ける**単ニューロパチー**，②複数の神経が障害を受ける**多発単ニューロパチー**，③どの神経と同定できないが多くの神経が障害を受ける**多発ニューロパチー（多発性神経炎）**の3型である。自己免疫性の末梢神経障害の多くは多発ニューロパチーである。

GBSは，免疫・炎症性の多発ニューロパチーであり，自己免疫反応により髄鞘や軸索が障害される。髄鞘が一時的に障害される脱髄型GBSと軸索が一時的に障害される軸索型GBSの2つの病型に分類される。筋力低下に続き，急速に筋萎縮が進行する患者は急性軸索変性の可能性がある。

病態

病理でみると，脱髄型では節性脱髄，軸索型では髄鞘球が認められる（**図1 a, b**）。運動麻痺と感覚障害の伴った軸索型GBSは脱髄型GBSより回復はやや遅い傾向がある。なお，わが国では，脱髄型GBSと軸索型GBSの発症はほぼ同頻度である。

GBSは，上気道炎や胃腸炎，下痢などの先行感染から数日〜数週間（4週以内）に急速に発症する四肢の弛緩性麻痺と深部腱反射の消失を主徴とする（**図2, 3**）。多くは回復するが，一部

図1 GBSの神経変性

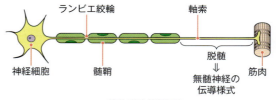
a 節性脱髄（脱髄型）

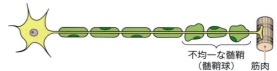
b 髄鞘球（軸索型）

---

* GBS : Guillain-Barré syndrome * CIDP : chronic inflammatory demyelinating polyneuropathy

図2　GBSの病期

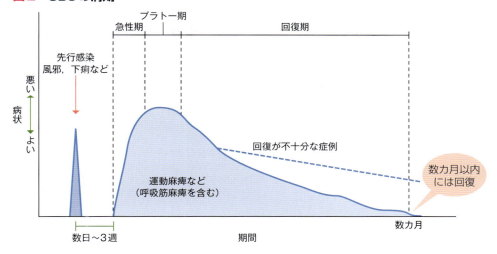

図3　GBSの病態

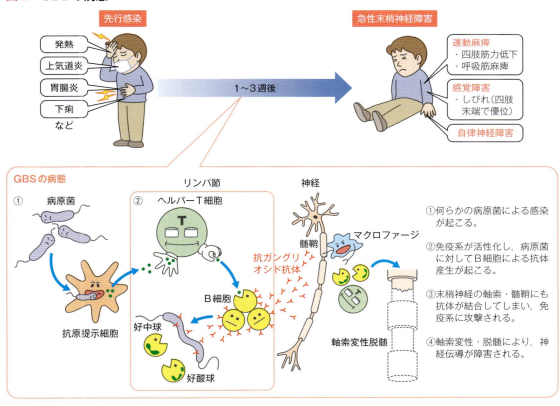

| 用語解説 | **ガングリオシド**　神経の軸索と髄鞘に豊富にある糖脂質である。カンピロバクターウイルス（*Campylobacter jejuni*）の外膜に含まれる抗糖脂質と非常に酷似している。末梢神経に存在する糖脂質は，細胞膜の構造にかかわっている。この抗体（ガングリオシド抗体）が血中に多くみられた動物では，脱髄や軸索障害が生じることから，糖脂質の抗体が病態に関与する可能性が指摘されている。 |

重篤化することもある．わが国では人口10万人当たり1～2人の発症と推定されており，男女比は3：2でやや男性に多い．発症は全年齢層と幅広く，発症の平均年齢は39歳である．

急性発症で単相性（悪化～回復）の経過をたどるGBSに対して，**再発と寛解を繰り返すCIDP**がある．病態は，四肢筋力低下と感覚障害が2カ月以上かけて緩徐に進行し，病因が不明の後天性脱髄性末梢神経障害である．

> **補足**
> GBSの原著論文は1916年に発表された．「細胞変化がなく，脳脊髄液のタンパク増加を伴った根神経炎症候群について－腱反射の臨床的ならびに描画上の特性に関する考察－」と題する根神経炎の2例の報告である．

> **基礎へのフィードバック**
> **髄鞘**
> 末梢神経は有髄神経と無髄神経に分類される．有髄神経では，シュワン細胞が神経細胞の突起である軸索を取り巻いて髄鞘（ミエリン鞘）を形成している．髄鞘と髄鞘の切れ目の部分をRanvier絞輪といい，電気信号がそこを伝わる（跳躍電導）ことにより，素早い情報の伝達が可能となる．これに対して無髄神経では，軸索のまわりに髄鞘をもたず，跳躍伝導を行わない．

2 症候・障害

- 筋力低下（左右対称性）と感覚障害の出現，深部腱反射の消失
- 呼吸筋が麻痺すると，低換気症状となり人工呼吸器管理となる
- GBSは発症から4週で極期となり，その後，8割の患者が数カ月で回復する
- CIDPは運動・感覚障害が2カ月以上進行する

症状

- **GBSは，発症後4週で極期となり，おおむね8割の患者が数カ月～1年以内に回復する**（図4）．
- 筋力低下：左右対称性であり，近位部と遠位部に生じる．また，下肢に始まり上肢に進行する．
- 感覚障害：感覚の低下（しびれ感），触覚に対する異常感覚，自発的に起こる不快な感覚（びりびり感），灼熱感，うずく痛みなどがある．
- **深部腱反射：低下～消失**する．
- 呼吸筋麻痺：補助呼吸が必要になると生命予後，機能予後のいずれも不良となる．しかし，補助呼吸が必要なければ，発症後6カ月以上経過した時点で，歩行器または介助による5m以上の歩行能力の獲得が期待できる．
- 脳神経：眼球や表情筋の運動麻痺，構音障害や嚥下障害などの脳神経障害が出現する．
- 自律神経症状：血圧変動，不整脈，瞳孔異常などが出現する．

- GBSの予後予測：指標には，ピーク時の重症度，高齢発症，下痢の先行感染または**カンピロバクター感染**，発症から入院までの日数の短さ，神経伝導検査での電位不良がある．
- GBSとCIDPの識別は，2肢以上の運動・感覚障害が2カ月以上にわたって進行する場合や，GBS発症後9週を過ぎても悪化し続ける場合，少なくとも3回再発している場合はCIDPを疑う（表1）．
- **Fisher症候群（FS）**は，GBSと発症機序はほぼ似ており，先行感染の後，腱反射の消失や外眼筋麻痺，小脳失調が生じる．

> **臨床に役立つアドバイス**
> **GBSの痛み**
> 発症初期には，頸部，肩部，背部の痛みを訴えることがよくある．また，筋力低下した筋の痛みについて，患者は「前日に運動しすぎたときのような筋肉の痛み」と表現することがある．

*FS：Fisher syndrome

図4　GBSの症状と経過

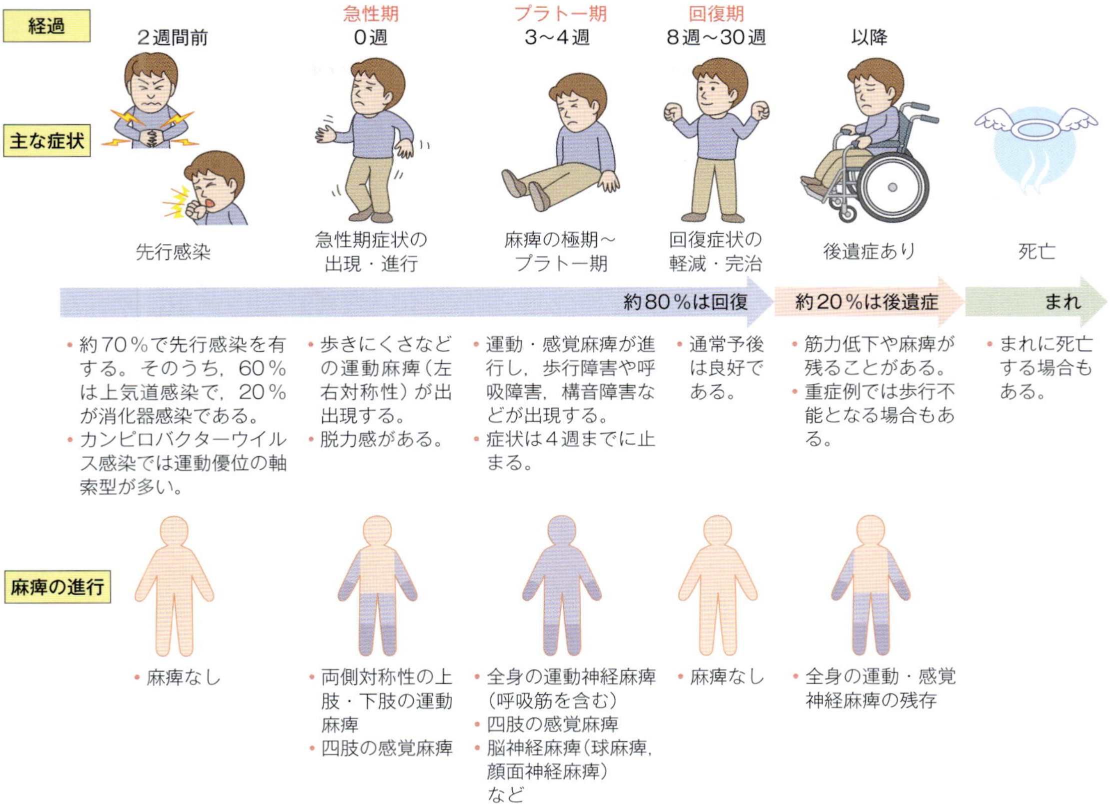

経過	2週間前	急性期 0週	プラトー期 3〜4週	回復期 8週〜30週	以降	
主な症状				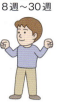		
	先行感染	急性期症状の出現・進行	麻痺の極期〜プラトー期	回復症状の軽減・完治	後遺症あり	死亡

約80％は回復　約20％は後遺症　まれ

- 約70％で先行感染を有する。そのうち，60％は上気道感染で，20％が消化器感染である。
- カンピロバクターウイルス感染では運動優位の軸索型が多い。

- 歩きにくさなどの運動麻痺（左右対称性）が出現する。
- 脱力感がある。

- 運動・感覚麻痺が進行し，歩行障害や呼吸障害，構音障害などが出現する。
- 症状は4週までに止まる。

- 通常予後は良好である。

- 筋力低下や麻痺が残ることがある。
- 重症例では歩行不能となる場合もある。

- まれに死亡する場合もある。

麻痺の進行					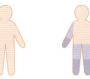

- 麻痺なし

- 両側対称性の上肢・下肢の運動麻痺
- 四肢の感覚麻痺

- 全身の運動神経麻痺（呼吸筋を含む）
- 四肢の感覚麻痺
- 脳神経麻痺（球麻痺，顔面神経麻痺）など

- 麻痺なし

- 全身の運動・感覚神経麻痺の残存

表1　GBS, FS, CIDPの比較

	GBS	FS	CIDP
主な症状	・四肢筋力低下 ・感覚障害 ・腱反射消失 ・自律神経障害 など	・外転筋麻痺 ・運動失調 ・腱反射消失 など	・四肢筋力低下 ・感覚障害 ・腱反射消失 など
経過	急性進行性 単相性	急性進行性	慢性進行性 再発性
先行感染	伴うことが多い	伴うことが多い	伴わない
治療法	・経静脈的免疫グロブリン療法（IVIg） ・血液浄化療法 ※ステロイドの有効性なし	・経過観察 ※IVIg，血液浄化療法も検討	・ステロイド ・IVIg ・血液浄化療法
予後	多くは良好だが，一部後遺症あり	良好	多くは良好だが，難治例もあり

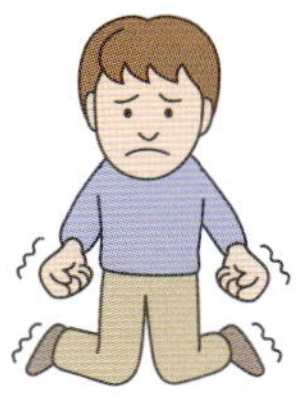

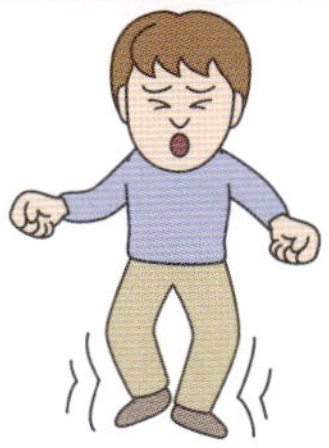

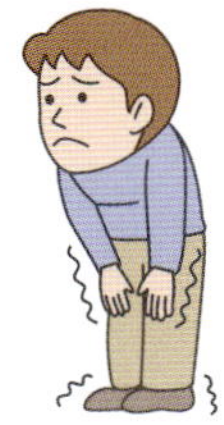

＊IVIg：intravenous immunoglobulin

3 医学的検査

POINT
- GBSの診断は，病歴と臨床症状で判断
- 腱反射の消失と2肢以上の運動麻痺
- 血清中の抗ガングリオシドの上昇

GBSの診断

GBSは，基本的に病歴・臨床症状（身体所見）に基づいて診断されるが，アメリカ国立神経疾患・脳卒中研究所（NINDS）の診断基準が有名である（**表2**）。末梢性ニューロパチーにおいて，病歴と身体所見では，**7つのKey Question**が有用とされている（**表3**）。

GBSは，基本的に病歴と臨床所見によって診

表2 GBSの診断基準（NINDSより抜粋）

診断に必要な特徴	A. 2肢以上の進行性筋力低下
	B. 深部腱反射の消失（すべての反射消失が原則。ただし，他の所見に矛盾がなければ，上腕二頭筋反射と大腿四頭筋反射の明確な低下と遠位筋の反射消失でもよい）

診断を強く支持する特徴	A. 臨床的特徴（重要順）	1. 進行：筋力低下の症状は急速に進行するが，4週までには進行は停止する（約50％の症例で2週までに，約80％の症例で3週までに，約90％以上の症例で4週以内に症状はピークに達する） 2. 比較的対称性：完全な左右対称性はまれである。しかし，通常1肢が障害された場合，対側も障害される 3. 軽度の感覚障害を認める 4. 脳神経障害：顔面神経麻痺は約50％にみられる。また，外眼筋麻痺やその他の脳神経障害で発症することがある（5％未満） 5. 回復：通常症状の進行が停止した後，2～4週で回復し始めるが，数カ月も回復が遅れることがある。ほとんどの患者は機能的に回復する 6. 自律神経障害：頻脈，その他の不整脈・起立性低血圧・高血圧・血管運動症状などの出現は診断を支持する 7. 神経症状の発症時に発熱を認めない
	B. 髄液所見	1. 髄液タンパク：発症から1週以降で髄液タンパクが増加しているか，経時的な腰椎穿刺で髄液タンパクの増加がみられる 2. 髄液細胞：単核球で，10/m³以下
	C. 電気生理学的所見	経過中，症例の約80％に神経伝導速度の遅延，伝導ブロックを認め，伝導速度は通常の60％以下となる。しかし，症状は散在性でありすべての神経が障害されるのではない

文献1）より引用

表3 末梢性ニューロパチーへのアプローチ：7つのKey Question

1. どの系が侵されているか？
   - 運動神経，感覚神経，自律神経，これらの複合か
2. 筋力低下の分布はどうか？
   - 遠位部のみか，近位部と遠位部か
   - 局所性／非対称性か対称性か
3. 感覚障害の性質はどうか？
   - 温度覚低下か，灼熱感か，刺すような痛みか
   - 振動覚低下か固有感覚低下か
4. 上位運動ニューロン障害の徴候はあるか？
   - 感覚障害を伴わないか伴うか
5. 時間経過はどうか？
   - 急性（数日～4週）　・亜急性（4～8週）
   - 慢性（8週を超える）
   - 単相性か，進行性か，再発寛解性か
6. 遺伝性ニューロパチーか？
   - 家族歴がある
   - 感覚徴候があるにもかかわらず，感覚症状がない
7. 他の医学的問題を抱えていないか？
   - 癌，糖尿病，結合組織病，他の自己免疫疾患，感染〔ヒト免疫不全ウイルス（HIV），ライム病，Hansen（ハンセン）病など〕
   - 処方箋なしで購入できる薬物を含む，中毒性ニューロパチーを起こす薬物
   - 先行するできごと，薬物，毒物

用語解説　伝導ブロック　末梢神経の状態を把握するために行う末梢神経伝導検査で，脱髄などの神経の限局性の障害によって刺激伝達が遮断された現象をいう。

*NINDS：national institute of neurological disorders and stroke　　*HIV：human immunodeficiency virus

断される．診断の必要条件は四肢の**深部腱反射の消失**と，**二肢以上の進行性の筋力低下**である．
- 末梢神経伝導検査：電気生理学的検査であり，神経伝達速度の遅延，伝導ブロックを示唆するM波の振幅の減少，F波の潜時の延長を認める．
- 血液検査：GBS急性期の50～60％に血清中の**抗ガングリオシド抗体**の上昇がみられる．急性期に末梢神経に存在する抗ガングリオシド抗体が検出され，その後は低下，消失していく．
- 髄液検査：細胞数の増加がなく，タンパクが増加する髄液タンパク細胞剥離を認める．

4 医師による治療

- IVIgか血液浄化療法が有効
- ステロイドの単独治療の有効性は認められない
- 呼吸筋麻痺がある場合は，人工呼吸器などの全身管理を追加

GBSの治療法

GBSの医師による治療では，軽症患者では自然回復を見込んで保存療法の選択もあるが，麻痺の進行が進み病状の悪化がみられるときは，**IVIg**（免疫グロブリン大量静注療法）と**血液浄化療法**（単純血漿交換法：PE）などが主要な治療となる（表4）．

表4 GBSの重症度別治療

軽症例	保存的治療
中等度例	IVIg，PE
重症例	上記に加えて，気管内挿管，レスピレーターなどの全身管理

- IVIg：ヒト免疫グロブリン400 mg/kg/日を4～6時間かけてゆっくり点滴静注し，これを5日間，連日投与する．免疫グロブリンは，免疫不全症や重症感染症の症状軽減や予防に用いられるほか，GBSや川崎病の治療でも用いられる．
- PE：体外に取り出した血液を血漿分離膜により，血球成分と血漿成分に分離した後，分離した血漿をすべて廃棄し，代わりに新鮮な血漿もしくはアルブミン溶液を補液として補充する治療法である．1回につき，40 mL/kg体重の血漿処理を行う．血漿交換には，PEのほかに二重膜濾過法，免疫吸着療法がある．

5 理学療法評価

- 病期（急性期・回復期）や病型（脱髄型・軸索型）による評価のポイントを学ぶ
- 筋の状態（筋萎縮，腱反射，筋緊張，筋力），感覚，脳神経，自律神経の検査
- GBSの重症度分類（Hughesの機能グレード尺度）
- 自覚的疲労度，運動量の評価
- 脱髄型・軸索型の電気生理学的検査（神経伝導速度検査）所見

概要

GBSの急性期と回復期では，理学療法の目的も，治療内容も異なってくる．従って，急性期と回復期の病期ごとに理学療法評価の要点も変わっ

＊PE：plasma exchange

てくる．評価に際してはまず「**どの病期にあるのか」を把握する**とよい．ここでは急性期と回復期の各病期で評価すべき検査項目と，評価の際に注意する点について述べる．さらに，理学療法評価にも有用な情報となりうる医学的情報，特に電気生理学的所見の読み方を解説する．

急性期の理学療法評価

急性期の理学療法は，筋力維持と良肢位保持による拘縮予防，廃用症候群の予防が主な目的となる．評価には現在の**機能・能力障害の程度を把握**することに加えて，**廃用症候群を防ぐための指標作り**の意味もある．評価項目としては脈拍，血圧，呼吸数，パルスオキシメーターによる酸素飽和度などのバイタルサインのほか，関節可動域（ROM）測定，感覚含む神経学的検査，筋力測定，呼吸や嚥下機能の検査，そして1日の生活パターンを含めた日常生活の状態を評価する．日々の治療に際しては疲労感，および**運動量と疲労度との関係を確認する**ことも大切である．

高齢，急速な麻痺の進行，人工呼吸器装着，軸索変性などにより回復不良が続く場合には，急性期の理学療法評価に準じて評価する．いずれの病期，病型であっても，ゴール設定や治療プログラム作成に際しては過負荷にならないよ

うに配慮すること．

GBSの主症状は末梢神経障害に起因する筋力低下である．**筋萎縮の有無や，筋力測定は必須**となる．筋萎縮の状態は四肢周径値を指標として記録しておく．筋の状態は，腱反射あるいは筋緊張検査の結果と併せて評価するとよい．GBSの症状として末梢神経障害の徴候が出現していれば，腱反射は低下あるいは消失する．筋緊張は低下あるいは弛緩する．そのためROM測定などで筋を伸張しなければならない肢位では，張力で筋線維を痛めないように愛護的に扱うように注意したい．

筋力は徒手筋力検査（MMT）によって評価する．GBSの典型的な患者では運動麻痺は下肢から始まり，近位筋よりも遠位筋が優位に障害される．重度の場合には上肢や体幹筋まで障害されることもある．

体幹筋に筋力低下が疑われるときには，特に横隔膜や腹直筋，内・外腹斜筋，あるいは胸鎖乳突筋など呼吸にかかわる筋は評価しておく．なお，内・外肋間筋については胸郭拡張差（最大吸気時と最大呼気時との胸囲の差）を用いて評価する．

握力も理学療法の効果測定あるいは経過を把握するときに簡便でよい指標となるが，筋力低下が著しく通常の握力計で測定できないときには血圧計を利用するとよい（**図5**）．

感覚障害は運動障害に比較すると軽度とされる．障害されやすいのは，表在感覚よりも深部感覚のほうである．また，近位部より遠位部で障害されやすく，手袋型・靴下型といわれる．GBSの感覚障害は脊髄神経の皮膚分節（デルマトーム）には従わない．そのため，それぞれの患者について障害された感覚の様相（種類）ごとに障害が起きている身体の領域を図で示して記録しておく．

感覚障害は「しびれ」すなわち異常感覚，あるいは疼痛のことが多いが，感覚鈍麻や脱失のこ

実践!!

臨床に役立つアドバイス

GBSの予後

GBSは急性期から回復期へと単相性の経過をたどり，一般的に「予後は良好である」とされる．しかし，急性期には人工呼吸器が必要なほど重篤な症状を呈する患者や，死亡に至る患者もいる．回復期に入っても多くの患者において，軽度であっても疲労感が続いていたり，病前に比べたときに体力低下が残存していたりする．実際に日常生活に支障をきたすことや，歩行に介助を要したままのこともある．リハビリテーションの観点からすると必ずしも良好な予後とはいえない患者も多くいることは，評価に際して知っておきたい．

＊ROM：range of motion　　＊MMT：manual muscle test

ともある。疼痛や異常感覚を認めるときには、安静時からあるのか、運動時に生じるのか、荷重時に生じるのか(圧痛)も評価する。

患者によっては脳神経症状、あるいは自律神経障害を伴うこともある。GBSの約半数で脳神経症状として両側性顔面神経麻痺を伴うとされる。視神経や聴神経など、他の脳神経についても一通り検査しておくことが望ましい。構音障害や嚥下障害などの球麻痺症状を伴う場合には、それらの障害についても評価する。自律神経症状としては不整脈、体温調節障害、そして特に起居動作練習の開始前には起立性低血圧の有無を確認しておく。

GBSの亜型と考えられるFSでは腱反射の消失と、外眼筋麻痺による複視および運動失調症状が典型的な三徴候である。これらの神経症状を認めるときには、その程度や性質についても評価する。

GBSの重症度分類

GBSの重症度判定には**ヒューズの機能グレード尺度**[3]が用いられる(**表5**)。

前述のGBSのガイドラインでは、「補助呼吸が必要なければ、発症後6カ月以上経過した段階で、歩行器または支持があれば5m以上の歩行が可能なレベル」まで機能回復を期待できるが、「補助呼吸が必要になると、生命予後、機能予後のいずれも不良」とされる。人工呼吸器装着の有無は回復不良例の予測因子にもなっている。

回復期の理学療法評価(図6)

回復期において評価すべき検査項目は基本的には急性期のものと変わらない。急性期から引き続き理学療法が継続される場合には、発症当初からの変化をみていく。回復期から理学療法

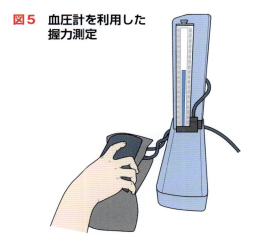

図5 血圧計を利用した握力測定

マンシェットを膨らませておき、握って増えた分の血圧計の目盛り(単位:mmHg)を記録する。

臨床に役立つアドバイス

GBS評価の目的

日本神経学会監修『ギラン・バレー症候群、フィッシャー症候群診療ガイドライン2013』では「リハビリテーションは、個々の実情に応じたプログラムが必要であり画一的に勧められるメニューはない」とされる[2]。実際に、それぞれの患者によって障害部位や出現する神経症状、その程度は異なっている。また、病気の経過も患者によって異なるため、現病歴もできる限りきちんと確認したい。同じ「廃用症候群」であっても、病気の経過によってはその性質、その影響の程度には違いが生じる。関節の拘縮や骨のアライメントが問題なのか、それとも筋の萎縮や短縮が問題なのか、呼吸・循環機能の問題が大きいのか、あるいは神経症状そのものの影響が大きいのかは、個々の患者について評価する必要がある。他の疾患にも該当することではあるが、GBSでは特に「それぞれの患者によって異なる問題構造に合わせて、プログラムを作成する」ことが理学療法評価の目的となる。

表5 ヒューズの機能グレード尺度(FG)

FG 0	正常
FG 1	軽度の神経症状を認める
FG 2	歩行器、またはそれに相当する支持(杖など)なしで5mの歩行が可能
FG 3	歩行器、または支持があれば5mの歩行が可能
FG 4	ベッド上あるいは車椅子に限定(支持があっても5mの歩行は不可能)
FG 5	補助喚起(人工呼吸器)を要する
FG 6	死亡

* FG:functional grade

が開始される場合には，疾病の症状そのものに起因する機能障害と，廃用症候群による機能低下との区別を見極めるように評価するとよい．また，回復期においては社会復帰に向けた準備のために，家屋や生活環境あるいは職場復帰に向けた評価も必要となってくる．そして現時点の体力評価を基に持久力や獲得すべき応用動作などの目標設定を行う．

一般的に理学療法の目的は，急性期においては筋力維持，回復期に入ってからは徐々に負荷を増して強化の方向へと変更される．その際，強すぎる筋力強化は避けるべきである．筋力に関してはMMTの経過を追うことにより，適切な効果を得られているのか，あるいは過用性筋力低下が生じていないかといった視点からも評価する．

過度な運動負荷になっていないかの目安となるのは，自覚的疲労感である．ただし，疲労感は運動負荷量の増加のみに起因するとも言い切れない．過用性筋力低下を伴わず，精神・心理的な疲労と考えられる場合もある．従って，疲労感が大きい場合には万歩計や活動量計などを用いて実際の運動量と疲労度との関係を分析することも必要となる．疲労度の評価スケールにはFSSがある．また，運動中あるいは運動後の疲労度の評価にはBorg scale(ボルグ)が用いられる．日内変動も含めて日々の体調の変化を日記形式で継続的に記録し続けるには，FRSやVASなどの痛みの評価スケールを疲労度の評価スケールとして代用するのも簡便だろう．

一方，クレアチンキナーゼ(CK)も参考値として使用できる．CKは骨格筋や心筋に存在する酵素で，筋のエネルギー産生の際に重要な役割をしている．CK値の血中濃度の増加は筋線維の損傷を意味する．また，増加は激しい運動でも起こるため，過度な運動負荷の目安として用いられることもある．ただし，CK値は筋肉の量や運動習慣によっても変動の仕方が異なり，運動負荷の増減とCK値の変動との関係についての一般的な基準はない．筋ジストロフィーではCK

> **実践!!　臨床に役立つアドバイス**
>
> 「神経疲労」に注意
> 　GBSは神経疾患のため，筋疲労はもちろん，「神経疲労」というべき症状にも注意が必要となる．つまり，「ストレスをかけ過ぎないように注意する」ということである．ストレスがかかっている人はよく「夜間眠れない」，「翌日に疲れが残る」という訴えをする．このことは，そのまま神経疾患の患者にも当てはまる．運動中から翌日にかけて疲労の訴えがあるときには過負荷になっていないか確認しよう．

図6　回復期の理学療法と評価

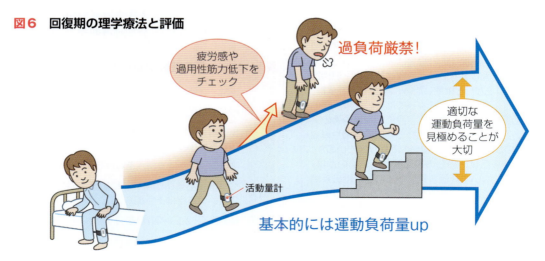

＊FSS：fatigue severity scale　＊FRS：face rating scale　＊VAS：visual analogue scale
＊CK：creatine kinase

値が増加することが知られている。しかし，日本神経学会監修『デュシェンヌ型筋ジストロフィー診療ガイドライン2014』でも，CK値を運動強度の判断のために「通常の臨床の現場で用いるのは困難で，慎重に対処すべき」としている[4]。また，前述のGBSのガイドラインでは，CK値と疼痛との関連については示唆されているが，運動強度を判断するための指標としての位置付けはされていない。

目標となる持久力の設定に際して，もともとある程度の体力があった場合と，合併症や高齢などのために低体力であった場合とでは，おのずからそのレベルも変わってくるはずである。このとき，**予備的あるいは潜在的ともいうべき体力がどの程度あるのかを評価する**ことが大切である[5]。

予備的あるいは潜在的な体力は最大酸素摂取量の測定や，3分間あるいは6分間歩行試験など，持久力にかかわる検査により評価することができる。このとき，低体力の原因は疾病の症状そのものに起因するとは限らない。

例えば，廃用性の起立性低血圧によって自律神経系機能が運動負荷，特に抗重力姿勢に順応できないほどの低下をきたしている場合や，高齢により心駆出率そのものが低下している場合などもあるだろう。また，呼吸・循環機能のみならず，筋自体の持久性の低下，あるいは疾病に特異的な症状である末梢性運動麻痺と，そこから生じる代償的な動作による運動効率の低下などの要因も関係するだろう。

体力の改善を目標とするのか，持ち合わせた体力の範囲内で運動負荷あるいは生活負荷量を設定するのかという治療方針は，ここに挙げたようなさまざまな要因を踏まえて患者ごとに評価され決定することになる。

GBSにおける電気生理学的検査所見の特徴

電気生理学的検査のうちでもGBSの評価には**神経伝導速度検査**を用いる（**図7**）。神経伝導速度検査には**運動神経伝達速度（MCV）**と**感覚神経伝達速度（SCV）**がある。MCVとSCVの検査結果からは，運動神経あるいは感覚神経障害それぞれの程度を知ることができる。GBSは運動神経障害すなわちMCV低下の優位が特徴である。

神経伝導速度検査で得られた波形から，軸索型と脱髄型の末梢神経障害とを鑑別することができる。GBSの脱髄型（AIDP）と軸索型（AMANおよびAMSAN）も神経伝導速度検査の結果に基づいて鑑別される。以下ではMCV検査で得られる**複合筋活動電位（CMAP）**について，脱髄型と軸索型それぞれの特徴を述べる。

脱髄が生じた神経では電位の伝導速度が遅延する。CMAPに含まれる**運動単位電位**のなかでも，脱髄した神経からの電位は遅れて伝導される。従って，CMAPの潜時（電気刺激してから活動電位が始まるまでの時間）も遅延する。脱髄の程度はすべての神経で一緒であるとは限らず，伝導速度にはばらつきが生じる（時間的分散）。時間的分散によって，本来であれば1つに集合していた電位が，それぞれの神経で電位が伝達されるタイミングにずれが生じる。このため，振幅（波形の大きさ）は低下する。また，波形の持続時間（活動電位が始まってから終わるまでの時間）は長くなり，波は多相性になる。脱髄が著しい部分では途中で電位がなくなってしまうこと

用語解説　**神経伝導速度検査**　MCVは，①神経を電気刺激してから，②その電位が神経を伝導して，③筋に伝達され，④筋の活動電位が生じるまでの時間のことである。SCVは①神経を電気刺激してから，②その電位が神経を伝導して，③記録部位に達するまでの時間である。
　運動単位電位と複合筋活動電位　MCVで得られる波形は，単一の運動単位から得られる活動電位（運動単位電位）ではなく，複数の運動単位電位が集合した波形である。この波形によって示される電位を複合筋活動電位とよぶ。

＊ MCV：motor conduction velocity　　＊ SCV：sensory conduction velocity
＊ AIDP：acute inflammatory demyelinating polyneuropathy　　＊ AMAN：acute motor axonal neuropathy
＊ AMSAN：acute motor and sensory axonal neuropathy　　＊ CMAP：compound muscle action potential

図7 GBS脱髄型と軸索型の神経伝導速度検査所見における特徴

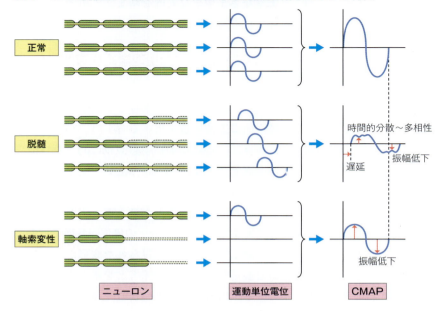

もある（伝導ブロック）。本来であればCMAPに含まれていた電位が伝導ブロックされた場合には，CMAPの振幅は低下する。

軸索が障害された神経では電位が伝導されなくなる。正常であればCMAPに含まれる運動単位電位のなかでも，軸索変性した神経からの電位の分は伝導されない。しかし，障害されていない神経からの電位は通常通りに筋にまで伝達される。従って，すべての神経が軸索変性していない限りCMAPは観察される。このときの電位は通常通りに筋にまで伝達されたものであるから，波形の潜時や持続時間は，正常のときにみられるものと同じである。ただし，本来であればCMAPに含まれた電位がなくなる分は，振幅（波形の大きさ）の低下として観察される。

6 理学療法

- 病期に応じた理学療法
- 急性期はリスク管理と二次障害の予防
- 回復期は神経再生を阻害する過用に注意する
- 活動制限・参加制約の改善には，福祉用具や環境調整の個別的対応

目標設定

末梢神経障害のリハビリテーションには2つの大きな目標がある。

①できるだけ早期に，できるだけ病前（受傷前）の状態に戻ること

②障害が残るようなら，できるだけ正常に近い機能が得られるように工夫すること

急性期の増悪期から回復期にかけて患者の病期ごとの変化の様子に注意することはとても重要であり，**病期に応じた理学療法の目標設定**を

行う必要がある(**表6**)。

急性期での目標

急性期の理学療法の目標は，**リスク管理と二次的障害を予防**することである。炎症反応の増悪，疲労の蓄積，自律神経症状に注意しながら行う。

リスク管理

■目的：**深部静脈血栓**や肺塞栓，呼吸循環障害を予防する。

- 下肢麻痺の強い場合は，深部静脈血栓や肺塞栓のリスクがあるため，弾性ストッキング（弾性包帯）による下肢の圧迫や，間欠的空気圧迫などの物理療法が用いられる。また，自律神経障害に伴う不整脈や心停止の可能性を理解し，看護師と密接に連携する。

良肢位保持と肺炎の予防

■目的：関節拘縮の予防と気道クリアランスを改善する。

- 呼吸障害の極期では気管内挿管や人工呼吸管理が必要となる。人工呼吸管理中においては，無気肺や肺炎を予防するために体位ドレナージや呼吸介助を行い，気道クリアランスの改善を図る。また，寝具などの接触刺激程度でも痛みを感じる場合や，下肢麻痺が強く寝具の重さによる足関節底屈位を予防するために，離被架を使用する（**図8**）。

ROM練習

■目的：関節拘縮を予防する。

- ROM練習では，神経伸張に対して**愛護的に対応**するため，伸張目的の筋肉の筋頭と筋尾の腱部と筋腹を指で軽く圧迫して，疼痛や知覚異常の確認をしてからROM練習の角度を設定する。なかでも，背臥位姿勢で拘縮が生じやすい大腿筋膜張筋，ハムストリングス，下腿三頭筋，手指屈筋群などの二関節筋は，伸張性を継続的に確認することが重要である。

図8 離被架

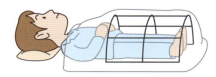

表6 GBSの経過の特徴と病期別理学療法

	期間（おおむね）	特徴	理学療法 目標	理学療法 内容	理学療法 リスク
急性期	発症から4週程度	全身状態が不安定 呼吸管理	・呼吸機能の維持 ・二次障害の予防（拘縮，褥瘡） ・疼痛管理	・ROM（愛護的） ・呼吸理学療法 ・ポジショニング ・弾性ストッキング ・温熱療法 ・マッサージ	・呼吸筋麻痺 ・肺塞栓 ・心停止 ・低温やけど
プラトー期	4週程度	症状がピーク 進行の停止 症状が安定	・呼吸機能の改善（人工呼吸器の抜管） ・二次障害の予防 ・基本動作の改善 ・疲労の管理	・ROM（他動・自動介助） ・筋力回復運動（**自動運動**）	・**筋疲労の禁忌**（運動による血流虚血は神経再生の阻害） ・起立性低血圧
回復期〜生活期	4週〜数カ月以降	症状の改善	・筋力の回復 ・活動，参加レベルの回復 ・社会復帰	・ROM ・筋力増強練習（**低負荷×高頻度〜**） ・有酸素運動 ・装具・福祉用具の活用	・筋疲労，過伸展，**過用に注意**

プラトー期から回復期での理学療法の目標

回復期の理学療法の目標は，機能障害やセルフケアを速やかに改善することと，活動制限および参加制約の回復が目標である。

筋力増強練習

■目的：病前の筋力まで回復する。

- 筋力増強練習は，MMTに応じて行うことが好ましく，運動量の増加は慎重に行う。**過度な疲労に注意**しながら，低強度で1回の運動量や回数を少なくし，短時間で様子をみる。翌日の疲労感が残らず筋力低下もみられないことを確認しながら，段階的に運動強度や運動量・回数を増やしていく（**表7**）。
- 運動強度は，客観的な指標はないため，自覚的疲労感（ボルグスケール）と筋肉痛が目安となる。

呼吸理学療法

■目的：呼吸機能を改善する。

- 人工呼吸器からの離脱後は，胸郭のコンプライアンスの維持のために胸郭や脊柱のROM練習や，回復に合わせた腹式呼吸の練習を行う。

低周波刺激やマッサージ

■目的：軸索や髄鞘などの神経の再生を促す。

- 他動的に損傷神経を収縮させることによって，末梢神経線維周囲の血行循環を促進し，浮腫や結合組織の増殖を予防するなど，間接的に軸索や髄鞘の再生を促す。

バイオフィードバック療法

■目的：筋力の程度に応じて筋再教育を合理的に行う。

- 意図的な運動が円滑に行えるように，筋肉の働きを確認しながら必要な各種練習を行う。

基本動作練習

■目的：セルフケアの自立を獲得する。

- 坐位や介助での立位など，起立性低血圧や疲労に注意しながら，セルフケアに直接関係する動作練習から開始する。運動においては，

表7 回復期の筋力増強練習

MMT	練習内容	留意点
0	他動運動，経皮的末梢神経電気刺激（TENS）	伸ばしすぎ× 痛みに配慮○
1	自動介助運動，機能的電気刺激（FES）	
2	除重力位での自動運動，自動介助運動	やり過ぎは× 低強度○ 充分な休息○
3	抗重力位での自動運動	
4	抗重力位での抵抗運動	運動直後の疲労に配慮○ 翌日に疲労を残さない○
5		

＊TENS：transcutaneous electrical nerve stimulation　＊FES：function electrical stimulation

過度の運動負荷は疲労とともに改善の阻害となるため，疲労感を翌日まで残さないことが大事である。**疼痛や疲労の把握はボルグ指数を用いて13前後の「やや疲れる」，「少し痛い気がする」程度を基準とする**。また，不整脈や血圧が不安定で自律神経障害への配慮が必要な場合は，ベッドアップ時に循環動態（心拍数，血圧，めまいなど）のモニタリングを行う。

- 起立性低血圧があれば，腹帯や下肢のストッキング（弾性包帯）の使用や，足関節の自動運動などで静脈還流量を得ながら行う。
- **歩行練習**では，**EGOS**が参考になる。EGOSは，年齢，下痢の先行の有無，入院2週後のGBSの重症度で，6カ月後の歩行不能を予測する指標である[2]（**表8**）。
- **下肢装具**は，下肢の安定性の補完や過度の筋伸張の予防が必要な場合に用いる。歩行時に足関節が不安定な場合や足関節の動きに応じて筋の伸張痛がある場合は，短下肢装具（AFO）を使用する。下腿三頭筋の筋力が保たれている下垂足の場合は，たわみのあるプラスチックAFOが適している。筋力低下で膝関節の不安定性がある場合は，長下肢装具（KAFO）を使用する。留意する点は，**筋力低下に配慮してプラスチックなどの軽量の素材を用いる**こと，回復の見込みがあるため速やかに導入することが好ましい。異常感覚や神経障害性疼痛が装着部に認められる場合は，装具の装着部位の除圧や角度の制御などの工夫を考える。

活動制限と参加制約の改善

■目的：病前の生活に戻れるように，活動の最大限の改善と社会生活への復帰を目指す。

- ほとんどの患者では，ほぼ完全な機能障害の改善が可能なため，病前の社会生活の獲得に向けて，有酸素運動などの運動耐容能を高める運動や，引き続き疲労に注意しながらも筋力増強練習を行う。運動麻痺の改善が不十分な場合や筋力回復が遅延する場合は，下肢装具や歩行器，ロフストランド杖を使用した歩行も考える。

環境調整

■目的：回復が遅延したまま退院する場合や，後遺症が残った場合に生活環境を工夫する。

- 食事動作の獲得が不十分な場合は，食事のテーブルの高さを低めに設定したり，滑りにくいお皿や，握り部分が太く握力が低くても使いやすいような**福祉用具**を試みる。
- 衣服動作が難しい場合は，袖口を広いものにすることや，伸縮性のある素材のズボンを試みる。
- 入浴や排泄動作を容易にするには，手すりや腰かけ椅子の設置を考える。また，家事や就労・就学においては，年齢や生活環境によって個人的な希望が大きいため，個別的な支援が必要になる。

表8　EGOSスコア

		スコア
発症年齢[歳]	>60	1
	41〜60	0.5
	≦40	0
下痢の先行	なし	0
	あり	1
Hughes（ヒューズ）の機能グレード尺度（入院2週後）	0もしくは1	1
	2	2
	3	3
	4	4
	5	5
合計＝EGOSスコア		1〜7

文献6）より引用

6カ月後の歩行不能の確率は，EGOSスコア3以下では5％以下，スコア7では約87％などとされている。詳細は文献6）参照。

＊EGOS：erasmus GBS outcome score　＊AFO：ankle-foot orthosis　＊KAFO：knee-ankle-foot orthosis

まとめ

- 多発ニューロパチーとは何か（☞p.116）。 実習 試験
- GBSとCIDPの違いは何か（☞p.116）。 実習 試験
- GBSの病態は何か（☞p.116）。 実習 試験
- GBSはどのような経過をたどるか（☞p.118）。 実習 試験
- GBSの治療で有効な治療法は何か（☞p.121）。 実習 試験
- GBSの理学療法評価としてどのような項目を検査すべきか（☞p.121）。 実習 試験
- ヒューズの機能グレード尺度とはどのようなものか（☞p.123）。 実習 試験
- GBSの「疲労」の問題は，評価および治療プログラム作成の際にどのように扱われるべきか（☞p.124）。 実習 試験
- GBSの運動強度の目安となるものは何か（☞p.125）。 実習 試験
- 神経伝導速度検査で示されるGBSの脱髄型，軸索型，それぞれの特徴は何か（☞p.125）。 実習 試験
- GBSの理学療法にはどのようなものがあるか（☞p.126）。 実習 試験
- GBSのリスク管理は何か（☞p.127）。 実習 試験

【参考文献】
1. 濱口勝彦：ギラン・バレー症候群. 日本内科学会雑誌 91(8), 138-142, 2002.
2. 木村 淳 ほか：神経伝導検査と筋電図を学ぶ人のために, 第2版, 医学書院, 2010.
3. 国分則人：ギラン・バレー症候群の神経生理. BRAIN and NERVE 67(11), 1321-1328, 2015.
4. 潮見泰藏 編：ビジュアルレクチャー 神経理学療法学. 233-242, 医歯薬出版, 2017.
5. デニス L カスパーほか 編, 福井次矢ほか 日本語監：ハリソン内科学 第5版, 2736-2739, 2755-2760, メディカル・サイエンス・インターナショナル, 2017.
6. 奈良信雄 編：疾患からまとめた病態生理FIRST AID. 526-529, メディカル・サイエンス・インターナショナル, 2007.
7. 松尾雄一郎：ギラン・バレー症候群・慢性炎症性脱髄性多発ニューロパチーの歩行障害に対するアプローチ. MB Med Reha 171, 75-82, 2014.
8. 山崎裕子 ほか：Guillain-Barré症候群および関連疾患の診断と治療. 診断と治療105(1), 89-92, 2017.
9. 浅川育世：ギラン・バレー症候群患者に対する発症初期から生活期までの理学療法の関わり. 理学療法34(8), 735-742, 2017.
10. 医療情報科学研究所 編：病気がみえるVol. 7 脳・神経 第1版, 326-329, メディックメディア, 2011.
11. 江藤江利子 ほか：ギラン・バレー症候群に対する治療と理学療法. PTジャーナル 47(12), 1053-1059, 2013.
12. エマニュエル・ルービン 編, 鈴木利光ほか 監訳：ルービン病理学－臨床医学への基盤－. 1269-1275, 西村書店, 2007.

【引用文献】
1) 福井次矢 ほか監：ハリソン内科学 第5版, 2736-2739, 2755-2760, 2017.
2) 日本神経学会 監：ギラン・バレー症候群, フィッシャー症候群診療ガイドライン2013, 南江堂, 2013.
3) Hughes RA et al.：Controlled trial of prednisolone in acute polyneuropathy. Lancet 312, 750-753, 1978.
4) 日本神経学会 監：デュシェンヌ型筋ジストロフィー診療ガイドライン2014. 南江堂, 2014.
5) 桐山希一 et al.：慢性進行性疾患に対する理学療法効果と判定. 理学療法ジャーナル 35(12), 885-890, 2001.
6) van Koningsveld R et al.：A clinical prognostic scoring system for Guillan-Barré syndrome.Lancet Neurol.2007：6, 589-594, 2007.

MEMO

2章 各論

7 末梢神経損傷（腕神経叢損傷・絞扼性末梢神経損傷）の理学療法

1 疾患の病態

- 神経線維，細胞体，ミエリン鞘（髄鞘）の損傷で生じる
- 障害の分布，症状の優位性，病変の主座により分類
- 急性末梢神経損傷のSeddon（セドン）分類，Sunderland（サンダーランド）分類

概要

　末梢神経損傷とは，さまざまな原因によって末梢神経に病変が生じたものの総称である。末梢神経系は，脳神経と脊髄神経からなる。脳神経（嗅神経，視神経，副神経の一部を除く）は脳幹から中枢神経と分かれ，その運動神経核は脳幹内深部に存在し，感覚神経核は脳幹のすぐ外側にある神経節に存在する。脊髄神経は，前部（腹側）の運動根と後部（背側）の感覚根として髄節ごとに派生する。遠心性末梢神経は，脊髄の灰白質にある前角細胞から始まり，求心性神経の細胞体は後根神経節にある。前根と後根は組み合わさって脊髄神経を形成し，椎間孔を通って外部に出る。脊髄は脊柱よりも短いので，椎間孔は対応する脊髄分析から尾側になるほど遠いところに位置するようになる。その結果，腰仙椎部での下部脊髄節からの神経根は，馬尾を形成している垂直に近い束となって脊柱管内を下行する。頸・胸・腰仙骨神経は，末梢で神経叢に吻合し，次いで神経幹のなかに枝分かれをし，約1m離れている末梢構造物に至って終始する。このように末梢神経という用語は，神経根や神経叢より遠位の脊髄神経を示している。

　末梢神経は直径0.5〜20μmの神経線維束であり，感覚神経，運動神経，自律神経で多くの神経線維がある（**表1**）。大径線維は骨格筋（錐外筋線維）への運動神経であるAα，筋紡錘からのAα（Ⅰa），ゴルジ腱器官からのAα（Ⅰb），筋紡錘から，圧・

表1　神経線維の種類と伝導速度および機能の関係

神経の種類	有髄/無髄	直径[μm]	伝導速度[m/s]	機能
Aα	有髄	15〜20	70〜120	運動神経：骨格筋
Aα（Ⅰa）	有髄	15〜20	70〜120	感覚神経：筋紡錘のらせん終末
Aα（Ⅰb）	有髄	15〜20	70〜120	感覚神経：ゴルジ腱器官
Aβ（Ⅱ）	有髄	5〜10	30〜70	感覚神経：筋紡錘の散形終末，圧・触覚
Aγ	有髄	3〜6	15〜30	運動神経：錘内筋線維へ
Aδ（Ⅲ）	有髄	2〜5	12〜30	感覚神経：痛覚，温度覚
B	有髄	<3	3〜15	自律神経：節前線維
C	無髄	0.5〜1	0.5〜2	自律神経：節後線維
C（Ⅳ）	無髄	0.5〜1	0.5〜2	感覚神経：痛覚

文献1）より引用

痛覚に関連するAβ（Ⅱ），錐内筋線維に入力するAγ，痛覚・温度覚に関連するAδ（Ⅲ）がある。小径線維は自律神経に関連するBとC，痛覚に関連するC（Ⅳ）がある。伝導速度は大径線維で速く，小径線維は遅い傾向がある。

末梢神経損傷は，神経線維，細胞体，ミエリン鞘の損傷の結果で生じる（**図1**）。虚血や外傷により，神経線維のなかを末梢に向かう軸索輸送が中断されると，その神経突起は末端から死んでいく **Waller変性**（ワーラー）がある。細胞体が代謝障害に陥り軸索原形質栄養素が変わると，神経突起の最も遠位部が最初に侵され，軸索変性が近位へと向かい，遠位から近位という代謝性神経障害に特徴的な症状を認める。ミエリン鞘への損傷は，直接的なものでも，Schwann細胞（シュワン）や神経細胞の損傷による間接的なものであっても，結果として脱髄を起こし，神経伝導速度が遅延する。

どのシュワン細胞も，神経線維の1つの節ごとにミエリン鞘を有するので，シュワン細胞損傷は**節性脱髄**を起こす。

末梢神経障害の分類

末梢神経障害を認める疾患は，障害の分布からの分類，症状の優位性からの分類，病変の主座の違いによる分類がある。

障害の分布からの分類は，**多発性ニューロパチー**，**単ニューロパチー**，**多発単ニューロパチー**に分類できる。多発性ニューロパチーとは，運動障害，感覚障害が，四肢遠位により強くみられ，特に四肢の遠位に強い感覚障害を認めることが多い（手袋靴下型）。各種の遺伝性ニューロパチー，糖尿病ニューロパチーなどの代謝性ニューロパチー，中毒性ニューロパチー，Guillain-Barré症候群（GBS）で認められる病型である。単ニュー

図1 ニューロパチーの3型

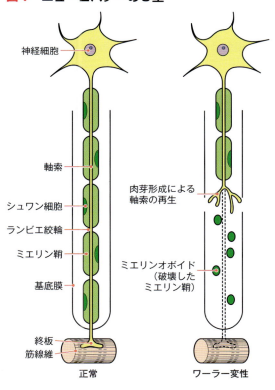
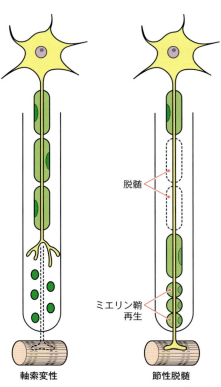

文献1）より引用

＊GBS：Guillan-Barré syndrome

ロパチーとは，外傷や圧迫性ニューロパチーなどでみられる。単神経の支配領域のみの感覚障害や支配筋の運動麻痺が起こるものである。橈骨神経麻痺，正中神経麻痺などで認められる病型である。多発単ニューロパチーとは，単ニューロパチーが複数認められるタイプのものである。末梢神経への栄養血管障害などに起因する膠原病によるニューロパチーや糖尿病ニューロパチーの特殊型で認められる。

症状の優位性からの分類は，運動障害が主症状である**運動性ニューロパチー**と感覚障害が主症状である**感覚性ニューロパチー**に分類できる。

病変の主座の違いによる分類は，**神経細胞障害（neuronopathy）**，**軸索変性障害（axonopathy）**，**脱髄障害（myelinopathy）**に分類される。神経細胞障害は，1次感覚ニューロンに起こりやすく，後根神経節の神経細胞体に病変の主座が存在する場合である。軸索変性障害は，軸索が病変の主座となる場合である。軸索は遠位から近位にかけて変性が進むため（dying back axonopathy），症状は四肢遠位の感覚障害として現れやすい（手袋靴下型）。中毒性ニューロパチー，糖尿病性ニューロパチーのような代謝性の末梢神経障害をはじめ，Charcot-Marie-Tooth病などの末梢神経系を障害する変性疾患でも認められる。脱髄障害は，髄鞘やシュワン細胞が病変の主座となる場合である。髄鞘が障害を受けると節性脱髄がみられ，主として運動神経が障害される。GBSでみられる。

また，急性末梢神経損傷を臨床所見から分類した**セドン分類**，**サンダーランド分類**がある（**表2**）。セドン分類は，①軸索の断裂を伴わない一過性の伝導障害である**一過性神経伝導障害（neurapraxia）**，②軸索は断裂しているが，シュワン管および周膜の連続性は保たれている**軸索断裂（axonotmesis）**，③軸索と神経上膜が断裂し肉眼的に連続性がないか，あっても瘢痕により軸索の連続性が失われている**神経断裂（neurotmesis）**に分類されている。

サンダーランド分類は，急性末梢神経損傷を5度に分類した。Ⅰ度損傷は一過性神経伝導障害，Ⅱ度損傷は軸索断裂と同じである。

表2 セドンとサンダーランドの神経損傷の分類

セドン分類	サンダーランド分類	病態	Tinel徴候	回復様式	手術適応
一過性神経不働化	Ⅰ度	伝達障害 軸索断裂（－）	－	2カ月以内に一気に改善	－
軸索断裂	Ⅱ度	軸索断裂 シュワン管温存	＋	近位→遠位 1mm/日 misdirection（－）	－
	Ⅲ度	シュワン管断裂 神経周膜断裂（－）	＋～－	1mm/日（神経断端近接例） misdirection（＋）～自然回復なし	＋～－
神経断裂	Ⅳ度	神経周膜断裂瘢痕による連続性（＋）	＋	自然回復なし	＋
	Ⅴ度	神経上膜も断裂	＋	自然回復なし	＋

文献2）より引用

2 症候・障害

- 末梢神経障害は，運動神経，感覚神経だけでなく，自律神経にも障害を認める

運動神経・感覚神経・自律神経の障害とその内容

末梢神経障害の症状では，**運動神経の障害**，**感覚神経の障害**，**自律神経の障害**を認めることがある。

運動神経の障害では，筋力低下や運動麻痺がみられ，しばしば筋緊張が低下し，進行すると萎縮する。神経支配が絶たれた筋は線維束性収縮が起きるようになる。

感覚神経の障害では，しびれ感や異常感覚がみられる。多発性ニューロパチーでは，手袋靴下型の感覚障害（**図2**）を認めることが多い。神経が圧迫や外傷で切断されたり軸索変性を生じると，その断端部分やそれからの神経再生部の先端は機械的刺激に敏感になり，その部分を軽く刺激しただけで著しい放散痛を生じる。これが**チネル徴候**（Tinel sign，**図3**）である。

自律神経の障害では，起立性低血圧，排尿障害，便秘，瞳孔異常，血管運動神経の異常，皮膚の栄養や発汗障害がみられる。

図2 手袋靴下型の感覚障害

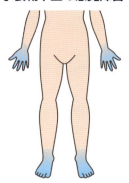

図3 チネル徴候

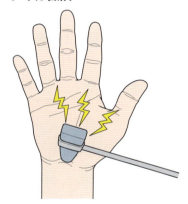

3 医学的検査

- 自律神経検査は神経損傷後6カ月以内に実施する
- 針筋電図検査は神経再支配の指標になる
- 神経造影検査は神経の断裂部を詳細に判定できる

各検査の内容

医学的検査としては，**筋力検査**，**感覚検査**，**自律神経機能検査**，**電気生理学的検査**，**神経造影検査**，**MRI検査**，**筋生検による組織学的検査**がある。筋力検査，感覚検査は理学療法評価で解説する。

自律神経機能検査には，**発汗テストとしわテスト**（wrinkle test）がある。発汗テストは，プ

ロムフェノールブルーを含んだテスト紙に手指を当てると正常の発汗部位は発色するが，神経損傷により発汗しない部位は発色しない。Minor液（マイナー）を手に塗りでんぷんを振りかけて発汗をみることもできる。しわテストは，40℃のお湯に30分間手をつけると正常部ではしわができるが，脱神経された皮膚にはしわができない。しわテストは，感覚検査ができない幼児でも検査ができる利点がある。この検査は神経損傷後6カ月以内に実施することが大切である。なぜなら，神経損傷後6カ月以上経過すると周囲からの自律神経の再生により信頼性が欠けるためである。

電気生理学的検査には，理学療法士で検査可能なものと不可能なものがある。末梢神経障害に対する医学的検査として，理学療法士が検査可能なものは**末梢神経伝導速度検査**（図4），F波検査（図4），**体性感覚誘発電位検査**（図5）があるが，法律上不可能なものは**針筋電図検査**（図6）がある。ここでは針筋電図検査について解説する。神経切断後約3週間経過すると脱神経筋から**線維自発電位**（fibrillation potential），**線維束自発電位**（fasciculation potential），**陽性棘波**（positive sharp wave）が導出され，脱神経電位とよばれている（図7）。神経が再生し，再生神経が筋に到達すると多相性複合電位（complex NMU potential）が観察できる。これは，神経再支配の指標として有効である。

神経造影検査は，臨床的または電気生理学的検査で神経の断裂している部分が決めかねる場合に，神経根の神経上膜（epineurium）の下の間隙に造影剤を注入して，その流れが神経の断裂部で停止する現象を用いて損傷部位を用いる。

図4 末梢神経伝導速度検査，F波検査

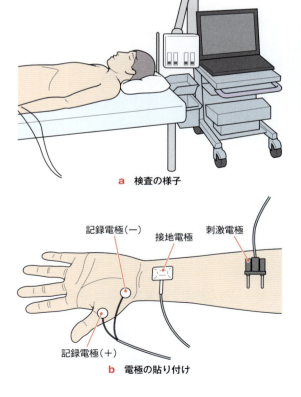

a 検査の様子

b 電極の貼り付け

図5 体性感覚誘発電位検査

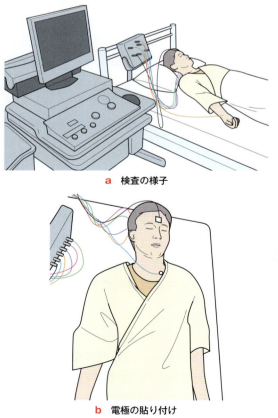

a 検査の様子

b 電極の貼り付け

* NMU：neuromuscular unit

頸髄部における神経根引き抜き損傷の確認としては，脊髄造影検査も用いることがある．

MRI検査は，血腫などによる末梢神経圧迫の診断には有効である．ただし，1 mm以下の神経は鑑別困難である．

筋生検による組織学的検査は，脱神経による麻痺筋が神経縫合などにより機能復活を示しうるのか，あるいは筋腱移行などの機能再建術に踏み切らざるをえないかは，臨床経過のみでなく罹患筋の病理像からもその判断が得られる．

図6 針筋電図検査

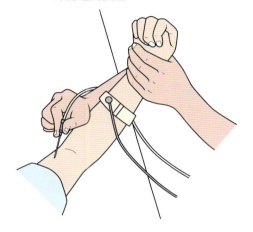

図7 脱神経電位

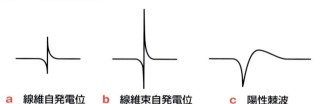

a 線維自発電位　　b 線維束自発電位　　c 陽性棘波

4 医師による治療

- 薬物療法：神経細胞体の活性化のためのビタミンB_{12}の投与
- 外科的治療：筋力の回復が認められない場合に用いる．神経剥離術，神経縫合術，神経移植術，機能再建術がある

治療の種類と内容

開放性の神経断裂では，直ちに神経修復を行うことが原則である．しかし，閉鎖性の神経損傷の場合，保存療法を行いながら，チネル徴候の遠位方向への進行の有無や，筋力の回復状況をみて，外科的治療を決定する．一般的に3カ月経過をみて，回復が認められない場合に選択する．

保存療法としては，後述する理学療法士が行う治療があるが，それ以外には薬物療法として神経細胞体の活性化のためにビタミンB_{12}の投与がある．

外科的治療は，**神経剥離術**（neurolysis），**神経縫合術**（neurorrhaphy），**神経移植術**（nerve grafting），**神経移行術**（nerve transfer），機能再建術として**筋（腱）移行術**（muscle [tendon] transfer），**筋移植術**（muscle transplantation），**腱延長術**（tendon lengthening）がある．

神経剥離術とは，神経を取り巻く瘢痕や圧迫原因である腫瘍などから神経を剥離する手術で，絞扼神経障害や，不全麻痺など肉眼的に連続性のある神経損傷に対して行われる．神経縫合術とは，完全に断裂した神経幹や，神経剥離の結果断裂が認められた神経束には神経縫合を行う．神経移植術とは，大きな神経欠損があり，無緊

張下の神経縫合術が不可能な場合には，自家神経移植が行われる．移植神経は，腓腹神経，内・外側前腕皮神経などの皮神経が用いられる．神経移行術とは，神経縫合や神経移植が不可能な場合，損傷神経のある大切な機能を再建するために，健常な機能の異なる神経を切断し，中枢側を損傷神経の末梢端に移行し縫合する手術術式である．運動機能の回復が，神経に対する手術を行っても期待できない，あるいは回復に時間がかかる場合，麻痺筋の代わりに近傍の健常筋あるいは腱の走行を変えて，麻痺筋の機能の代償を行わせる．筋（腱）移行術，筋移植術，腱延長術がある．筋（腱）移行術の具体例は，腋窩神経麻痺により三角筋麻痺がある場合，僧帽筋の肩峰への付着部を切離し上腕骨近位まで移行して，肩の挙上を可能とする手術のBateman法（ベイトマン）や，橈骨神経麻痺による下垂手に対し，正中神経，尺骨神経支配の筋腱を移行するRiordan法（ライアダン）がある．筋移植術の具体例は，陳旧性の腕神経叢麻痺の際に薄筋や大腿直筋を上腕に移植するとともに，肋間神経をドナーとする神経移行術を併用し，肘の屈曲再建を行う方法がある．腱延長術の具体例は，下垂足に基づく尖足変形にはアキレス腱延長を行う．

5 理学療法評価

- 関節可動域検査
- 筋力検査
- 感覚検査
- 電気生理学的検査
- 特有な肢位
- 誘発テスト

関節可動域検査・筋力検査・感覚検査

理学療法評価としては，**関節可動域検査**，**筋力検査**，**感覚検査**，**電気生理学的検査**がある．また，**末梢神経障害に特有な手の肢位**，**誘発テスト**も理解しておくことが重要である．

関節可動域検査としては，末梢神経障害により筋のアンバランスがあるために，廃用による拘縮を認めやすい．外傷性の末梢神経障害では，腫脹により特に手指は不良肢位（内在筋マイナス位：MP関節伸展，PIP関節屈曲）での拘縮が起こりやすい．下肢では足関節背屈制限が起こりやすいために適切な評価が必要である．

筋力検査としては，徒手筋力検査（MMT）で個々の筋力を0～5の6段階に評価する．筋力が低下している場合の客観的評価としては手指であれば握力計（Jamar握力計（ジャマー），水銀握力計など）やピンチメーター（図8）を用いる方法もある．

感覚検査としては，皮膚以外の組織にも関節包のRuffini小体（ルフィニ），靱帯のゴルジ受容器のような感覚神経終末の作用や筋紡錘の伸張受容器の機能，および皮下脂肪組織，筋膜・骨膜における圧迫感覚などが相互に作用して深部感覚が障害されることがある．しかし，表在感覚検査だけでも十分に障害の程度は検査可能である．表在感覚検査では，痛覚検査よりも触覚検査のほうが障

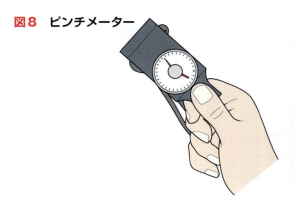

図8 ピンチメーター

＊MP：metacarpophalangeal(joint)　＊PIP：proximal interphalangeal(joint)　＊MMT：Manual Muscle Testing

害部位を明確に判定できる。その理由は，末梢神経の皮膚感覚領域は，各末梢神経分布の境界近くでは隣の末梢神経からも支配されている。そのため，末梢神経同士の境界近くでの重なりがあり，これをオーバーラップという。このオーバーラップは触覚で狭く，痛覚で広い（図9）。そのため末梢神経障害では，触覚低下の領域が痛覚低下の領域より広いので，触覚検査を用いるほうが望ましい。また，皮膚の狭い範囲に強い圧迫が加われば痛覚として感じられる。

2点識別覚は触覚受容体の密度を，またSemmes-Weinstein Testは受容体の閾値を検査する。Semmes-Weinstein Testとは，細いプラスチック製のフィラメントで手指を圧迫して認識できる最小の線維を決定することにより，どこまで小さな刺激を感じることができるかという感覚閾値を調べる検査である。外傷性神経損傷の有無の判別には2点識別覚が最も有用であり，絞扼性神経障害ではSemmes-Weinstein Testのほうが早期より異常値を認めることが特徴である。2点識別覚の識別感覚は身体の皮膚領域により固有なものであり，最も敏感な指先の指腹部では3mm以下が通常であり，10mmを超えるものは病的である。

末梢神経障害における皮膚の温度覚の障害は触覚とほぼ一致するといわれているので，通常は触覚検査で代用することが多い。

電気生理学的検査

理学療法士ができる電気生理学的検査には，末梢神経伝導速度検査，F波検査，体性感覚誘発電位検査がある。

末梢神経伝導速度検査には運動神経伝導速度検査と感覚神経伝導速度検査がある。運動神経伝導検査に際しては，伝導速度が第一に測定されているが，同時に波形の最大振幅，持続時間，終末潜時などの情報を併せて記録することがきわめて重要である。図10に末梢神経障害において，髄鞘に障害のある場合（節性脱髄）と軸索に障害のある場合（軸索変性）の2つの電気生理学的所見の差異を示す。すなわち節性脱髄では，原発性の病変は髄鞘の変性であり，軸索の病変はない。そのため神経伝導は脱髄の部位においてのみ妨げられ（節性脱髄），脱髄のない部位での伝導の異常は軽微である。そのため運動神経での伝導検査では，近位部刺激での波形は脱髄を反映して波形の強いばらつきを示し，遠位部位での刺激では末梢部での脱髄のないことを反映して潜時の延長や振幅の減少はなく，また波形のばらつきもない。それに対し軸索変性では，軸索の原発性の変性に基づき髄鞘も変性して伝導が欠落し，残存している神経線維の伝導のみを反映することとなり，近位刺激でも遠位刺激でも潜時の延長と波形のばらつきを示すこととなる。

運動神経活動電位と同様に，感覚神経活動電位の場合も感覚神経伝導速度の障害を認める。また，波形も伝導ブロックや時間的分散が起こるが，感覚神経活動電位は正常においても生理学的な時間的分散やphase cancellation（相の打ち消し合い）が起きることがあるために，異常の判定が難しい場合がある。健常者でも時間的分

図9 末梢神経障害における触覚と痛覚での皮膚感覚領域の違い

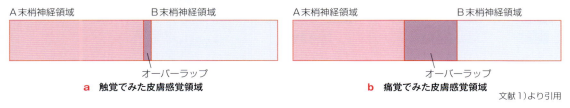

a 触覚でみた皮膚感覚領域　　　b 痛覚でみた皮膚感覚領域

文献1）より引用

散が生じる理由は，伝導速度のばらつきによって神経線維間で活動電位の同期性がずれるためである。また，時間的分散が起こると神経線維間で活動電位の陰性部分と陽性部分が重なり合い相殺し合う現象がみられることがある。これらの現象は，運動神経伝導検査よりも感覚神経伝導検査で著明にみられる。その理由は，感覚神経線維の活動電位の持続時間が短いために，伝導速度の変化による波形の打ち消し合いが容易に起こるからである。このように病変の状態によって神経生理学的所見に基本的な相違がみられるので，神経伝導検査においては伝導速度のみにとらわれず，波形の大きさ，形，ばらつきの状態などを併せて記録し，総合的に神経の伝導状態を把握することが大切である。

F波(図11)は，運動神経に最大上の電気刺激を与えるとすべての運動神経が発火し，そのインパルスは順行性伝導と同時に逆行性にも軸索を伝導する。多くの逆行性インパルスは，脊髄前角細胞の直前に存在する軸索小丘，前角細胞に最も近い髄鞘，ランビエ絞輪部におけるインピーダンス不適合により細胞膜の興奮閾値を上げることができず，脊髄前角細胞は興奮しない。しかし，細胞膜の興奮閾値を超えた場合はインパルスが細胞内に流入して，樹状突起まで到着すると細胞体樹状突起(SD)spikeを発生させる。そして通常，不応期であるにもかかわらず一部の脊髄前角細胞では，この逆行性インパルスに対し軸索小丘で再発火することで順行性活動電位を生じ，筋まで伝導し筋活動電位として記録される。また，F波の発生には，抑制性介在ニューロンであるRenshaw(レンショウ)細胞の関与も重要である。F波は臨床の場面では，脱髄性神経炎を判定する検査として最も有効である。脱髄性神経炎では，F波潜時が延長することが特徴である。急性炎症性脱髄性多発神経炎では，F波潜時延長を特徴とする伝導障害が主である。しかし，慢性炎症性脱髄性多発性神経炎のF波は，消失することがある。また，F波とM波との潜時差からF波伝導速度を計測することができ，近位

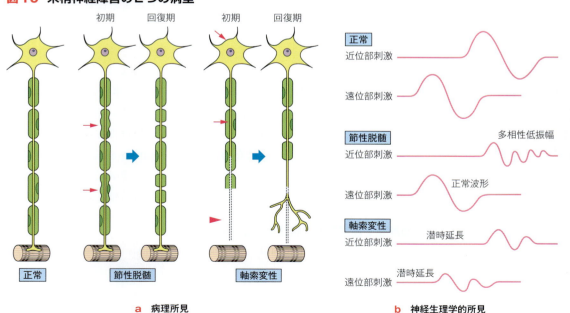

図10　末梢神経障害の2つの病型

a　病理所見　　　　　　b　神経生理学的所見

末梢神経障害には基本的に節性脱髄と軸索変性の2つの病理学的変化がある。bはそれぞれの病理学的変化によって神経伝導に差のあることを示す。

文献3)より引用

＊SD：soma-dendrite

部の運動神経での絞扼神経障害ではF波伝導速度が低下することが特徴的である。

体性感覚誘発電位は，末梢神経を刺激して誘発される脳波を頭皮上にて加算記録して導出するもので，神経が中枢神経に連絡していることを示す。具体的には，腕神経叢損傷において神経根引き抜き損傷と神経断裂の鑑別に用いることができる。

特有な肢位・誘発テスト

絞扼性神経障害で比較的よくみられるものに，手根管症候群，肘部管症候群，橈骨神経麻痺，総腓骨神経麻痺がある。これらの末梢神経障害でみられる特有な肢位の理解や特徴的なテスト・サインを理解していることも理学療法評価に重要である。

手根管症候群とは，手根管内にある正中神経を圧迫することで麻痺を認めることである。症状は，正中神経支配領域である手掌外側の母指から中指までの疼痛，痺れなどの感覚障害と正中神経支配の筋群の運動障害が出現する。感覚障害の範囲は正中神経支配領域だけでなく，手掌全体さらには前腕にまで及ぶこともまれに認める。そのため，理学療法評価の感覚検査は正中神経領域だけでなく，周辺領域まで実施することが重要になる。疼痛や異常感覚は夜間に自覚することが多く，夜間に目が覚めて手を揉んだり振ったりすることがある（flick徴候）。母指球上の筋群が萎縮し，母指の対立運動が不能となり，母指と示指の指先をつけて作る丸（perfect O）が不整になる。母指と手掌が同一平面にあるために，この変形を猿手（ape hand，図12）という。正中神経はその損傷高位により浅指屈筋，長母指屈筋，示指の深指屈筋などの麻痺を認める。

手根管症候群の誘発テストとしては，手関節屈曲テスト，手関節伸展テスト，正中神経圧迫テストがある。

手関節屈曲テストは，手関節掌屈位を1分ないし2分間保持することにより，正中神経支配領域の皮膚・指に痺れあるいは疼痛を訴える。手関節伸展テストは，手関節背屈位を1分ないし2分間保持すると，痺れあるいは疼痛が増強する。正中神経圧迫テストは，手関節掌屈位で正中神経を持続的に圧迫すると，支配領域の皮膚・手指に痺れあるいは疼痛が増強する。

肘部管症候群とは，外傷による外からの圧迫によって尺骨神経麻痺を主症状とする肘部管症

図11　F波の発生

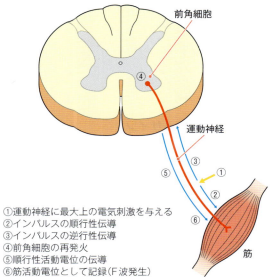

①運動神経に最大上の電気刺激を与える
②インパルスの順行性伝導
③インパルスの逆行性伝導
④前角細胞の再発火
⑤順行性活動電位の伝導
⑥筋活動電位として記録（F波発生）

図12　正中神経麻痺による猿手

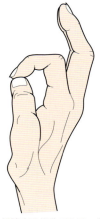

用語解説　絞扼性神経障害　末梢神経が生理的狭窄部位で絞扼されることによって生じる神経障害の総称である。斜角筋症候群，手根管症候群，肘部管症候群，ギヨン管症候群，梨状筋症候群，足根管症候群がある。

候群を認める。尺骨神経は肘部の尺骨神経溝を通る部位で圧迫を受けやすい。尺骨神経は尺骨神経管（ギヨン管）における圧迫麻痺を認めることもある。症状としては，尺骨神経領域の感覚障害，運動障害，支配筋の筋萎縮が出現する。自覚症状としての初発は，手背側と第4・5指の異常感覚である。運動障害としては，小指の内転障害（Wartenbergサイン）や手指の巧緻動作の障害を認める。その後，背側骨間筋と小指球筋が萎縮し，第4・5指の完全伸展不能となる鷲手（図13）を認める。母指内転筋の筋力低下を長母指屈筋が代償するため母指と示指で物を摘む際に母指IP関節の過屈曲を生じるFroment徴候（図14）がみられる。

橈骨神経麻痺は，ベンチの背もたれや腕枕，上腕骨骨幹部骨折のような上腕中央部での圧迫麻痺で認める。橈骨神経支配領域の運動障害，感覚障害が症状として認められる。上腕中央部での圧迫により生じる橈骨神経麻痺では，腕橈骨筋，手関節・指伸筋群が障害されることから，手関節とMP関節は下垂したまま背屈できない下垂手（図15）を認める。長橈側手根伸筋の運動枝は肘関節より近位で分岐するため，肘関節より遠位の橈骨神経損傷や後骨間神経麻痺では手関節伸展は可能であり，母指・手指伸展不能（下垂指）を認める。

総腓骨神経麻痺は，コンパートメント症候群による総腓骨神経の圧迫，ベッドと腓骨頭の間で浅腓骨神経が圧迫されることなどが挙げられる。総腓骨神経支配領域の運動障害，感覚障害を認める。特に深腓骨神経支配である前脛骨筋，長母趾伸筋，長趾伸筋の麻痺により下垂足を認める。

前骨間神経麻痺は，長母指屈筋，示指の深指屈筋が障害されるために，母指と示指で正円を作るように指示すると，母指IP関節と示指DIP関節の屈曲不能のため，tear drop（図16）の形になる。

図13　尺骨神経麻痺による鷲手

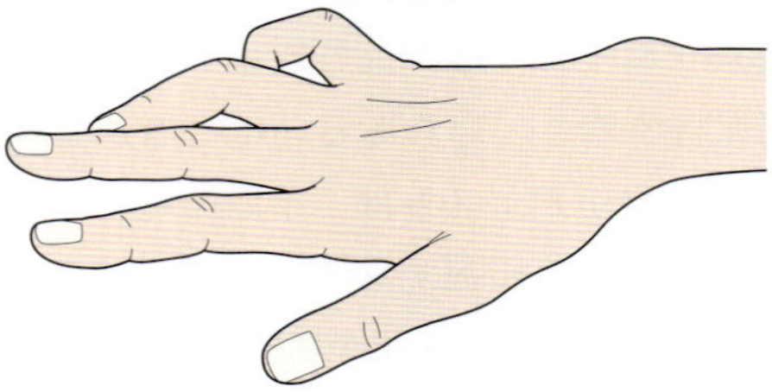

図14　フロマン徴候

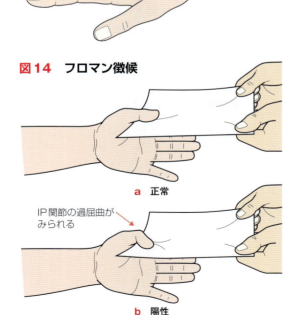

a　正常

IP関節の過屈曲がみられる

b　陽性

図15　橈骨神経麻痺による下垂手

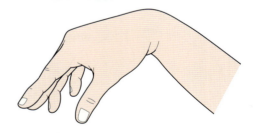

図16　tear dropサイン

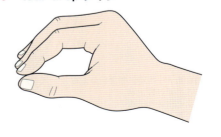

> **用語解説　コンパートメント症候群**　上肢，下肢の筋，血管，神経は骨，筋膜，骨間膜に囲まれている。この構造をコンパートメント（compartment）とよぶ。骨折や重度の挫滅損傷または挫滅損傷などの原因でコンパートメント内の圧力が高まると，コンパートメント内の血管が圧迫されて循環障害が発生，筋や神経の機能障害が起きることをコンパートメント症候群という。

*IP：interphalangeal　*DIP：distal interphalangeal

6 理学療法

POINT
- 関節可動域（ROM）練習
- 筋力増強練習
- 筋電図バイオフィードバック療法
- 治療的電気刺激
- 感覚再教育練習
- 装具療法
- 動作指導

概要

理学療法士による治療としては，**ROM練習**，**筋力増強練習**，**筋電図バイオフィードバック療法**，**治療的電気刺激**，**感覚再教育練習**，**装具療法**，**動作指導**がある。

ROM練習

末梢神経障害では，筋のインバランスがあるために，疾患特有なROM制限を認める。下肢の末梢神経障害では，足関節背屈制限が最も多い。この場合に注意してほしいのは，足関節背屈ROM練習をする際には，踵を把持してアキレス腱を引き伸ばすことが大切である。足底の前面を背屈方向に押し上げるだけでは偏平足になる危険性がある。関節拘縮は機能回復を阻害することから，早期よりROM練習を行う必要がある。

また，ROMを増大させるには，すでに短縮している筋を適切に伸張させる，いわゆるストレッチングを適切に実施することが重要である。ストレッチングの種類にはさまざまなものがあるが，末梢神経障害でのROMの増大を目的としたストレッチングは**プロロングド・ストレッチング（持続伸張）**，**ダイレクト・ストレッチング**がある。

プロロングド・ストレッチングは，スタティック・ストレッチングともいわれ，筋を長軸方向にゆっくりと引き伸ばすものである。生理学的な機序としては，筋が引き伸ばされることに対するゴルジ腱器官からの求心性応答によるもの（Ⅰb抑制）であると考えられる。このストレッチングにより筋緊張は抑制されるために，筋の短縮の改善に対して用いられる。

ダイレクト・ストレッチングは，皮膚などの周辺組織を介して筋線維を直接的に圧迫する方法である。筋線維に対して垂直に実施する場合と平行に実施する場合がある。

筋力増強練習

筋力増強練習は，筋力に対応した方法を選択する必要がある。筋力増強法として，MMT4および5では抵抗運動，MMT3は自動運動，MMT1および2は自動介助運動が適応する。MMT0では，後述する治療的電気刺激が適応となる。

抵抗運動では，徒手による抵抗や重錘バンド，ゴムチューブを用いて抵抗をかける。抵抗運動の際には，抵抗の強さ，抵抗の場所，抵抗の方向に注意する必要がある。抵抗の強さは，過負荷（over load）の原則に基づいて実施する。**漸増抵抗運動（progressive resistive exercise）**

実践!! 臨床に役立つアドバイス

ストレッチングの種類

臨床においてストレッチングには，本書で述べたプロロングド・ストレッチング，ダイレクト・ストレッチングのほかに，クイック・ストレッチング，PNFストレッチング，コンプレス・ストレッチングがある。このなかで，クイック・ストレッチングは，筋への急激な伸張を加えることで，同名筋に反射性の筋収縮が得られることをいう。ストレッチングの速度を早くすると，筋伸張が目的ではなく，筋収縮を促通させる練習になってしまうので，気を付けなければならない。

---

*ROM: range of motion   *10RM: 10 repetition maximum

は廃用性筋萎縮に対する筋力増強法として開発されたが，麻痺筋にも応用されている．具体的には，ROM全体にわたる運動を10回反復できる最大重錘量（10RM）を測定し，毎日の練習では10RMの50％，75％，100％と負荷を増加していき各10回，計30回実施する．週5日間の練習で，10RMを毎週測定し，漸次重錘量を増やしていく方法である．**漸減抵抗運動**（regressive resistive exercise）はOxford法ともいわれ，負荷量を10RMより減少させる方法である．抵抗の強さを決める場合，目的が筋力増強であるか筋持久力増強であるかを明確にしなければいけない．筋力増強であれば強い抵抗で少ない回数，筋持久力増強であれば軽い抵抗で多くの反復練習が必要になる．末梢神経障害で過負荷の運動は，神経細胞，軸索の代謝機能や軸索内の輸送機能が障害され，再生機能に影響を及ぼし筋力低下がより明らかになる場合がある．また，過負荷の運動は，疲労が残る可能性があるので注意することが重要である．

抵抗の位置が異なっても，関節運動で動員される筋は異なる．一般的には分節の遠位部に抵抗をかけることがよいとされる．目的としている筋が活動しているか否かを確認しながら抵抗の位置を考える必要がある．抵抗の方向も重要である．抵抗は作用反作用の法則で実施する．抵抗は分節の回転運動の接線方向に加えなければいけない．

自動運動は，重力以外の負荷をかけずに関節運動を行わせる．筋力強化以外の目的として，筋収縮の再教育，隣接関節の固定作用の再教育，筋ポンプ作用を利用した静脈還流を促す作用もある．

自動介助運動は，運動の一部を他動的に介助することである．自動運動と同様に隣接関節の固定作用の再教育，筋ポンプ作用を利用した静脈還流を促す作用もある．

筋電図バイオフィードバック療法

筋が微妙な収縮しかできないときに，表面筋電図の電極を筋腹上に取りつけ，筋放電をオシロスコープ上に映し視覚的にフィードバックしたり，筋放電の音を聴いて聴覚的にフィードバックする治療法がある．

治療的電気刺激（TES）

MMTで0と判断された患者が適応となる．末梢神経損傷で脱神経筋となった場合に，筋に電気刺激を加え，筋収縮を行わせることにより，少しでも筋萎縮を予防しようというものである．脱神経筋は疲労もしやすく変性も強める可能性はあるため，電気刺激の強度が重要となる．持続時間で50〜200ms，休止期で200ms程度を有する約10Hz程度の矩形波を用いることが多い．刺激強度は強すぎず，麻痺筋に十分な収縮がみられる強度で行う．治療時間は疲労を考慮して設定する必要があるが，1日10〜20分くらいといわれている．

実践!! 臨床に役立つアドバイス

適度な筋への負荷量

筋力増強を目的とした運動療法で適度な負荷量を決める際には，翌日までに疲労が残っているか否かを指標にするとよい．

基礎へのフィードバック

筋力増強のための電気刺激条件（周波数）

筋萎縮防止のための電気刺激条件としての周波数は10Hz程度であるが，筋力増強を目的とした周波数は40〜50Hz，50〜60Hzが適切であるといわれている．しかし，強度の随意収縮の初期は30Hzの周波数がよいといわれている．TypeⅠ線維を含むヒラメ筋への電気刺激では15Hzが最も影響を及ぼすと報告されている．

---

*TES：therapeutic electric stimulation

感覚再教育練習

末梢神経障害の感覚再教育練習とは，末梢神経の神経再生の促進と中枢での知覚のcentral adaptabilityが関与している。感覚再教育練習は早期練習と後期練習に分けられる。早期練習では未熟な感覚受容器からの情報を再学習させる練習である。後期練習は主に立体覚の学習で，物体を視覚的に確認し，それを実際に把握して再学習させる。後期練習の具体的な方法としては，視覚フィードバックを利用し，はじめは開眼で物体の位置，大きさ，形状を確認し，触れたり，つかんだりして，その物の認知をさせる。これを何回か繰り返した後に閉眼で同様なことを行い，立体覚，位置覚，表在覚などの練習効果を上げようとするものである。

装具療法

末梢神経障害に装具はしばしば処方される。目的としては，外傷に対する保護と安静，良肢位の保持と変形・拘縮の予防，機能の代償などがある。

正中神経麻痺による猿手には**短対立装具**（図17），尺骨神経麻痺による鷲手には虫様筋バー付短対立装具や**ナックルベンダー**（図18），橈骨神経麻痺による下垂手に対しては，手関節背屈，MP関節伸展位を保持する手関節背屈装具である**トーマス型懸垂装具**（図19）が用いられる。総腓骨神経麻痺による下垂足に対しては，**プラスチック型短下肢装具**を用いることが多い。

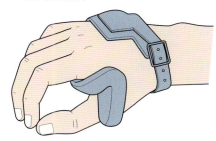

図17 短対立装具

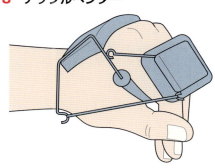

図18 ナックルベンダー

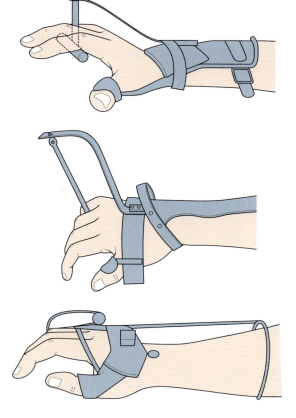

図19 トーマス型懸垂装具

動作指導

このような理学療法を通して，日常生活を円滑に過ごせるようにするためには，問題となっている動作を指導する必要がある．末梢神経障害の程度が回復するに伴って，可能となる運動も増えていくが，その動作様式が正しいものか代償動作を用いて実施しているかの把握が重要である．最初は，動作を行うためには，障害の程度を補うための代償動作は使う必要があるが，その代償動作が強固になると本来回復してほしい機能が回復しにくい状況になる．要するに，機能回復に伴い代償動作も少なくするような指導をする必要がある．末梢神経障害で装具を使っている場合も，いつまで使用するかを明確にする必要がある．

まとめ

- 末梢神経障害を障害の分布，症状の優位性，病変の主座により分類できるか（☞p.133）． 試験
- セドン分類とサンダーランド分類を関連性がわかるように挙げよ（☞p.134）． 試験
- 末梢神経障害の症候・障害はどのようなものか（☞p.135）． 試験 実習
- 末梢神経障害の理学療法評価にはどのようなものがあるか（☞p.138）． 試験 実習
- 末梢神経障害で特有な肢位を，障害部位との関係で述べよ（☞p.138）． 試験
- 末梢神経障害で行う電気生理学的検査と目的はどのようなものか（☞p.139）． 試験 実習
- 末梢神経障害の症状鑑別のために，誘発テストを障害部位との関係で述べよ（☞p.141）． 実習 試験
- 末梢神経障害の理学療法にはどのようなものがあるか（☞p.143）． 実習 試験
- 末梢神経障害の筋力増強練習で注意する点は何か（☞p.143）． 実習 試験
- 末梢神経障害で特有な麻痺と装具について述べよ（☞p.145）． 実習 試験

【参考文献】
1. 眞野行生：末梢神経障害のリハビリテーション．リハ医学28(6)，453-458，1991．
2. 石井清一 ほか監：標準整形外科学．第8版，p701-720，医学書院，2002．

【引用文献】
1) 鈴木俊明 ほか監：神経疾患の評価と理学療法．アイペック，2015．
2) 金谷文則：末梢神経損傷の治療．Jpn J Rehabil Med 51(1)，52-60，2014．
3) 藤原哲司 ほか監，関西理学療法学会 編：The Electromyography Research for Physical Therapy and Acupuncture －理学療法・鍼灸治療における筋電図研究のすべて－．p.10，アイペック，2007．

MEMO

2章 各論

8 脳性麻痺の理学療法

1 疾患の病態

POINT
- 脳性麻痺の定義
- 周産期医療の発展に伴う発症原因の変化
- 発症率

脳性麻痺の定義

　一般的な脳性麻痺の定義は，1968年に厚生省研究班が「脳性麻痺とは，受胎から新生児期（生後4週間）までの間に生じた脳の非進行性病変に基づく，永続的なしかし変化しうる運動および姿勢の異常である。その症状は満2歳までに発現する。進行性病変や一過性運動障害または将来正常化するであろうと思われる運動発達遅延は除外する」と定めている。

　この定義では，病因発生の時期を限定し，さらに進行性病変や一過性の障害を除外しており，随伴症状については触れていない。歴史的にも脳性麻痺は病因発生が出産から発達の初期に存在し，運動機能障害を主な症状とすることなどが認識されている。

　ところで，2004年にアメリカにおいて国際ワークショップが開催され，脳性麻痺の定義が検討されている。ここでは「脳性麻痺の意味するところは，運動と姿勢の発達の異常の集まりを説明するものであり，活動の制限を引き起こすが，発達しつつある胎児または乳児の脳の中で起こった非進行性の障害に起因すると考えられる。脳性麻痺の運動障害は，感覚，認知，コミュニケーション，認識，それと／または発作性疾患が付け加わる」と示されている。

　これらの定義で示されているのは，病変が生じた時期と，姿勢の運動の障害である。なお，国際ワークショップの定義では，感覚，認知，コミュニケーション，認識，それと／または発作性疾患を加えている。

　つまり，脳性麻痺には，固有の原因は存在せず，病変発生時期と，障害の状況のみである。このため，脳性麻痺には，さまざまな症状のバリエーションと，幅広い重症度が存在する（**図1**）。

発症原因

　受胎から新生児期（**表1**）において，実際に脳性麻痺の原因は複数挙げられる。原因は起点となる時期で，**出生前**，**周産期**，**出生後**に分類される。

　出生前原因位には，胎児期の外因による**脳形成異常**，**感染症**，**化学因子**，胎児期の**低酸素症**などがある。周産期異常は，周産期の**呼吸障害**，**高ビリルビン血症**，**周産期仮死**，**分娩外傷**によ

図1 痙直型脳性麻痺

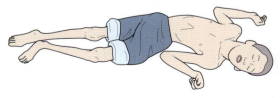

痙直型脳性麻痺では，筋緊張亢進のため四肢の関節に関節可動域（ROM）制限が観察される。特に足関節，手関節の可動制限，脊柱側彎の発症頻度が高い。

*ROM：range of motion

表1　各名称とその定義

名称	体重または時期
低出生体重児	2500g未満
極低出生体重児	1500g未満
超低出生体重児	1000g未満
巨大児	4000g以上
死産	妊娠第12週以降の死児の出産
流産	妊娠第22週未満の死産
正期産	在胎37週以降〜42週未満
早産	在胎37週未満
超早産	在胎28週未満
過期産	在胎42週以降
周産期	妊娠第22週以降〜生後7日未満の期間
早期新生児	生後7日未満
新生児	生後28日未満
乳児	1歳未満
幼児	就学前

る頭蓋内出血などがある。

出生後の原因は，**感染症**，**急性脳症**，**頭部外傷**，**呼吸障害**，**心停止**，**けいれん重積**などがある。

ところで脳性麻痺発症原因は，**周産期医療**の進歩により，大きく変化している。かつて多くみられた核黄疸は激減した。現在周産期に生じる原因の多くは，低酸素，虚血，出血といった循環障害と感染症である[1]。

新生児あるいは胎児期に仮死が生じると，脳は低酸素と同時に虚血となる。これが**低酸素性虚血性脳症**である。さらに虚血巣に血流が再開すると出血が生じ，**頭蓋内出血**となることがある[1]。

近年，低出生体重児の救命率が向上している。しかし，低出生体重児では，呼吸循環機能の未成熟があり，脳障害リスクも高い。

特に，低出生体重児における脳性麻痺発症原因として，**脳室周囲白質軟化症（PVL）**が注目されている。低出生体重児がPVLになりやすい原因は以下のように複数考えられる。脳室周囲白質は脳室側からと脳表からの動脈灌流境界域であり，虚血になりやすい。脳血流の自動調節機能が未熟であり，低血圧により脳低灌流状態になりやすい。大脳白質は軸索と髄鞘を形成するオリゴデンドログリア細胞などのグリア細胞と血管により構成されており，虚血により障害を受けやすい。500g以下の新生児でさえ生存可能となった現在，重篤な脳障害を残す例も多く，重症心身障害児の原因として低出生体重児の占める割合の増加が指摘されている。

補足

超低出生体重児の予後

1990年全国の超低出生体重児の6歳時調査では，正常と判定された児は64％，境界が18.2％，異常判定は17.5％であった。その後正常判定は減少し，2000年出生児では，正常判定が57.4％，境界が16％，異常判定は26.6％となった。この変化は，出生時の救命率が向上した結果と考えられる[2]。1999〜2005年に出生した超低体重児のうち，脳性麻痺は単胎で2.6％，多胎では11.3％と多胎に発症が多い。

脳性麻痺の発症率

1000人あたり約1.05人としており，発症率は周産期医療の発達とともに減少傾向にあったものが1981年以降増加の傾向を示すと報告していると同時に，障害の重度化も指摘している[3]。1992年の調査[4]では100人あたり0.23人としているが，1986年以降有病率が増加傾向にあることを同様に指摘している。有病率の上昇傾向についてはスウェーデン，デンマークなどの先進諸国の調査結果からも同様のことが指摘されている。この原因として，周産期医療の進歩によって極出生体重児の死亡率が減少する一方，脳性麻痺を増加させているとの指摘もある[5]。

基礎へのフィードバック

脳室

脳室は，脊髄中心管が脳の形成とともに拡大変形したものである。左右に側脳室，間脳には第3脳室，中脳に中脳水道，橋，小脳の部分に第4脳室がある。

用語解説　核黄疸　胎児では赤血球が多く，新生児期に過多の赤血球を破壊する。その結果，血液中のビリルビン濃度が高くなる。生理的範囲を超えて増加したビリルビンは，脳細胞膜に沈着し，沈着部は黄染する。基底核が黄染部となることが多く，これを核黄疸とよぶ。

＊PVL：periventricular leukomalacia

2　症候・障害

- 脳性麻痺のタイプ
- アテトーゼ型脳性麻痺の特徴
- 痙直型脳性麻痺の特徴

脳性麻痺のタイプ

　日本リハビリテーション医学会，脳性麻痺ガイドラインによれば，MRIによる異常所見は，**混合型**（mixed），**四肢麻痺**（quadriplegic），**片麻痺**（hemiplegic），**両麻痺**（diplegic），**ジスキネティック**（dyskunetic）：**アテトーゼ型**（Athetotic），**低緊張型**（hypotonic）の順で多い[6]。

　ここに挙げられた脳性麻痺分類は，筋緊張の状態による分類と，麻痺の部位による分類により整理することができる。筋緊張の状態で分類すると，**痙直型**（spastic），と**ジスキネティック：アテトーゼ型**，**低緊張型**が主なタイプとなっている。**混合型**はここに挙げたタイプの特徴を複数併せもつものである。

　痙直型は，麻痺部位が限局することが多く，その状態により，片麻痺，両麻痺，四肢麻痺などとよばれる。ジスキネティック：アテトーゼ型は，どちらも不随意運動型と訳される。

アテトーゼ型脳性麻痺の特徴

　随意的ではない筋の緊張・弛緩が繰り返されることを特徴としている。新生児期には筋の緊張が正常範囲を下回る低緊張を示す場合も多いが，月齢とともに不随意運動が現れ，生後1年前後でアテトーゼ型の脳性麻痺であることが明らかになる。手関節は尺屈・掌屈することが多く，目と手の協調運動は特に発達が阻害される。アテトーゼ型脳性麻痺は基本的に四肢麻痺である。

　しかし，不随意運動が上肢に強い，末梢が中枢より強い，一側上下肢が強いといった麻痺の程度差はありうる。特徴的な姿勢として，頸部，体幹，上下肢に強い回旋の筋緊張が観察される。ときとして強い筋緊張を伴う。

痙直型脳性麻痺の特徴

　痙直型脳性麻痺は伸張反射解放現象を主症状としており，伸張反射は亢進し，筋緊張は高まり，スムーズな関節運動は阻害される結果となる。

痙直型脳性麻痺の分類

　麻痺は四肢体幹それぞれ程度が異なる場合が多い。麻痺の程度により，**単肢麻痺**（monoplegic），**対麻痺**（paraplegic），**片麻痺**（hemiplegic），**三肢麻痺**（triplegic），**四肢麻痺**（quadriplegic），**両麻痺**（diplegic），**重複片麻痺**（double hemiplegic）に分類される（**図2**）。

図2　麻痺部位による分類

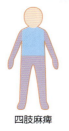
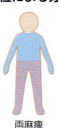
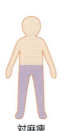
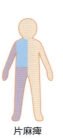
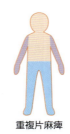
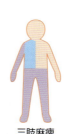
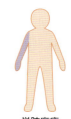

四肢麻痺　両麻痺　対麻痺　片麻痺　重複片麻痺　三肢麻痺　単肢麻痺（どの四肢でもよい）

文献7）より引用

3　医学的検査

- アテトーゼ型脳性麻痺の特徴
- 痙直型脳性麻痺の特徴
- 合併症

アテトーゼ型脳性麻痺の原因

　アテトーゼ型脳性麻痺は核黄疸が原因となることが知られている。核黄疸では基底核に病変がみられる。アテトーゼ型脳性麻痺は黄疸以外に外傷性などでも原因となるが，不随意運動は基底核の機能異常が引き起こしていると考えられる。

　基底核は尾状核，被殻，淡蒼球，視床下部の総称であり，これに中脳の赤核，黒質を含める場合もある。基底核は**錐体外路系**の中継核として，筋緊張の調整，**不随意運動**の調整などを行っている。錐体外路障害としてはParkinson病（PD）があるが，アテトーゼ型脳性麻痺も同様に筋緊張調整の障害といえる（図3）。

痙直型脳性麻痺の原因

　錐体路に障害をもつ場合，痙直型脳性麻痺の原因となる。**錐体路**は**大脳皮質運動野**を始点としている（図4）。ここから脊髄を下降し前角細

補足
アテトーゼ型脳性麻痺の合併症
　アテトーゼ型脳性麻痺成人では頸部，肩甲帯，腰部に疼痛の訴えが多い。疼痛により日常生活活動（ADL）の低下，精神的苦痛を伴い生活の質の低下を引き起こすおそれもある。このような疼痛は，アテトーゼ型脳性麻痺に特徴的な不随意運動によって，椎間板変形，アライメント異常が引き起こされることが原因である。肩関節，股関節などにおける疼痛，亜脱臼も観察される。特に頸椎と腰椎では椎間板変形にとどまらず，脊柱管狭窄，環軸関節亜脱臼となる場合もあり，こうした症例では四肢体幹の感覚異常や運動麻痺が観察され，運動機能が極端に低下する[9]。

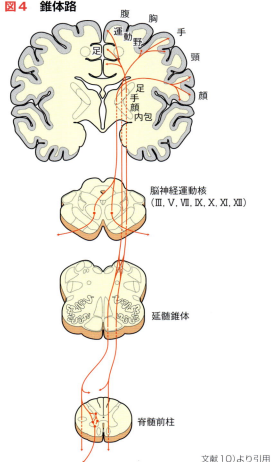

図4　錐体路

文献10)より引用

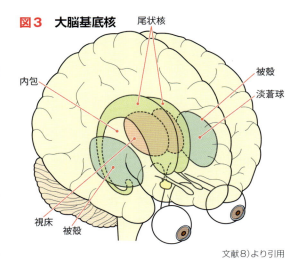

図3　大脳基底核

文献8)より引用

*PD：Parkinson's disease　*ADL：activities of daily living

胞に至る。前角細胞から伸びる運動神経は，直接骨格筋へ接合する。この経路が示すように，錐体路は随意運動の経路といえる。運動神経は脊髄から骨格筋への遠心性経路であるが，筋内に存在する筋紡錘から脊髄への求心性神経経路が存在する。この求心性経路と遠心性運動神経は前角細胞で接合されており，反射ループを形成している。この現象を伸張反射（腱反射）という。本来，伸張反射は上位中枢により制御されており，骨格筋は一定の緊張を保っている。上位中枢が損傷を受けた場合，損傷を免れた部位（下位中枢）の活動が上位中枢の抑制から解放されて過剰に反応している状態である。

> **補足**
> **痙直型脳性麻痺の合併症**
> 　痙直型脳性麻痺では筋緊張亢進があり，関節運動が障害される。これに伴いROM制限，関節拘縮，変形が起こる。同様の原因で脊柱側彎となることも多い。**図5**は下肢ROM制限を示す症例である。
> 　重度の脳性麻痺では脊柱側彎を伴うことが多い。しかも側彎程度が非常に高度なものが多い。ROM制限同様，姿勢と運動さらには心肺機能への影響が考えられる。

図5　脊柱側彎

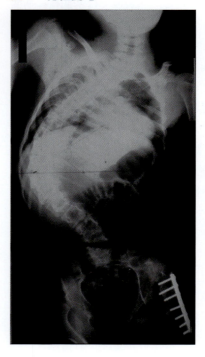

4　医師による治療

- ボツリヌス治療
- バクロフェン髄内投与療法（ITB）
- 選択的後根切除術
- 整形外科的治療

ボツリヌス治療

　ボツリヌス毒素（BTX）は，生物活性の高いタンパクであり，ボツリヌス症の原因毒素である。毒素が運動神経に作用した場合，神経終末から受容体を介して内部へ取り込まれる。その結果，アセチルコリン放出にかかわるタンパクを酵素

* ITB：internal baclofen　　* BTX：botulinum toxin

的に切断し，神経伝達を遮断する（図6）。アセチルコリン放出阻害により，筋はいったん麻痺を起こす。その後，タンパクが再生されると筋力は回復する。筋内注射では，効果発現は数日後，効果持続期間は数カ月である。効果が減弱したら，適応症状ごとに定められた治療機関で再治療を行うことができる[11]。

脳性麻痺に対する適応としては，下肢痙縮に伴う**尖足**，上肢および下肢の痙縮などである。また**側彎**に対する報告もある[12]。この報告では，単独での長期予後は不明であり，長期的予後は，効果的な理学療法を継続できるかに左右される，としている。

日本リハビリテーション医学会監修によるガイドラインによれば，「A型ボツリヌス毒素注射による痙縮の治療は，上下肢の痙縮，筋緊張，ROMにおいて時間制限つきではあるが有益な効果を発揮し，歩行も改善するので強く進められる（グレードA）」とされている。前述のように，短期的には効果があるとされるものの，長期的な効果は疑問視されている。小児に対する効果は2〜3回とされており，成長に伴う筋の変化を考慮すると，筋の成長を遅延させるので，幼児からの長期使用に注意を促している[13]。

以上をまとめると，ボツリヌス治療は短期的な効果はみられるものの，時間経過とともに効果は減弱する。また，過度に繰り返すことでも効果は低下し，小児においては特に繰り返しには注意を要する。短期的な効果を最大限に引き出し，より長期的な変化に結び付けるためには，理学療法との併用が不可欠といえる。

バクロフェン髄内投与療法

バクロフェン髄内投与療法は，30年以上前から痙縮を緩和する目的で，経口薬として用いられてきたバクロフェンを髄腔内に直接投与することにより，選択的に作用させようとする方法である。末梢からIa線維を求心路とする脊髄反射を抑制する（図6）。これにより経口投与の1/1000程度の量で，痙縮の緩和がみられる[14]。わが国では2007年より小児保険適用となっている。

全身麻酔下手術にて，髄腔内にカテーテルを留置し，腹部皮下に埋め込んだポンプと接続する。術直後からバクロフェン持続投与を開始し，数時間で効果が現れる。過剰投与により，意識レベル低下や呼吸低下，血圧低下が起こりうる。また，カテーテル断絶などが原因で急激に投与が中断すると，リバウンド現象により著明な痙縮を引き起こす。そのため，横紋筋などに離脱症候群が起こる可能性がある[15]。

ガイドラインでは，「広範囲にわたる難治性痙縮の治療として勧められる。グレードB」，「歩

図6　痙縮に対する各治療方法の作用部位

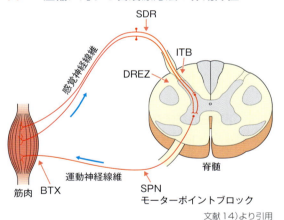

文献14)より引用

補足

神経外科的治療（図6）

現在行われている神経学的治療法は，選択的末梢神経縮小術（SPN），選択的後根切除術（SDR），脊髄後根進入部遮断術（DREZ）などがある。

選択的末梢神経縮小術は，局所の痙縮に対して支配神経を選択的に縮小し，神経束内の神経線維を減少させることで，筋の弛緩を得る[14]。

脊髄後根進入部遮断術は，脊髄後角の疼痛神経細胞を破壊することにより，その追加作用として，除痛のみならず，痙縮の緩和を得る。脊髄後根進入部遮断術による痙縮の緩和は非常に強力であり，すでに下肢機能が廃絶している成人にのみ適応がある[14]。

＊SPN：selective peripheral neurotomy　　＊SDR：selective dorsal rhizotomy
＊DREZ：dorsal root entry zone-tomy

行可能な症例に対して行ってもよいが，機能改善に対する十分な根拠はない．グレードC」とされている[13]．

選択的後根切除術

選択的後根切除術は，**脊髄後根**を選択的に50～60％切除し，過度の脊髄反射を軽減させることにより，痙縮を緩和させる[15]．10歳以下の脳性麻痺に適応がある．年少の脳性麻痺では，神経再生のよる再発が多いため，SPNよりもSDRが選択される[15]．

有効性は高く，術後の理学療法が適切に行われていれば，痙縮の再発は，約2～3％に抑制される．永続的な効果も期待できるとされている[14]．SDRの術後効果を上げるためには，一般に術後6～12カ月の集中的なリハビリテーションが必要とされている．術後痙縮が減弱することで，術後約3カ月までは歩行や移乗が困難となることがある．つまり，痙縮が減弱した分，随意的な運動を積極的に行うことで筋再教育を行う必要がある[16]．

ガイドラインによれば，「対象の選択と目的を慎重に考慮すれば，SDRが勧められる．グレードB」とされている[13]．

整形外科的治療

脳性麻痺では，筋不均衡から関節変形に至ることが多い．下腿三頭筋短縮による尖足は基本的な変形として多く観察される．そのほか，後脛骨筋短縮による内反足，腓骨筋短縮による外反足などがある．痙縮による筋不均衡に加え，小児では成長に伴い骨長が増加するため，関節変形は進行する．

関節変形をきたした場合，ボツリヌス治療など，筋緊張を変化させようとする方法では，改善が期待できない場合が多く，整形外科的治療対象となる．

代表的な**下腿三頭筋延長術**には，**腓腹筋延長術**，**アキレス腱延長術**，**後脛骨筋延長術**などがある（**図7**）．

術前評価において，腓腹筋のみの短縮で，ヒラメ筋に短縮がなければ，腓腹筋延長術を選択する．腓腹筋，ヒラメ筋ともに短縮がある場合は，アキレス腱延長術を選択する．このとき，外反

図7　下腿三頭筋延長術

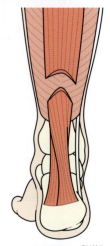

a　腓腹筋腱延長術（Vulpius法）

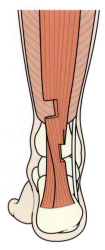

b　アキレス腱延長術
（スライディング延長）

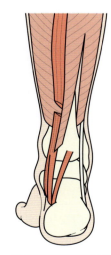

c　後脛骨筋腱延長術（筋内延長）

文献17）より引用

足が観察される場合は，遠位側切腱は外側とする。逆に，内反足が観察される場合は，遠位側切腱は内側とする。内反足に対しては，後脛骨筋延長術を併用もしくは単独で行う[17]。

近年歩行機能改善を目的として，「一期的多部位手術」は広まりつつある。ガイドラインによれば，「脳性麻痺児に対する，一期的多部位手術は，歩行を改善するので，行うよう勧められる。グレードB」となっている[13]。

臨床に役立つアドバイス

術後の理学療法

医師による治療は，基本的に筋緊張の異常に対して行われる。これらは，脊髄以下の末梢の神経線維，筋，腱に対するものであり，痙縮あるいは不随意運動による，過度の筋緊張を抑制することを目的としている。さまざまな方法が提案されており，それぞれメリットとデメリットが存在する。共通して，短期的には一定の効果が期待できる。ただし，効果は永続的なものではなく，時間経過とともに消失するか，整形外科手術のように物理的な筋長を変化させる方法であっても，対象児の成長に伴い，効果が失われる可能性がある。

こうした治療とともに，必要とされるのが理学療法である。手術による筋緊張の変化が正常なバランスへ近づいたとしても，一時的な運動機能低下を引き起こすこともありうる。ここで理学療法プログラムとしての，ストレッチ，歩行練習，ADL指導が必要となる。こうした理学療法介入は，治療効果を長期化させる可能性が期待できる。

5 理学療法評価

- 評価の意義
- 運動発達の過程
- 評価尺度
- 姿勢反射
- 動作解析

運動発達評価の意義

さまざまな発達障害は出生時直ちに異常とされるものではなく，対象児の成長に伴う変化のなかで問題となる。ヒトは歩行という基本運動を獲得するのは出生後約12カ月である。この時期に大きく変化する基本運動を粗大運動とよぶ。

脳性麻痺は，姿勢と運動の障害と定義されるが，出生時であれば，姿勢保持ができないことはまったく問題とはならない。しかし，ヒトは約12カ月で立位保持が可能で，歩行が可能な状態にまで段階的に変化する。脳性麻痺が示す姿勢，運動の問題とは，ある時点での対象児の姿勢，運動が，正常な範囲を逸脱している場合に初めて判断される状態である。このため，対象児の運動発達の状態を評価することは，きわめて重要な情報をもたらすことになる。

運動発達と月齢

運動発達は定型的な発達における，月齢と可能な粗大の関係が明らかとなっている（図8）。こうした月齢と粗大運動の関係は，運動発達における「マイルストーン」として評価の指標となっている。以下に挙げた，月齢と粗大運動の関係の代表例を理解しておくこと。

新生児期
■背臥位
- 肩関節外転，股関節屈曲位，外転，外旋は腹臥位に比較し小さい．頭部の立ち直りはなく，引き起こすと頭部は後方に残る（図9）．

1カ月
■背臥位
- 姿勢は伸展位に近づくが非対称性が残り，頭部を正中に保つことができない．

3カ月〜
■背臥位
- 左右対称の姿勢を取ることが多くなる．頭部，両肩を床から挙上することが可能となる．また，同時に下肢の挙上も可能となる．両上肢を胸の前に合わせ，握り合うなどして遊ぶ．

■腹臥位
- 頭部を安定して挙上することが可能となる（図10）．

6カ月〜
■背臥位
- 肩関節，股関節を屈曲させ，四肢を活発に挙上して遊ぶ（図11）．さらに足を床についてブリッジ位をとる，体幹を回旋するなど活発に運動する．

■腹臥位
- 四肢を床から挙上自由に操作することが可能となる．両肘関節を伸展し，上体を安定して反らすことが可能となる．前方のおもちゃに上肢をリーチする（図12）．さらに四肢を操作し移動しようとする．
- 6カ月では，まだうまく前進できない．

■寝返り
- 背臥位から一側下肢を伸展し，床を蹴り安定

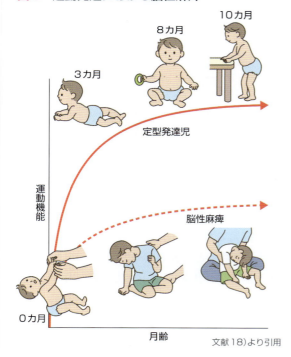

図8　運動発達における脳性麻痺

文献18）より引用

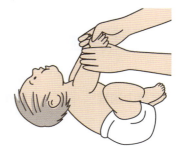

図9　新生児の引き起こし

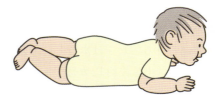

図10　3カ月児の腹臥位

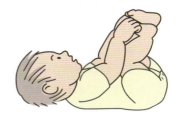

図11　6カ月児の背臥位

して寝返ることが可能となる。背臥位，側臥位，腹臥位といった姿勢を自由に変化させることが可能となる。

■座位
- 座位を取らせると両手を体の前について数秒座ることが可能となる。床から上肢を挙上することはできない。一側のみ短時間挙上することがあるが，バランスを崩してしまう。
- 脊柱は伸展せず円背となる。頭部は立ち直り，前方も向くことは可能となる。バランスを崩すと容易に転倒してしまう（図13）。

8カ月～

■腹臥位
- 腹臥位で遊ぶことが多く，腹這いから安定した四つ這いへと変化する。さらに，四つ這いから後方の骨盤を落として座位となる。

■座位
- 座位で脊柱を伸展することが可能となる。座位は安定し，両上肢を自由に操作することが可能となる。両手におもちゃを持って遊ぶことが可能になる。バランスを崩すことも少なくなるが，まれに後方に転倒することがある（図14）。

■四つ這い
- 8カ月で四つ這いを行うが，安定していない。10カ月ごろまでに四つ這いが安定して行えるよう変化する。

■立位
- 何かにつかまり起立しようとする。下肢は不安定で，台などに腹部を寄りかからせて短時間立位を取ることが可能となり始める。

10カ月～

■座位
- 転倒することはなくなる。体幹を回旋して後方のおもちゃにリーチすることも可能になる。骨盤は前後傾中間位となり，脊柱のS字カーブが明確となる。
- さまざまな形での起座が可能となり，体幹を回旋させ一側上肢を伸展させて起き上がることも安定して行える。

■四つ這い
- 活発に四つ這い移動がすることが可能となる。座位，四つ這い位の姿勢変換を体幹の回旋を交え，スムーズに行える。さらに，膝をついた四つ這いから足底をついた高這いへと変化する（図15）。

図12　6カ月児の腹臥位でのリーチ動作

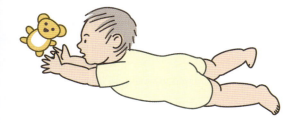

図13　6カ月児の座位

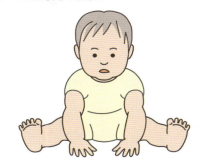

図14　8カ月児の座位

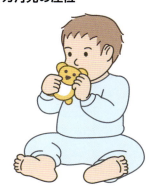

■起立
- 台などにつかまって起立することが可能となる。しゃがみ込むことも可能になり，座位，四つ這い，起立の姿勢変換を活発に行う。

■歩行
- 台などにつかまり伝い歩きが可能となる（図16）。

12カ月〜

■起立
- 台などにつかまることなく，座位から四つ這い位を経て，重心を下肢へ移動し起立することが可能になる。

■歩行
- 台などにつかまることなく，独歩が可能となる。このとき両上肢を頭部横に挙上したハイガードの姿勢をとる（図17）。
- 歩隔は肩幅よりやや広く，ワイドベースとなる。歩行時体幹の回旋は見られず，コンパス様の側方動揺の大きい不安定な歩行となる。バランスを崩しやすく，転倒することも多い。

14カ月〜

■歩行
- 屋外でも活発に歩行する。歩行に伴う体幹の回旋がみられるようになり，歩容は安定するが，バランスを崩し転倒することもある。両上肢を腰の横に広げるミッドガードの姿勢をとることが多い。

18カ月〜

■歩行
- 歩行はさらに安定し，バランスを崩しても転倒することはなくなる。手すりなどにつかまれば1人で階段昇降が可能となる。

24カ月〜
- 走行可能，両足ジャンプが可能となる。

36カ月〜
- 片足立ちが可能となる。

代表的な評価尺度

デンバー式発達スクリーニング検査（DDST）
DDSTは発達を粗大運動，手の運動と適応，言語，社会的発達の4分野でとらえ，発達の月齢を幅をもたせて表している。

Bobath（ボバース）による「乳児の運動発達表」
ボバースがGesell（ゲゼル）やIllingworth（イリングワース）らによる発達評価を参考として作成したものである。運動発達を腹臥位，背臥位，座位，立位と歩行，手，反応の6分野から評価する。

粗大運動能力尺度（GMFM）
GMFMは，段階的に運動機能の完成度を記録することが可能となっている。A：臥位と寝返り，B：座位，C：四つ這いと膝立ち，D：立位，E：歩行，走行とジャンプの5領域，88項目から成り立っている。平均的な5歳児の粗大運動能力があれば，すべての項目を遂行可能となっている。

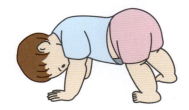

図15　10カ月児の高這い

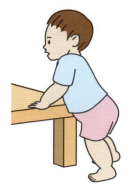

図16　10カ月児の伝い歩き

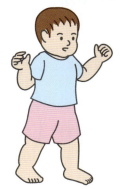

図17　12カ月児の歩行

* DDST：Denver developmental screening test　　* GMFM：gross motor function measure

評価は0：まったくできない，1：少しだけできる，2：部分的にできる，3：完全にできる，の4段階で行われる。

粗大運動能力分類システム（GMFCS）

脳性麻痺児のためのGMFMである。座位（体幹のコントロール）および歩行に重点をおいた，粗大運動能力分類システムであり，脳性麻痺を5つのレベルに分類する。

姿勢反射

生後約1年間は，中枢神経系の成熟過程に伴い，さまざまな反射が出現し統合される。対象児に中枢神経系の成熟過程に異常が存在するならば，正常発達において観察される状態から逸脱する。反射を観察していくことは，成熟状態を知るうえで大きな意味をもつ。姿勢反射の成熟と，運動発達の関係を理解する。

姿勢反射の大分類

姿勢反射はさまざまな反射・反応を含む広い概念である。このなかに原始反射，立ち直り反応，平衡反応などの分類が存在する。姿勢反射はそれぞれ固有名詞をもつが，大きく3つに分類できる（図18）。

■原始反射（primitive reflex，表2）

- 出生後早期に出現し，やがて表面的には観察されなくなる反射。一定の時期を迎えるとより高いレベルの反射によって統合され，反射は抑制され観察されにくくなる。それ自体が異常を示すものではないが，一定月齢を過ぎてもなお観察される場合は中枢神経系の異常が疑われる。

図18　姿勢反射の分類

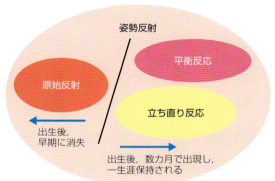

文献18)より引用

表2　姿勢反射の分類

分類	内容
原始反射	・陽性支持反応（positive supporting reaction，陽性支持反射と記述されることもある） ・緊張性迷路反射（toinick labyrinthine reflex） ・手掌把握反射（hand grasp reflex，palmar grasp reflex） ・非対称性緊張性頸反射（asymmetrical tonic neck reflex） ・Moro反射（Moro reflex） ・対称性緊張性頸反射（symmetrical tonic neck reflex） ・足底把握反射（foot grasp reflex，plantar grasp reflex）
立ち直り反応	・空間での頭部の立ち直り反応（head righting reaction） ・矢状面での体幹の立ち直り反応（Landau反応，sagittal trunk righting reaction） ・巻き戻し反応（derotative righting reaction） ・回旋起き上がり反応（body rotative reaction）
平衡反応	・下方への下肢の保護伸展反応（downward parachute reaction） ・側方保護伸展反応（sideways parachute reaction） ・前方保護伸展反応（forward parachute reaction） ・後方保護伸展反応（backwards parachute reaction） ・傾斜反応（tilting reaction），腹臥位傾斜反応，背臥位傾斜反応，座位傾斜反応，四つ這い位傾斜反応，立位傾斜反応

* GMFCS：gross motor function classification system　　* TLR：tonic labyrinthine reflex
* ATNR：asymmetrical tonic neck reflex　　* STNR：symmetrical tonic neck reflex

■ **立ち直り反応**(righting reaction, **表2**)
- 空間において頭部を正常な位置に保つように反応する。ヒトの場合，頭部の正しい位置とは垂直となり口裂が水平となる状態であり，反応は視覚，迷路，固有感覚など，さまざまな感覚器官からの刺激により起こるとされている。この反応が欠如すると空間で頭部を垂直に保つことができない。

■ **平衡反応**(equilibrium reactions in standing position, **表2**)
- 座位，立位などにおいてバランスが崩れたときに，姿勢保持のために反応する。バランスが崩れたときに，肢位を変化させることで，基底面外に重心線がはずれることを妨げ，これにより転倒を防ぐ反応と定義される。この反応がなければ姿勢を安定させることができない。

脳性麻痺児における動作分析

脳性麻痺では発達の遅れが明らかなことに加え，動作パターンが正常発達過程では観察されない形に修飾される。主観的に異常な動作パターンとして記録される。これらは歩行における下肢の単純な前方振り出し時に股関節外旋が伴われるよう，不随意に，非効率的な動きが動作に付加されるかたちで現れる。

異常動作パターンは姿勢反射統合の問題と解釈される。脳性麻痺において観察される運動中の異常姿勢として，姿勢反射統合の未熟性が挙げられる。

臨床動作分析

寝返り，腹這い，四つ這いなどの基本動作も分析対象とする。また，ADLに関しても，自立か否かの評価ではなく，どのような動作パターンで目的動作を行っているか分析する。脳性麻痺児者の動作は多様であり，正常動作パターンとまったく異なった方法で目的動作を行う場合も多い。こうした動作のバリエーションを記録することは，どのような方法であれば動作自立が可能なのか考えるうえで，貴重な情報となる。

臨床に役立つアドバイス

分析手順

(1) 動作の観察
動作を観察し，およその運動発達レベルを記録する。例として「座位保持レベル」，「立位レベル」，「独歩レベル」のような記述でもよい。正常発達における参考月齢として記録してもよい。
次に分析対象とする動作を概観する。このとき，正常発達で観察される動作パターンと逸脱する部分を記録する。

(2) 異常な動作の抽出
円滑な運動からの逸脱があるのか，またどの逸脱は具体的にどのような動きなのか整理し記録する。

(3) 検証
再び脳性麻痺の動作を観察し，整理した内容が正しいか検証する。

(4) 分析
動作記録をもとに，正常発達では観察されない逸脱した動きについて分析する。こうした異常動作は，不随意で非効率的な動きにより修飾された結果である。動作に影響する要因としては，ROM制限，筋力，疼痛などが挙げられる。また，姿勢反射の未成熟さが強く影響する。動作に影響を与えている姿勢反射について考察する。

6 理学療法

- 機能改善プログラム
- 姿勢反射の制御と促進プログラム
- 基本動作プログラム
- ADLに対するプログラム

機能改善

脳性麻痺は運動途上における中枢性疾患である。このため，直接，あるいは間接的に運動機能に，さまざまな障害を起こす。具体的には，姿勢と運動の障害以外にも，ROM制限などが深刻な問題となる。

ストレッチ

痙縮による筋緊張の異常はROM制限の原因となる。**ROM制限**はさらに，姿勢および運動機能障害の要因となる。このため，ROMを可能な限り維持することは基本的課題であり，継続して取り組む必要がある。

ROM制限の好発部位としては，足関節，膝関節，股関節，肩甲骨，肩関節，肘関節が挙げられる。年少であって，これらにROM制限が見られなくても，骨長の伸びに伴い制限が起きる可能性が否定できない。このため，制限がない場合もストレッチは継続的に行う。

姿勢反射の制御と促進

原始反射を抑制し，立ち直り反応および平衡反応を引き出すことに焦点が当てられる。抑制は，反射を誘発する刺激をできる限り排除することによって行われる。また，立ち直り反応および平衡反応を引き出すためには，繰り返し反応を引き出すための刺激を与えることによって行われる。これらにより，原始反射は抑制され，立ち直り反応，平衡反応が強化された状態を作り出す。

臨床に役立つアドバイス

姿勢反射の変化

立ち直り反応，平衡反応における刺激と反応の関係は常に完全なon, offの関係にあるわけではなく，一定の刺激に対して反応の強さが変化する。反応は発現の初期では，刺激に対してあいまいな反応しか観察されない。また，立ち直り反応は，はじめはゆっくりした姿勢変化のみ観察される。これが成熟に伴い，急激な姿勢変化に対しても，確実に反応可能となる。

臨床に役立つアドバイス

四肢ストレッチの注意点

痙縮筋は，伸張反射が過敏となっている。また，姿勢反射，特に原始反射も残っている。このためストレッチでは，以下の点に十分配慮する。
①伸張反射を刺激しない。
②姿勢反射を考慮する。

伸張反射位に関しては，関節運動の速さが問題であり，できるだけ緩徐に行う。筋緊張は，常に変化しうるので，抵抗感に注意を払い，筋緊張を感じた場合は無理をしない。

姿勢反射に関しては，対象児ができるだけリラックスできる姿勢をみつけ，その姿勢を十分安定させたうえでストレッチを行う。

> **補足**
> **定頸**
> 　空間での立ち直り反応（図19）は，安定して頸部を床に対して垂直に支えられることを意味している。反応は，生後8カ月をかけて徐々に完成する。背臥位と腹臥位における立ち直りを計測すると，月齢とともに，安定性が向上する変化が観察される。

臨床に役立つアドバイス

原始反射に対する反応

　原始反射と立ち直り反応，平衡反応が同一の刺激により誘発される場合がある。このとき，どちらの反応が優位であるかによって観察される反応は決定される。

　刺激を排除することができない場合，原始反射の反応姿勢を抑制することにより，典型的な刺激と反応の連携を崩す。つまり，原始反射の反応パターンとして観察される四肢体幹の動きを他動的に抑制し，完全な反射姿勢となることを防ぐ。具体的には，①非対称性緊張性頸反射を抑制する目的で後頭部側の上肢屈曲および体幹の伸展を抑制する，②陽性支持反応を抑制する目的で股関節内転を抑制することなどが考えられる。

基本動作プログラム

　運動発達の段階にあわせて発達を引き上げる。運動発達に遅れがある場合，通常自然な動きのなかで経験する，さまざまな姿勢や運動の経験が決定的に不足した状態となる。この状態を補うために，理学療法士は意図的にさまざまな状況を設定する。これにより，段階的にさまざまな姿勢，運動を対象児に経験させる。この経験のなかで介助量を段階的に減らすことで，対象児の機能発達を促す。介入は，獲得しようとする能力によって動作を**スモールステップ**に分解することも検討する。

プログラムの選択

　対象児の状態により，理学療法プログラムを選択する。以下に対象児の状態とプログラムの関係を示す。

■寝返り不可の児に対するプログラム（巻き戻し反応陰性）

- 膝関節を後方より把持，両下肢を左右に倒すことにより骨盤回旋を行い，体幹，肩甲帯の回旋を促す（図20）。

■定頸不可の児に対するプログラム（空間での立ち直り反応陰性）

①背臥位

- 四肢を屈曲位とし，肩甲帯が後方へ引かれることを防ぎつつ，両肩を把持，背臥位からゆっくりと上体を引き起こす。このとき，頸部および頭部が体幹の直線上にあるように促す。

- 上体引き起こしに対し，頭部が後方に残り立ち直れない場合（図21）は，あらかじめ上体および頭部を垂直位にした姿勢とし，この姿勢保持を促す。保持可能であれば緩やかに前後左右に体幹を移動し，姿勢変化に対する頭部

図20　体幹回旋

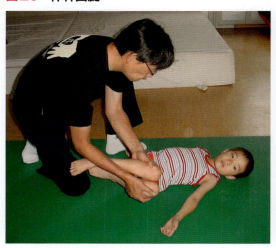

図19　立ち直り反応

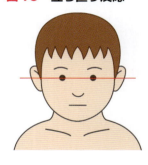

頭部が垂直となり，両眼は床に対し平行，両眼よりも下に口がある状態となる。

立ち直りを促す。

②腹臥位

- 頭部挙上を促す。このとき，頭部挙上が困難な場合は三角マット，タオルなどを利用し上体を浮かし肘立て位に近い姿勢を作る。
- 頭部挙上を促す目的で前方を注視させる，おもちゃにリーチさせるなど工夫する。四肢体幹の伸展筋緊張が強すぎる場合は体幹を一段高い台上とし，股関節，膝関節を屈曲位とし伸展筋緊張をあらかじめ緩和する（図22）。

■座位保持不可の児に対するプログラム（**側方保護伸展反応陰性**）

- ボール上で座位とし，骨盤あるいは大腿部を保持，上体を左右へ緩やかに動かし，この動きに対して頸部，体幹の立ち直りを促す。さらに，左右の重心移動に対応し，傾斜側への上肢伸展を促す（図23）。

■椅子座位，つかまり立ち位でのバランスが安定しない児に対するプログラム（**足底把握反射陽性**）

- ロール上椅子座位とし，股関節，膝関節は約90°屈曲位で足底前面が床に接地する姿勢を作る。骨盤あるいは大腿部を保持する。頸部，体幹の立ち直り反応が未成熟な場合は，理学療法士が後方から介助量を調節する。頸部，体幹が不安定な場合は，骨盤，脊柱，頭部が床面に垂直に並ぶ姿勢を作り，この姿勢の保持を促す。頸部，体幹の支持性が弱い，屈曲傾向が強いといった場合は両肩を体幹後方に保持することで，頸部，体幹伸展を促す（図24）。
- 座位がある程度安定していれば，緩やかに左右へ重心移動し，頸部，体幹の立ち直りを促す。このとき，下肢に筋緊張が亢進するようであ

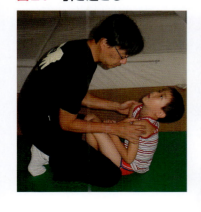

図21　引き起こし

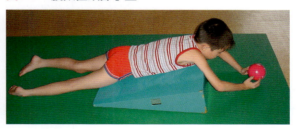

図22　腹臥位頭部挙上

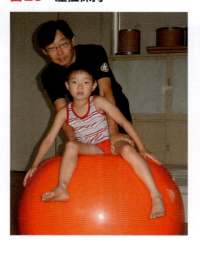

図23　座位保持

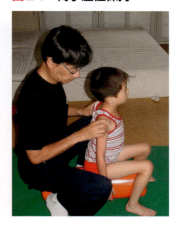

図24　椅子座位保持

れば，足底全体が床面に接地することを確認し，股関節を軽度外転に保持する。

■ **立位保持不可の児に対するプログラム**（**立位平衡反応陰性**）

- 前方のボールに寄りかかる形で立位とし，ボールを叩く，ボール上のおもちゃにリーチするなどして遊ばせる。このとき，立ち直り反応が未熟であり，立位保持が不安定であれば，ボールに腹部で寄りかかるようにし，後方から骨盤を保持し支えるなど，状態にあわせて介助量を変化させる。
- 陽性支持反応による下肢筋緊張亢進が観察される場合は，股関節を軽度外転位に保ち内転筋緊張亢進を抑制する。逆に下肢支持性が弱く，膝関節をロックして体重を支えようとする場合は，膝関節を保持し軽度屈曲位に保持する。
- 立位保持が比較的安定しているようであれば，介助量を減少させ，児の腹部をボールから離し，上肢のみボールに触れる姿勢とする。さらに左右前後に重心を移動させ，体幹の立ち直り，下肢の踏み出しを促す（**図25**）。

補装具の活用

痙直型脳性麻痺では関節変形が進行する可能性が高い。特に足部は底屈位，内反位，あるいは外反位などでROMが制限される。

歩行などの運動時には，動的なコントロールが必要となる。異常歩行の例としては踵接地に足関節背屈しない，足底接地で足関節が底屈している，あるいは足底設置で足関節が大きく背屈するなどが挙げられる。これに対して，装具は踵接地の底屈を一定に制限する（**図26**）。

ADLに対するプログラム

脳性麻痺は一般的に10歳を過ぎると，機能の大幅な改善を望むことは難しくなる。乳幼児に対しては正常運動パターンを念頭において動作の指導を行い，年長の場合は実用性を重要視して，場合によっては代償動作を利用した動作であっても日常的な自立を目指す。

年長のアテトーゼ型脳性麻痺を観察すると，さまざまな方法で日常生活の自立を実現している。これらの多くは代償動作を用いたものである。代償動作による動作は個々に異なり集約してとらえることが困難である。そのため，指導方法について個別に対応する。プログラム作成の指標として動作バリエーション例を以下に示す。

食事動作

座位で行うが，姿勢保持を目的としてベルト，マットなどを必要とする。また，食器固定台，特殊スプーンなど個々の状態に適応した配慮に

図25 立位保持

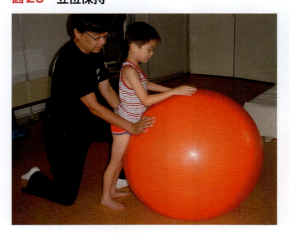

図26 補装具

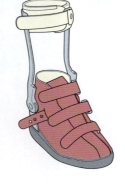
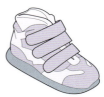

よって動作が可能となる（図27）。

更衣動作

図28に示す動作は臥位での更衣動作であるが，特に本症例は下肢によって行っている。本症例は上肢の随意性が低いため，このような動作となっている。

車椅子への乗り動作

本症例は起立不可のため，主に上肢の筋力で移乗する（図29）。上肢でアームレストあるいはバックレストを支持し，肘関節および全身を屈曲させ，回旋しながら体幹を座面へ引き上げる。

図27　食事動作

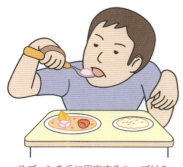

スプーンを手に固定するループ付きスプーンを使った食事動作

図28　臥位での更衣動作（下肢による）

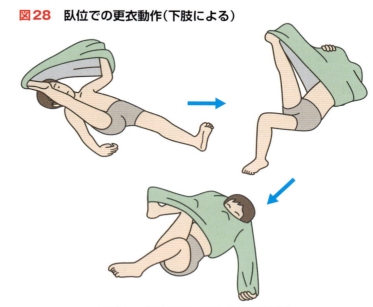

上肢よりも下肢に随意性が高い症例の更衣動作

図29　車椅子乗り動作

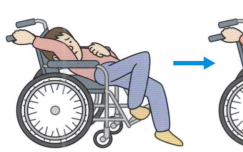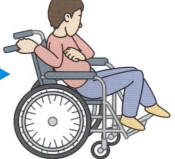

起立不可の症例の，床から車椅子への移乗動作

臨床に役立つアドバイス

車椅子調整の注意点

　座位保持椅子，車椅子などは，運動機能を詳細に評価し，適切なものを用意する。
　症例によっては，車椅子を下肢で駆動することもありうる。このとき，車椅子は下肢での駆動を考慮し，普通型車椅子に比較し座面が低く，床面から座面までの高さを下腿長に合わせて設計する必要がある。

まとめ

- 脳性麻痺の定義を述べよ（☞p.148）。 試験
- アテトーゼ型脳性麻痺の特徴はどのようなものか（☞p.150）。 試験
- 痙直型脳性麻痺の特徴はどのようなものか（☞p.150）。 試験
- 月齢と運動発達の関係を示せ（☞p.155）。 試験
- 座位保持に必要な姿勢反射は何か（☞p.159）。 試験 実習
- ストレッチを行うときの注意点を示せ（☞p.161）。 実習

【引用文献】

1) 伊藤雅之 ほか：新生児脳障害の発生要因，産婦人科治療79(6)，702-706，1999.
2) 渡辺とよ子：オーバービュー-NICUを取り巻く現状と課題，JOURNAL OF CLINICAL REHABILITATION 22(6)，540-546，2013.
3) 奥村知子 ほか：脳性麻痺の発症要因と新生児医療，脳と発達25，532-536，1993.
4) 石井 要 ほか：就学前の在宅重心障害児の療育状況－名古屋市における過去12年間の調査－，重症心身障害研究会誌17(1)，34-38，1992.
5) 竹下研三：発達障害の疫学，発達障害医学の進歩，診断と治療社，1992.
6) 日本リハビリテーション医学会：脳性麻痺リハビリテーションガイドライン第2版，金原出版，2014.
7) 津山直一：脳性麻痺研究，p.170，同文書院，1985.
8) 杉浦和朗：イラストによる中枢神経の理解，p.68，医歯薬出版，1998.
9) 浦野典子 ほか：アテトーゼ型脳性麻痺を伴う頚椎症の術後成績不良例の治療経験，整形外科と災害外科56(4)，612-614，2007.
10) 真島英信：生理学 改訂第18版，p.255，文光堂，1986.
11) 目崎高広：ボツリヌス治療，神経治療33(5)，153，2016.
12) 根津敦夫：麻痺性脊柱変形に対するボツリヌス療法，JOURNAL OF CLINICAL REHABILITATION 25(7)，661-668，2016.
13) 日本リハビリテーション医学会監修：脳性麻痺リハビリテーションガイドライン第2版，金原出版，2014.
14) 内山卓也 ほか：痙縮の病態と治療法の選択，脳神経外科速報16(6)，717-720，1999.
15) 武内俊明 ほか：痙縮治療-従来治療から最近の動向まで-，MB Med Reha 180，1-7，2015.
16) 高橋秀寿：脳性麻痺に対する痙縮治療の対象と方法，JOURNAL OF CLINICAL REHABILITATION 21(10)，961-970，2012.
17) 落合達宏：脳性麻痺の足部病変と病態と治療，MB Med Reha 128，55-61，2011.
18) 柳澤 健：理学療法学 ゴールド・マスター・テキスト 中枢神経系理学療法学，メジカルビュー社，2010.

症例集

パーキンソン病（軽度・外来患者）

■ **発症から7年経過した長期通院し症状が安定しているパーキンソン病（PD）患者の症例**

症例は母（90代）と2人暮らしの70代女性である。無職で，現在は年金で生活をしている。自宅は所有しており，経済的には問題ない。6年前に自宅でつまずくことが増え，母の助言により近医を受診した。その際，安静時振戦を認めたことから精密検査必要との判断で提携している大学病院へ紹介される。家事は母がメインで行っているが，台所仕事は少しできているという。身の回りのことで困っていることは，ときどき転びそうになるということである。

初回受診時のリハビリテーション科医からの処方箋

- Hoehn & Yahr（ホーエン＆ヤール）の重症度分類stage Ⅰ，パーキンソン病統一スケール（UPDRS）12点（振戦，動作緩慢，歩行時のすくみなど）である。
- 両側性の障害は認めないが生活動作の低下を認める。
- 現在，神経内科で投薬調整中のため，しばらく外来フォローをする。先々は近医へ戻すが，それまでに廃用症候群の要素も含めて自宅でできるリハビリ指導をお願いしたい。

理学療法評価

【初診時の理学療法評価】

- ■ バイタルサイン：異常なし。
- ■ 安静時振戦：左手に認められるが左手以外の同側，対側には認めない。
- ■ 固縮：被動性筋緊張検査では確認できず，関節可動域（ROM）の制限もない。
- ■ 寡動：立ち上がりの遅延や歩行速度・歩幅の減少および歩行開始の遅延を認める。しかし，表情や会話の様子には大きな違和感がない。
- ■ 姿勢反射障害：認めない。
- ■ 基本動作：寝返り，起き上がりでベッド柵把持必要（ABMS2で28点）。
- ■ 歩行速度：1.5 m/s
- ■ 徒手筋力検査（MMT）：股関節屈曲4，伸展4，外転4，膝関節伸展4，屈曲4，足関節底屈4，腹筋4
- ■ 片脚立位保持：右16秒，左3秒
- ■ 日常生活活動（ADL）評価
- BI：100点

- ■ 問題点：下肢筋力低下，体幹筋力低下，立ち上がり動作の不安定，寝返りや起き上がりでの修正自立，片脚立位左右差あり。

生活機能分類（ICF）

- 図1参照

理学療法プログラム

■ 不活動になってきたことによる筋力低下をメインとした自主トレをプランニング。定期評価を行い，動作遂行の円滑さや筋力向上を図る。

- 下肢筋力強化〔重錘を利用した開運動連鎖（OKC）とスクワットやヒールレイズなどの閉運動連鎖（CKC）〕
- 体幹筋力強化（腹筋や腹斜筋）

診断から6年後（現在）の理学療法評価（近所で理学療法継続中：難病申請済）

- 生活背景に大きな変化はない。
- 自宅でのつまずきからこれまでに数回転倒しているが，骨折など大きなエピソードには至っていない。
- 週1回，近所のリハビリ施設に通い，月1回，当院の神経内科へ通院しており，その際評価目的での理学療法士による運動機能のチェックと指導を施行している。現在症状は安定している。
- 本人からの訴えではときどき腰痛があるとのこと，医師からは側弯が少し目立ってきているとのことである。
- ホーエン-ヤールの重症度分類は変化なし。
- ■ 介護保険：要支援1認定。
- ■ 薬物治療（L-dopa）による治療：精神症状や薬

- ＊ PD：Parkinson's disease　＊ UPDRS：unified parkinson's disease rating scale　＊ ROM：range of motion
- ＊ ABMS2：ability for basic movement 2　＊ MMT：manual muscle testing　＊ ADL：activities of daily living
- ＊ BI：Barthel index　＊ ICF：international classification of functioning, disability and health
- ＊ OKC：open kinetic chain　＊ CKC：closed kinetic chain

物の効果による影響（on-off現象，wearing-off現象，ジスキネジア）なし．
- 安静時振戦：大きな変化はなく，対側および下肢には認めない．
- 固縮：PD特有の歯車現象がわずかに確認できるが，ROM制限は認めない．
- 寡動：以前に比べると座位での無動，立ち上がりや歩行開始の遅延・歩幅の減少は明確．表情に少し硬さを感じるが，会話が始まれば豊かである．
- 姿勢反射障害：平衡反応出現．pullテストでの後方突進は認めないが，方向転換での不安定さあり．
- 基本動作：寝返り，起き上がり含めてすべて自立（ABMS2で30点）．
- 歩行速度：1.1 m/s
- MMT：グレーディングに変化なし．
- 片脚立位保持：右18秒，左12秒（左が向上）
- BI：100点（変化なし）
- 問題点：転倒歴（＋），下肢筋力低下，片脚立位左右差あり（変わりなし）．

現在の理学療法プログラム
- 筋力は向上しているがMMTでの変化を認めない〔初回に徒手筋力計（HHD）での測定を行う必要があった〕．
- 不活動は定期的な確認と近所のリハビリに通うことで保てているが，腰痛，側弯などの問題が出てきている．
- 転倒も数回あったため，グレードや評価指標でとらえきれない変化が出ていると判断できる．

今後の展開
- 6年の経過で大きな活動性の変化が出ていない点は近所でリハビリを継続していることによる効果と考えられる．ただし歩行速度の低下や方向転換時の不安定性がみられるなど注目すべきポイントだと思われる．
- 投薬調整もできている点は理想的といえるが，確実に年を取りすでに数回の転倒を経験している．歩行速度の減少と筋力が向上していない点は要注意である．
- 加齢による影響，転倒を怖がることによる不活動という悪循環が懸念されるが，転倒による骨折は避けたい．同居者のキーパーソンである母も高齢であり，家事動作や買い物などについて部分的に社会資源の活用を提案すること，ケアマネジャーとの面談を設定することが望ましい．

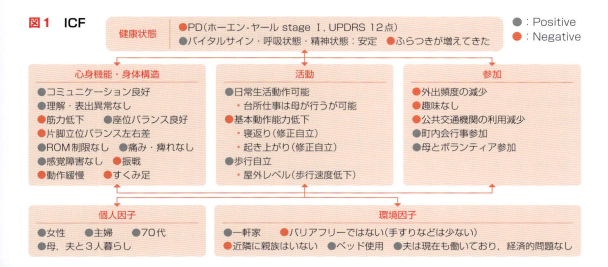

図1 ICF

*HHD：hand held dynamometer

パーキンソン病（軽度・中等度）

■振戦を契機に精査目的で入院となったパーキンソン病（PD）患者の症例

症例は60代男性である。定年退職後、以前より認めていた両側変形性膝関節症に対する外科的治療目的で当院を受診したが、経過のなかで上肢に有意な振戦、歩行時の軽度突進歩行を認め、PD関連疾患の疑いにて神経内科へのコンサルテーションとなった。

初回介入時

【リハビリテーション科医からの処方内容】
- 整形疾患のフォローもしつつ、パーキンソニズムの評価、動作能力評価、日常生活活動（ADL）向上を目的とした介入の指示あり。

【他部門情報】
- 神経内科医：Hohen & Yahr stage Ⅰ、パーキンソン病統一スケール（UPDRS）8点、検査を進めるとともに内服を開始する予定。
- 整形外科医：両側変形性膝関節症に対し、人工膝関節全置換術（TKA）を施行。術後経過は良好で抜糸済み。フォローは外来診察にて行う。
- 病棟看護師：病棟ADLは自立。金銭管理、内服管理なども自立している。
- 作業療法：ミニメンタルステート検査（MMSE）30/30、前頭葉機能検査（FAB）18/18、認知機能低下や高次脳機能障害は認めず。

【検査】
- MRI：他のパーキンソニズム疾患は否定的である。
- 脳線条体シンチグラフィ：右線条体の集積低下を認める。
- ^{123}I-MIBG心筋シンチグラフィ：心縦隔比低下を認める。

理学療法評価

【初診時（神経内科転科時）の理学療法評価】
- ■バイタルサイン：起立性低血圧なども認めず異常なし。
- ■関節可動域：左膝関節軽度制限あり（−15〜130°）。
- ■感覚：正常
- ■筋力
  - 徒手筋力検査（MMT）：股関節屈曲5、伸展4、外転4、膝関節伸展右5・左4〔徒手筋力計（HHD）右2.02 N·m/kg・左1.03 N·m/kg〕、屈曲4、足関節底屈5、背屈5、上肢5、体幹5
  - 握力：右38 kg/左30 kg
- ■4大徴候
  - 安静時振戦：左手に丸薬丸め運動を認めるが、その他には認めず。
  - 固縮：左下肢
  - 無動・寡動：特になし
  - 姿勢反射障害：pull-test（−）
- ■バランス：片脚立位右20秒/左数秒
- ■基本動作：自立（ABMS30/30点）
- ■歩行：補助具なしで院内自立、左すり足を認める。
- ■歩行速度：1.7 m/s、連続歩行距離：300 m以上（院内フリー）
- ■ADL：機能的評価（BI）100点、階段昇降は手すりを使用し右側優位の2足1段にて可能

生活機能分類（ICF）
- 図1参照

---

*PD：Parkinson's disease　*ADL：activities of daily living　*UPDRS：unified parkinson's disease rating scale　*TKA：total knee arthroplasty　*MMSE：mini-mental state examination　*FAB：frontal assessment battery　*MMT：manual muscle testing　*HHD：hand-held dynamometer　*ABMS：ability for basic movement　*BI：Barthel index　*ICF：international classification of functioning, disability and health

理学療法プログラム

- 左上肢から生じている振戦および下肢まで及んでいる固縮を考慮し，上下肢の筋力維持および向上を目標とした．また，二次的な廃用を防ぐ観点で，全身運動による活動性向上を図った．

経過

- 精査により前述のとおり，ホーエン-ヤールstageⅠのPDに診断された．抗PD薬であるL-dopaの内服が開始され，安静時振戦は消失した．内服の効果判定をした後，2週間の入院期間を経て自宅退院となった．
- 経過としては良好ではあるが整形外科的疾患の影響も考慮すべきであり，左膝関節可動域の改善，筋力増強を図った．両者とも改善を認め（左膝関節－10～135°，膝関節伸展筋力HHD右2.46N・m/kg・左1.13N・m/kg），すり足も軽減，歩容の改善が得られた．
- しかし，左下肢の固縮は残存しており，歩行時の左すり足も軽度残存した．また，片脚立位に関しても左右差が残存した．

現在の理学療法プログラム

- 左右差を認める下肢の筋力増強，片脚立位保持の向上を主としたプログラムに加え，全身運動を実施．自宅退院後は散歩を習慣化するなど，活動性の維持を目的としたプログラムを指導した．

今後の展開

- 本症例は，他疾患の加療中にPDが疑われ，精査および治療の経過となった．重症度としては，軽症例でありADLは自立している．神経内科での抗PD薬も開始となり，今後は症状に対する対症療法が主となっていく．リハでは，二次的な機能障害の予防や症状の進行に備えた環境調整など，先を見据えたアプローチが重要となっていく．また，歩行に関しても現状では自立しているが，PD患者では比較的軽症例であっても転倒を経験する症例も少なくなく，引き続きバランスやすり足改善を主とした，歩行能力の維持および向上を図る必要がある．

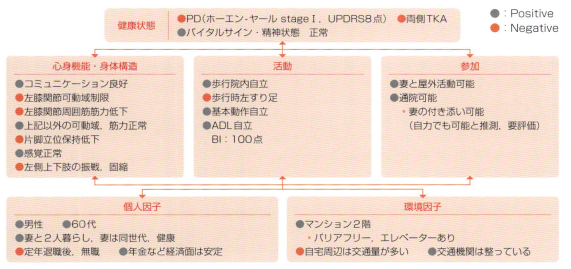

図1　ICF

パーキンソン病(重度)

■幻覚と易転倒を主体としたパーキンソン病（PD）患者の症例

症例は夫と2人暮らしの70代女性である．5年前より易転倒性を自覚し，近医にてPDの確定診断を受け，抗PD薬の内服開始となった．翌年より幻覚と不安の増強を認め，L-dopaおよびアリセプトに処方変更となった．幻覚は消失したが安静時振戦を自覚するようになった．その後，物忘れや転倒を繰り返すようになり，日常生活活動（ADL）は低下，家事も困難となり，訪問サービスや施設短期入所などを利用するようになった．症状にあわせた内服調整を行っていたが，幻覚の増悪，体動困難などの症状を認め，当院神経内科へ紹介受診し，精査加療目的の入院となった．

初回介入時

【リハビリテーション科医からの処方内容】
■機能能力評価，ADL向上に対する介入，転倒対策としての歩行方法の検討の指示．

【他部門情報】
■神経内科：Hohen & Yahr stage Ⅳ，パーキンソン病統一スケール（UPDRS）67点，内服調整にて自宅退院を目指す．
■病棟看護師：病棟ADLは，食事や洗面が椅子座位にてセッティングのみ介助，移動が車椅子および付き添い歩行．見当識の低下や幻視，つじつまの合わない発言などあり．
■作業療法：ミニメンタルステート検査（MMSE）24/30，前頭葉機能検査（FAB）8/18，注意障害および近時記憶障害などを認める．

【検査】
■MRI：脳萎縮など認めず．他のパーキンソニズム疾患は否定的である．
■脳線条体シンチグラフィ：左側優位に両側線条体の集積低下を認める．
■[123]I-MIBG心筋シンチグラフィ：心臓交感神経機能の低下を認める．

理学療法評価

【初診時の理学療法評価】
■バイタルサイン：血圧は低値であるものの，その他問題なし．
■関節可動域：胸椎伸展制限を認める．
■感覚：四肢遠位の異常感覚あり．
■筋力：無動の影響から最大筋力の発揮にムラを認める．
・徒手筋力検査（MMT）：下肢右3～3+・左3+～4
・徒手筋力計（HHD）：膝関節伸展右0.42～0.55 N・m/kg・左0.58～0.87 N・m/kg
・握力：右8～12 kg，左8～10 kg
■体組成測定：筋肉量は年齢比で上肢70％，体幹81％，下肢98％

■4大徴候
・安静時振戦：振戦は認めず．
・固縮：四肢体幹に認める．
・その他，頸部のジスキネジアあり．
■無動・寡動：動作開始時に無動を認める．
■姿勢反射障害：pull-test（＋＋＋）
■バランス：端座位・立位保持可能，片脚立位困難

■基本動作
・座位保持・立ち上がり・立位保持：監視
・寝返り・起き上がり：軽介助（ABMS18/30点）
■歩行：すり足，小刻み，突進歩行を認める．室内であれば見守りで可能．歩行補助具未使用．
■歩行速度：1.2 m/s，連続歩行距離：見守りで数m
■ADL：機能的評価（BI）65点，おおむね見守りや部分介助を要する．

生活機能分類（ICF）
・図1参照

理学療法プログラム
・筋肉量は比較的保たれている一方，無動の影

＊PD：Parkinson's disease ＊ADL：activities of daily living ＊UPDRS：unified parkinson's disease rating scale ＊MMSE：mini-mental state examination ＊FAB：frontal assessment battery ＊MMT：manual muscle testing ＊HHD：hand held dynamometer ＊ABMS：ability for basic movement ＊BI：Barthel index ＊ICF：international classification of functioning, disability and health

響による筋力発揮のムラや協調性の低下を認めており，自転車エルゴメーターなどを利用した敏捷性改善のための介入を図った。また，寝返りと起き上がり動作に関しては，無動の影響も考慮し，繰り返し動作練習による改善を図った。

経過

- 2週間の内服調整を経て自宅退院となった。パーキンソニズムの日内変動としてウェアリングオフを認めていたが，内服調整により改善を認めた。
- 筋力に関して，HHDにて右0.96～1.18 N・m/kg・左0.84～1.17 N・m/kg，体組成測定による筋肉量では，年齢比で上肢69％，体幹80％，下肢102％と下肢筋力の向上を認めた。
- 寝返りと起き上がり動作は，上肢支持を利用し自力で可能となった。動作開始時の無動が改善し，寝返り時の体幹回旋が円滑に可能となった。
- 歩行に関しては，歩行開始時のすくみ足を認めるが，3～5秒程度で歩き出しは可能であった。また，聴覚刺激が有効であったため，歩き始めの発声などの対応を指導した。
- その他，ジスキネジアやバランスにおける片脚立位困難などは改善を認めなかった。

現在の理学療法プログラム

- 筋力増強練習や敏捷性向上運動は効果を認める。一方，バランスなど疾患由来の影響が強いものに関しては，目立った改善を認めない。

今後の展開

- 罹病期間としては5年を経過しており，今後は抗PD薬の長期使用によるウェアリングオフやオンオフ現象を生じていくことになり，その都度の内服調整による対症療法が主となっていく。
- 理学療法としては，できる限りの機能維持を図っていく。内服調整が順調であれば比較的動作能力は良好であるという一方，介入による筋力の向上も認めている点から，ベースアップの可能性も期待できる。
- 転倒リスクは依然として高く，今後は転倒ありきの対応も準備しておくことが重要になる。つまり，転倒しても衝撃を和らげる素材の床材や立ち上がりに必要な椅子などの設置，転倒後の呼び出しブザー，スマートフォンの携帯などの検討である。

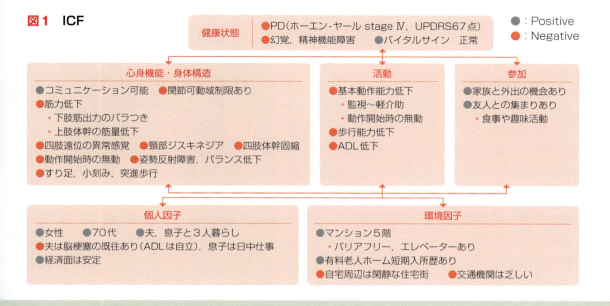

図1　ICF

脊髄小脳変性症

■歩行障害，巧緻運動障害を有しながら，職業を継続する脊髄小脳変性症（SCD）患者の症例

症例は妻とマンションの4階に2人暮らしの70代男性である。職業はタイル施工業を自営している。10年前より易転倒性が出現した。6年前より構音障害を親族に指摘され当院を受診し，MRIにて軽度の小脳の萎縮を認め，SCDと診断された。今回は投薬調整と，症状の評価を目的に入院した。

初回受診時のリハビリテーション科医からの処方箋
- 現時点では脊髄小脳失調症6型か孤発性萎縮性小脳萎縮症が疑われている。
- 今回の入院では，SCD治療薬の投与目的の入院で，期間は1週間前後である。そのため，投薬前後での評価および今後の生活指導を目的に理学療法士（PT）および作業療法士（OT）をオーダーした。

理学療法評価
【初診時の理学療法評価】
■バイタルサイン：背臥位，座位，立位などの姿勢にかかわらず血圧は140/80であった。

■脳神経評価
- 運動性構音障害あり（発話明瞭度は2）。
- カーテン徴候なし。
- 挺舌可能で舌偏移なく，舌萎縮なし。
- 嗄声や嚥下障害なし。
- 眼球運動は正常で，眼振なし。

■筋力評価
- 両側上下肢の徒手筋力検査（MMT）はすべてNormalであった。
- 握力は右が34 kg，左が29 kgであった。
- 協調運動評価：指鼻指試験や踵膝試験では左右どちらにも測定異常を認め，左側優位に症状を強く認めた。

■平衡機能評価
- 体幹失調あり。
- Romberg徴候なし。
- Mann肢位保持時間は1分以上可能であった。
- 片脚立位は不可能であった。

■四肢機能
- 感覚障害なし。

- 深部腱反射で両側に亢進がみられた。

■基本動作
- 全自立であった（ABMS2で30点）。

■歩行能力
- 5MWTでの最大歩行速度は1.15 m/sで，歩幅は平均で0.5 mであった。
- TUGは左右ともに13.5秒であった。
- 失調歩行であり，体幹の動揺と歩幅および歩隔の不均一性を認めた（図1）。

■日常生活機能評価
- BI：95点（階段昇降で監視を要し，5点減点）であった。

生活機能分類（ICF）
- 図2参照

理学療法プログラム
- 長年にわたってひいきにしてもらっている取引先が残っているため，仕事はできるだけ続

図1　歩行時の重心移動軌跡

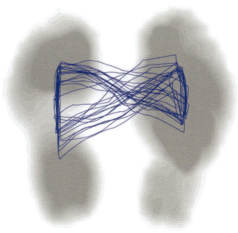

〔zebris FDM-T, FDM-SYSTEM（Zebris）を用いて作成〕
中心の蝶形の線が歩行での身体重心移動の軌跡を示す。歩行周期ごとの身体重心移動が大きく，失調歩行を呈していることがうかがえる。

---

*SCD：spinocerebellar degeneration　*MMT：manual muscle testing　*ABMS2：ability for basic movement scale 2　*MWT：maximum walking time　*TUG：timed "up and go" test　*BI：Barthel Index　*ICF：international classification of functioning, disability and health

けたいとのこと。仕事ではバランス能力と上肢の巧緻性障害が困っているとのことで、PTではバランス能力と歩行能力の向上を主な目的とし、行った。

■体幹機能のトレーニング
・四つ這い位を保持する。

■バランストレーニング
・バランスマット上での座位および立位を保持する。

■応用歩行
・杖またぎ歩行や狭い支持基底面でのバランス機能の向上を目的としてセミタンデム歩行（片方の母趾ともう片方の踵内側がつく歩行）を実施する。

理学療法の経過
■投薬前後で大きな変化は感じていない。
■身体障害者手帳5級の申請をした。
■脳神経、筋力、協調運動、平衡機能、基本動作：初期評価と著変なし。
■四肢機能：初期評価と著変なし。簡易上肢機能検査（STEF）は右が89点、左が81点であった。
■歩行能力
・最大歩行速度：1.19 m/s
・歩幅：5m歩行の平均で0.5m

・TUG：左回りが15.3秒、右回りが12.8秒
・歩容：初期評価時と著変なし。
■BI：95点（階段昇降で監視を要し、5点減点）であった。
■問題点：バランス能力低下、構音障害（初期評価時と著変なし）。
■ホームエクササイズ指導：筋力維持を目的に座位での膝関節伸展の筋力増強練習、自宅階段での段差を利用したステッピングエクササイズを指導した。

今後の展開
・今後も症状は緩徐に進行していくと予想され、現在の状態をできる限り維持させることが目標となる。
・症状の進行につれて業務にも支障をきたし、業務を続けられなくなる可能性がある。退職後、活動量が低下し、廃用性筋力低下により症状の進行が加速する可能性もあるため、追加の筋力増強練習も今後行っていく必要がある。
・定期的に症状を評価し、症例に合わせてプログラムを組み直していく必要がある。評価結果に合わせて身体障害者手帳等級の見直しや、家屋改修の助言、嚥下障害に対する介入も考慮していく。

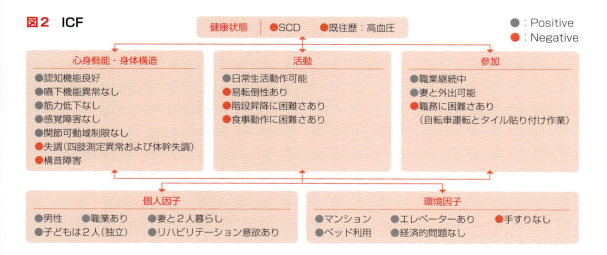

図2 ICF

*STEF：simple test for evaluating hand function

多系統萎縮症

■発症から約2年で移動手段が歩行から車椅子へと移行した多系統萎縮症（MSA）患者症例

症例は大学教授で60代の男性である。共働きの妻とマンションで暮らしており、通勤は自家用車を使用していた。約2年前より下肢のふらつき、書字のしにくさ、呂律のまわりにくさを自覚し、1年半前に当院を受診。精密検査目的にて入院し、多系統萎縮症（MSA-C）と診断される。退院後より外来フォローが開始された。介入初期では軽度の失調症状がみられていたが、これらの症状が増悪することはなく、一方で徐々にパーキンソン症状の増悪がみられるようになり、現在では車椅子での移動がほとんどとなった。

初回受診時のリハビリテーション科医からの処方箋

- 主な症状としては四肢体幹失調および軽度のパーキンソン症状（すくみ足、ワイドベース歩行）を認める。
- 今後は介護保険および身体障害者手帳申請を行い、適切なタイミングで社会資源を有効に活用できるよう備える。
- 進行性の疾患であるため、環境面も含め症状に合わせた介入や指導を実施して欲しい。

理学療法評価

【初診時の理学療法評価】

■バイタル：異常なし。
■関節可動域：制限なし。
■筋緊張：被動性検査にて、軽度の鉛管様固縮を認める。
■失調：上肢・下肢・体幹すべての評価にて軽度の失調症状を認める。
■徒手筋力検査（MMT）：上肢5、下肢5
■姿勢反射障害：後方へのステップ反応あり。
■寝返り：手すりなどに捕まらないで可能だが、体幹の回旋が乏しい。
■立ち上がり：軽度後方重心となるも、何度か勢いをつけることで可能。
■歩容：杖なし歩行が可能だがワイドベース、軽度後方重心、すくみ足を認める。
■日常生活活動（ADL）
- BI：100点

■転倒：1カ月に1～2回の頻度で階段や坂道にて後方へ転倒。
■問題点：動作時の後方重心、軽度失調症状がみられる。

生活機能分類（ICF）

- 図1参照

理学療法プログラム

- 動作の滑らかさや後方重心の改善を目標に週1回の頻度で外来フォローを実施。
- 定期的に評価を行い、症状の進行を把握するとともにプログラムの修正を随時検討する。

■ストレッチ
- 体幹回旋や足関節背屈を中心に実施する。

■立ち上がり動作練習
- 座位姿勢で、前方への重心移動を意識させる動作を繰り返し実施する。

■歩行練習
- 杖などの障害物をまたぎながら歩行することで、前方への重心移動を促す。

■機器を使用した全身運動
- 軽い負荷で四肢・体幹を使った全身運動を行う。

診断から2年後（現在）の理学療法評価

■パーキンソン症状（固縮、姿勢反射障害）や排尿障害がみられるようになり、主な移動手段が歩行から車椅子となる。
■全体として動作の滑らかさが乏しくなり、日常生活での運動量減少や基本動作の介助量増加がみられる。
■妻による介助や社会資源の利用をしながらの生活となり、通勤は車いすによる電車通勤に切り替えて勤務を継続している。
■関節可動域（右/左）
- 頸部回旋：30°/30°、側屈15°/10°、足関節背

---

*MSA：multiple system atrophy　*MMT：manual muscle testing　*ADL：activities of daily living
*BI：Barthel index　*ICF：international classification of functioning, disability and health

屈10°／10°
- 失調：初診時の理学療法評価と変わりなし。
- 筋緊張：四肢に著名な鉛管様固縮を認める。
- MMT：上肢・下肢ともに4
- 姿勢反射障害：立ち直り反応，平衡反応ともに不十分であり，pull testでは支えがなければ倒れてしまう。
- 寝返り：仰臥位から側臥位までは自立だが，側臥位から腹（伏）臥位では上肢による姿勢のコントロールに難渋し，介助を要す。
- 立ち上がり：座面の体側にそれぞれ手をついて，前方への重心移動を補助しながら体幹を前傾させることで離殿が可能。全体的に時間を要す。
- 歩行：杖歩行では中等度の介助を要し，平行棒を使用した歩行では近位監視にて可能。すくみ足，後方重心が著明にみられており，左右への重心移動が乏しい。
- 車椅子駆動：駆動時における体幹屈曲の動きが少なく，短距離でも時間を要す。
- ADL（BI）：55点（減点項目は移乗，入浴，歩行，階段昇降，排尿コントロール）
- 転倒：車椅子利用のためなし。
- 問題点：四肢・体幹の固縮および姿勢反射障害がみられる。

現在の理学療法プログラム
- 運動機会が減少しているため，ストレッチや全身運動を行う時間を増やした介入内容へ変更。
- ストレッチ
  ・頸部・体幹・足関節を重点的に実施する。
- 機器を使用した全身運動
  ・四肢・体幹回旋を使った全身運動を行う。
- 車椅子操作練習
  ・体幹の屈曲を伴った駆動練習を行う。

今後の展望
- 約1年で症状が進行し，明らかな身体機能の低下がみられている。今後もさらなる症状進行がみられるようであれば，自宅や職場の環境設定や介護保険の区分変更，身障者手帳認定基準の見直し申請を行っていく必要がある。
- 屋内外での移動手段が車椅子中心となったため，転倒はなくなったが，運動機会の減少による筋力低下および運動機能の低下が少しずつみられてきている。定期的にストレッチや全身運動を行える環境設定が必須となる。
- 本人は2年後に控えている定年退職を望んでおり，残り期間の通勤方法や職場内での移動手段の確保を行っていく必要がある。共働きである妻への負担を考慮し，できる限りの社会資源を利用した生活スタイルを検討する。

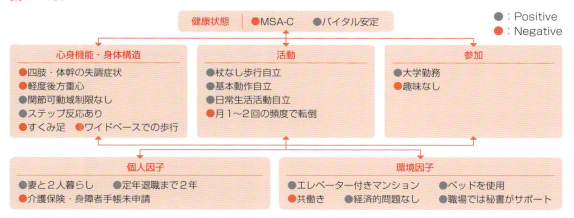

図1　ICF

デュシェンヌ型筋ジストロフィー

■自立歩行時の転倒が増加している10歳6カ月のデュシェンヌ型筋ジストロフィー（DMD）患者の症例

1歳6カ月のときに言語発達の遅れで受診し，遺伝子検査の結果，DMDと診断。現在10歳で特別支援学級に通学しており日常生活活動（ADL）はすべて自立しているが，登攀性起立と起立動作時に尖足がみられ，特に自立歩行時に転倒回数が増加している。自走式車椅子購入済みである。

初回受診時のリハビリテーション科医からの処方箋

- stage 3
- 遺伝子検査，筋生検からDMDと診断。
- 身体の機能評価，ADL指導，自主トレーニング指導を実施してほしい。
- 知能検査：総合IQ70

理学療法評価

■主訴：最近転ぶことが増えてきた。
■バイタルサイン：異常所見なし。
■関節可動域（ROM，右/左）：足関節背屈10°/15°，股関節伸展5°/10°
■MMT（右/左）：股関節伸展4/4，股関節屈曲4/4，体幹屈曲3，膝関節伸展4/4，膝関節屈曲4/4
■基本動作
- 四つ這い：可能。翼状肩甲＋
- 起き上がり：可能。登坂性起立＋
- 椅子からの起立：右足関節の底屈の筋緊張亢進・膝関節屈曲位での体重支持を避けようとする動作がみられる。

■歩行
- 動揺歩行，長距離歩行では疲労の訴えあり。
- 現在は，3回/日程度の転倒あり。
- 500 m程度で疲労が強くなり休憩を要する。

■片脚立位：両側2秒
■階段：手すりを使用し2足1段で可能，3階以上の移動には介助を要す。
■ADL（FIM）：123点，トイレ・浴槽・階段で減点。
■問題点：歩行時の転倒の増加，長距離歩行時の疲労感，足ROM制限，立ち上がり動作不安定。

生活機能分類（ICF）

- 図1参照

理学療法プログラム

- 足関節背屈可動域は足底接地して起立可能なROMは保たれているが，起立動作時には足関節底屈の筋緊張が亢進し不安定な起立となっ

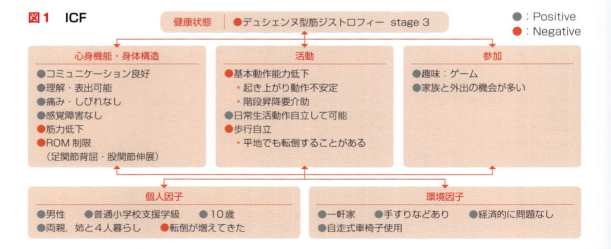

図1 ICF

※DMD：Dcchenne muscular dystrophy ※ADL：activities of daily living ※ROM：range of motion
※MMT：manual muscle testing ※FIM：functional independence measure
※ICF：international classification of function

ている。起立動作の安定を目標に，動作練習，自主トレーニング指導を行う。

■プログラム
- ストレッチ(下腿三頭筋，腸腰筋)(図2)
- 座位での前方リーチ(図3)
- 立ち上がり練習：踵接地を誘導しながら行う。

再評価
- 椅子からの起立：両側足底がしっかり接地しながらの立ち上がりが可能となった(図4)。

考察
- 1回の理学療法の介入で起立動作が安定し，起き上がり時間が短縮するなど動作の質を改善傾向に変化させることができた。
- 介入前の症例では足底接地して起立可能な足関節背屈10°は保たれているのにもかかわらず，足関節底屈位での起立となっていた。このような代償動作による動作パターンの固定が，足関節の背屈可動域制限を助長させると考えられる。
- 残存機能を最大限に利用し，非対称性の少ない起立動作，移動動作の運動修正を図ることは長期的に考えても有用である。

今後の展開
- 患者は現在10歳であり，自立歩行時の転倒回数も増えており，歩行困難になるステージが近づいてきている。過用性筋力低下を抑止するために，長距離の移動は無理せずに車椅子を使用していくアドバイスが重要となる。
- 代償動作による関節変形・拘縮の可能性はあるが，足関節背屈や股関節伸展のROMは保たれているため，抗重力的活動を継続し立位アライメントの維持に努める。
- 歩行困難となる前に長下肢装具を用意するタイミングを見計らう。
- 学校の教員と「運動中から翌日にかけて筋痛や疲労を訴えない範囲」の運動量を共有する。
- 歩行困難になった場合は，日常生活動作のイメージを家族や医療スタッフとともにシミュレーションし，家屋などの環境面の問題点を早期にみつける。

図2　腸腰筋のストレッチ

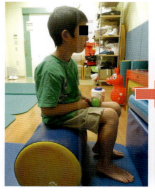

図3　座位での前方リーチ

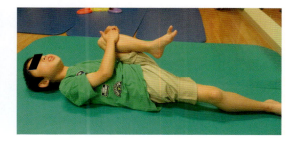

前方リーチに合わせて足底への荷重を促す

図4　起立

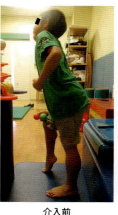

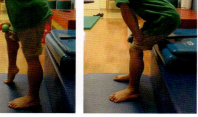

介入前　　　　介入後

筋萎縮性側索硬化症

■筋萎縮性側索硬化症（ALS）の進行により気管切開下人工呼吸器を導入した患者における，在宅復帰に向けた理学療法の症例

症例は妻（60代）と2人暮らしの60代男性である．店舗兼自宅で食品製造・販売業を営んでいる．右上肢より筋力低下，呼吸筋力低下を認め，2年前にALSと診断，告知された．1年前に非侵襲的陽圧換気（NPPV）を導入，9カ月前に胃瘻(いろう)を造設した．今回，呼吸困難が増悪し，本人と家族の意思により，気管切開下陽圧換気（TPPV）導入目的で入院した．重症度分類は4度，Noris scaleは四肢症状が30点/63点，球麻痺症状が26点/39点であった．

初回受診時のリハビリテーション科医からの処方箋
- 呼吸性アシドーシスが是正され，生化学検査値に異常はなく，離床可能な状態である．
- 筋力低下や拘縮などの廃用予防および肺炎などの合併症予防，自宅退院を目標とした理学療法を開始する．

入院前日常生活活動（ADL）
- 上肢への依存度が高い更衣や食事といったADLには介助を要していた．
- 歩行は独歩自立していたが，頭部下垂があるため，長距離移動は車椅子を使用していた．
- 階段昇降はなんとか自立して可能であったが，入院前1カ月ほどは呼吸苦による易疲労性が強く，ほとんどベッド上で過ごしていた．
- 軽度の構音障害を認めていたが，コミュニケーションは発声により可能であった．
- 嚥下機能も比較的保たれていたため，刻み食などを介助下で摂取していた．
- NPPV導入前までは，経理作業など可能な範囲で仕事を行い，商店街のイベントに参加するなど，近隣住民との交流を楽しんでいた．

理学療法評価（気管切開後）
■全体像
- 終日臥床している．
- 栄養は胃瘻を使用．
- 排尿，排便は差し込み尿器，便器を使用している．
- 左手で標準型ナースコールが使用でき，1時間に1回程度，吸引を要している．
- 病態についてはよく理解しており，今回は家族とよく話し合った結果，TPPVの導入を決断した．
- 自立心が強く，できる限りのことは自分で行いたいと思っている．
- TPPVの導入により呼吸苦は改善されているが，臥床状態でいることにもどかしさを感じている．
- 下肢は比較的筋力が保たれており，床上で自由に動かすことができているが，頸部・上肢の筋力低下は著明であり，両肩に亜脱臼を生じている．

■主訴
- 本人：「早く動きたい．外出できるようになりたい．できる限りのことは自分でしたい」
- 家族：「本人らしく生活できるようにサポートしたい」

■意識：清明

■コミュニケーション
- 気管切開により発声困難．
- 認知機能は良好であり，瞬きやうなずきなどのジェスチャー，文字盤を使用し意思疎通は可能．
- 眼球を含めた顔面筋の運動は良好であり表情は豊かである．

■バイタルサイン
- 血圧：120/70 mmHg
- 脈拍：80回/分
- SpO_2：96〜98％

■呼吸機能
- %FVC：25％

■血液ガスデータ

＊ALS：amyotrophic lateral sclerosis ＊NPPV：non-invasive positive pressure ventilation
＊TPPV：tracheostomy positive pressure ventilation ＊ADL：activities of daily living
＊%FVC：% forced vital capacity

- pH：7.48
- PaCO$_2$：36 mmHg
- PaO$_2$：92 mmHg
- HCO$_3$：30 mmol

■人工呼吸器設定〔※（ ）内の数字は実測値〕
- 従量式，SIMV（補助喚気）
- 1回換気量500 mL（550〜600 mL）
- 呼吸数12回/分（15〜17回/分）

■関節可動域（ROM，右/左）
- 肩関節：屈曲・外転110°/120°，外旋25°/35°
- 足関節：背屈5°/15°
- そのほか著明な制限はなし

■感覚：異常なし

■徒手筋力検査（MMT，右/左）
- 頸部周囲筋：2
- 上肢近位筋：1〜2/2，遠位筋：2/3，
- 下肢近位筋：4/4，遠位筋：2〜3/4
  ※右軽度下垂足あり

■握力（右/左）：0 kg/3 kg
■筋緊張：上肢は右優位に弛緩様，下肢は右優位に亢進（MAS：1+/1）。
■基本動作：寝返り〜起き上がりは重度介助，端座位は中等度介助，易疲労性が強く，保持可能時間は5分程度であった。
■歩行：未実施

生活機能分類（ICF）
- 図1参照

理学療法の方針・目標
- 呼吸苦によりADLが制限されていたが，TPPVの導入により呼吸状態は改善されており，血液ガス，生化学検査データから，安全に離床が可能な状態であると判断できる。
- また，廃用によって低下していた基本動作，歩行能力は改善が可能であり，呼吸器を装着した状態であれば活動範囲が拡大し，術前より活動的な生活が可能となると考える。

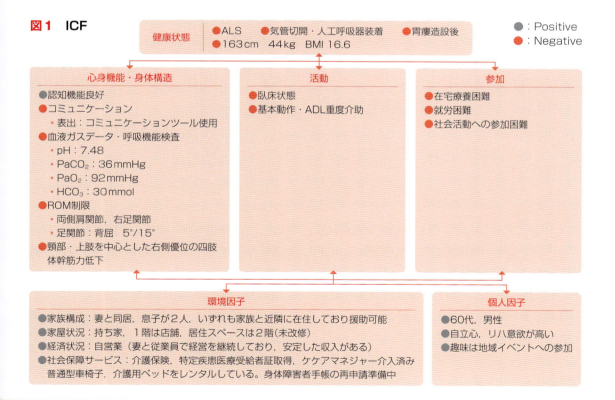

図1 ICF

---

* SIMV：synchronized intermittent mandatory ventilation　　* ROM：range of motion
* MMT：manual muscle testing　　* MAS：modified Ashworth scale
* ICF：international classification of functioning, disability and health　　* BMI：body mass index

- 従って，短期目標を早期離床，気管切開以前の機能・能力の再獲得とし，長期目標を在宅生活の安定，本人家族の生活の質（QOL）の向上として理学療法プログラムを検討した。

理学療法プログラム・経過

- TPPV導入後3日目より理学療法を開始した。
- 上下肢のROM制限に対して持続的ストレッチ，両肩の亜脱臼に対してポジショニングを実施した。
- 過用性の筋力低下を招かないよう留意し，病状の進行している上肢は残存機能維持を目的に自動介助運動を実施し，比較的筋力の保たれている下肢は，機能改善目的に低負荷の抵抗運動を実施した。
- 肺炎や無気肺などの合併症予防をするため，胸郭のストレッチ，体位排痰，胸部圧迫法による排痰を行った。
- 本症例は，%FVCが残存していたため，離床にあたっては，医師の同席の下，徐々に間欠的なTPPV離脱を図り，術後2週間で20分程度の離脱が可能となった。
- 座位耐久性が向上し，日中5時間程度は車椅子に乗車できるようになった。
- PSBを使用することで，左手で食事や読書が一部可能となった。
- さらに，術後3週間では気管切開に対応した頸椎装具を装着して100m程度歩行が可能となり，病棟内のトイレを利用することができるようになった。
- 嚥下はカニューレのカフ圧を上げ，誤嚥を防ぐことで気管切開前と同様の食形態により摂取することが可能となった。
- 1日1回はPSBを使用し介助下で食事を取り，経管栄養と併用していくこととなった。
- コミュニケーションは，スピーチカニューレの使用により発声を再獲得し，左手で意思伝達装置の操作も練習により円滑となった。
- 気管切開後，臨床所見および胸部X線画像，胸部CT画像で異常所見は認めなかった。

退院に向けて

- 装具業者と協業し，人工呼吸器搭載可能な頸部支持付き車椅子を作製した（**図2**）。
- 主介助者である妻に対して，呼吸器の着脱や，アンビューバックの使用方法を含めた，基本動作・移乗の介助方法の指導を行った。看護師からは，吸引方法の指導が行われた。
- また，主治医，看護師，リハスタッフと，退院後に導入されることとなった訪問看護，訪問リハのスタッフとのカンファレンスを開催し，情報共有を図った。
- 自宅は，居住スペースの1階の店舗奥への変更，段差の解消などの環境調整を行った。

今後の展開

- TPPV装着後2カ月で自宅退院となった。
- 気管切開から2年間，歩行能力，嚥下，発声機能は維持された。
- 人工呼吸器を搭載した車椅子に乗車し，妻と散歩や地域のイベントに出かけるなどして，活動的な生活を過ごすことができた。
- 現在，気管切開後3年が経過し，四肢の自動運動はほぼ困難となったが，移乗用リフターの導入や介護サービスを充実させることで，在宅生活を継続できている。
- ALSは進行性の疾患であるが，呼吸状態の改善によりADLの改善を図ることも可能であると考える。
- 従って，廃用予防に留まらず，患者・家族の希望を考慮したうえで積極的な理学療法を進めていくこと，また，症状の進行に合わせた補助具の導入や環境整備を行っていくことで，患者・家族にとって質の高い安定した在宅療養が可能になると考える。

＊QOL：quality of life ＊PSB：portable spring balancer

多発性硬化症

■ 30年間の長期にわたるフォローで，症状と身体機能の増悪がなく維持されている多発性硬化症(MS)の症例

症例は高校生で多発性硬化症を発症した現在40代の女性である。現在一般企業で就労しており，母と2人暮らしをしている。発症後，入院加療を要した再発は計7回あったが，臨床症状の著しい増悪がなく，日常生活活動(ADL)は自立して経過している。青年前期から中年期へと精神・肉体的，そして社会的にも大きな変化があったなかで，主訴や理学療法に対する要望は，身体機能の回復に着眼したものから，身体のセルフマネジメントおよび生活を主体としたものへと推移してきている。現在も日々の生活を送るうえで当事者が抱える課題に対して，理学療法士と作業療法士が評価を行い，プログラムの変更をしている。

現病歴

- 高校3年生時，勉強中に左上肢の脱力感が出現したが，自然に消失した。2日後に右上下肢の脱力感が出現し，翌日には手指の巧緻性が低下した。近医を受診し，精査目的のため当院へ紹介受診となった。
- ■ MRI画像(図1)：脳室から放射状に広がる高信号域を認める。
- ■ 髄液検査：タンパク含量増加，オリゴクローナルバンド陽性。
- ■ 総合機能評価：MS総合障害度(EDSS) 5.0 (中等度)

初回入院時のリハビリテーション科医からの処方箋

- ■ 機能評価，筋力維持増強，耐久性増大，バランス練習，ADL練習。

初回入院時の理学療法評価

- ■ 意識レベル：GCS　E4 V5 M6
- ■ コミュニケーション：意思疎通可能，発語明瞭度に問題なし。
- ■ バイタルサイン：問題なし。
- ■ 主訴・ホープ・ニーズ：自宅退院，通学，就職。
- ■ 徒手筋力検査(MMT，右/左)：上下肢2/5，体幹3
- ■ 運動麻痺：右上下肢に運動麻痺あり，BRS上肢Ⅱ-手指Ⅱ-下肢Ⅴ，左上下肢には認めない。
- ■ 筋緊張：右上下肢は軽度低下，左上下肢は正常。
- ■ 疲労：1泊2日の外泊練習後，BRSが上肢Ⅲ-手指Ⅱ-下肢Ⅲへと機能低下あり。
- ■ 感覚
  - 触覚：右上下肢　軽度鈍磨

図1　頭部MRI検査(FLAIR画像)

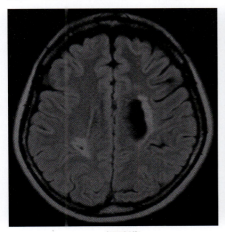
a　水平断像

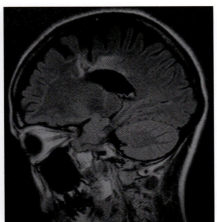
b　矢状断像

* MS：multiple sclerosis　* ADL：activities of daily living　* EDSS：expanded disability status scale
* FLAIR：fluid attenuated inversion recovery　* GCS：Glasgow Coma Scale
* BRS：Brunnstrom Recovery Stage　* MMT：Manual Muscle Testing

- 温痛覚：正常
- 深部感覚：右上下肢　軽度鈍磨

■関節可動域（ROM）：制限なし。

■深部腱反射・病的反射
- 深部腱反射：左上下肢ともに亢進
- 病的反射：左のみHoffman反射陽性，Babinski反射陽性

■巧緻性：右上肢では低下あり。

■基本動作
- 食事：スプーンとフォークを使用し左手で可能
- 入浴：背面の洗体のみ介助必要
- 歩行：筋緊張の低下があるため，軽介助にて可能。

■ADL：歩行以外は自立。

■社会参加状況：高校生

■家屋状況：持ち家，一戸建て

【認知機能】

■見当識障害：なし

■高次脳機能障害：なし

生活機能分類（ICF）
- 図2参照

理学療法プログラム

■目標
- 最終目標：自宅退院，復学および就労。
- 短期目標：立位歩行の獲得，ADLの自立。

■プログラム
- 筋力強化：過用に注意し，体幹と股関節周囲筋を中心に実施。
- 立位歩行練習：右下垂足にて短下肢装具適応あり。
- 持久力トレーニング：自転車エルゴメーターや屋外歩行など。

現在診断から30年

- 高校卒業後，自宅療養を経て2年後に就職。自宅から電車を利用して通勤している。通勤時間は，徒歩移動を含めて1時間程度。身体障害者3級を取得し，6年前に2級に変更。MSは再発寛解型と診断され，症状増悪は計13回あったが，うち入院を要するものは計7回であった。治療はステロイドパルスやステロイド内服量の調整が主で，7年前からインターフェロンを導入している。10年前からは，外来診察に合わせて2カ月に1回の頻度で理学療法および作業療法を実施している。内容は機能評価および自主トレーニングの指導である。

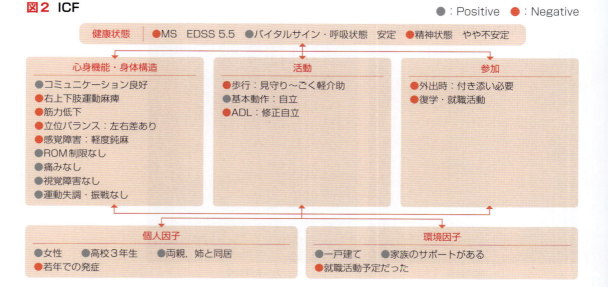

図2　ICF

* ROM：range of motion　　* ICF：international classification of functioning, disability and health

現在の理学療法評価

【身体機能】
- ■意識レベル：GCS　E4 V5 M6
- ■コミュニケーション：意思疎通可能，発語明瞭度に問題なし。
- ■バイタルサイン：問題なし。
- ■主訴・ホープ・ニーズ
  - 主訴：毎日の仕事で酷使する身体を自分でケアできるようにしたい。
  - ニーズ：身体機能は維持しつつも軽い運動ができるようになりたい。
- ■筋力（右／左）
  - 握力：10.9／29.5 kg（40歳代女性平均 29 kg）
  - 膝関節伸展筋力：21.2／33.0 kgf（体重比 0.42／0.66 kgf/kg，40代女性平均 0.63 kgf/kg）
  - 脚伸展筋力：49.0／67.6 N・m（40代女性平均 92.6 N・m）
- ■運動麻痺
  - 右上下肢に運動麻痺あり。
  - BRS：上肢Ⅴ-手指Ⅳ-下肢Ⅳ
  - Fugl-Meyer assessment：45点
- ■筋緊張：右上下肢ともに使用時に亢進する，modified Ashworth scale（MAS）では1〜1+
- ■疲労：同一姿勢などにより1日就業後には前足部を引きずることが多い。
- ■感覚
  - 触覚：正常
  - 温痛覚：正常
  - 深部感覚：右上下肢　軽度鈍磨
- ■ROM（右／左）：足関節背屈 5°／15°，肩屈曲 160°／160°，外転 140°／150°，外旋 30°／60°
- ■深部腱反射・病的反射
  - 深部腱反射：左上下肢ともにやや亢進
- ■巧緻性（右／左）：簡易上肢機能検査（STEF）18点／100点
- ■基本動作
  - 食事：左手で自立，箸の使用も可能。
- 入浴：自立
- ■歩行：短下肢装具を使用し，フリーハンドにて自立。
- ■ADL：自立，パソコン操作は左手のみで実施，靴紐は両手を使用し結ぶ。
- ■社会参加状況：一般企業に就労中。

【認知機能】
- ■見当識障害：なし
- ■高次脳機能障害：なし

5年間の身体機能の推移（図3，4）

■筋力はここ2年間，徐々に低下しているが，

図3　筋力の推移

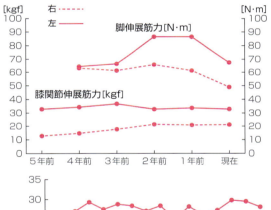
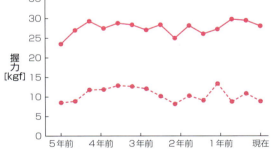

図4　10m快適歩行速度　所要時間

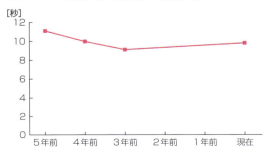

*STEF：Simple Test for Evaluating Hand Function

歩行自立に必要な筋力の下限値（膝関節伸展筋力体重比 0.40 kgf/kg）は満たしている。
■歩行速度は維持できている。

歩行の様子（図5）

■右足関節底屈の筋緊張亢進に対し，右油圧ダンパー式短下肢装具使用にて歩行。
■右前足部にひっかかりがみられることがあるが，転倒はなし。
■右下肢を振り出す際は，右上肢の筋緊張が高く肩関節が伸展せず推進力が得られにくい。また，体幹を右へ側屈させ，骨盤を軽度挙上したまま右回旋や股関節屈曲で代償している。
■通勤時には左肩にトートバックをかけて歩くため，より左重心となる。
■徐々に右下肢の筋緊張が上がり，直進できずに左方向へ寄ってしまうこともある。

現在の理学療法プログラム

【身体機能評価】

■評価項目
- 運動麻痺，ROM，筋緊張，筋力，歩行速度，歩幅

【自主トレーニングチェック（図6）】
- ストレッチ：起床時と入眠前に自分でできるストレッチ方法を指導している。特に筋緊張が高くなりやすい部位を中心に適宜見直している。
- 筋力強化
- バランス

【下肢装具など歩行補助具の調整および検討】

■チェック項目
- 使用中に痛みがないか，使用感の変化はないか
  →対応：装具の修正および作り直しの必要性を検討する
- 自分で着脱できるか
  →対応：自助具などの検討
- 裸足にて骨突出部に発赤がないか
  →対応：部品の消耗がないか，歩容の確認など

図5　動作の様子

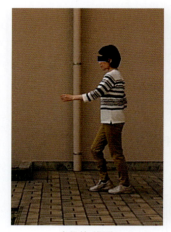

歩行（矢状面）

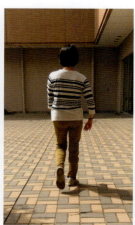

歩行（前額面）

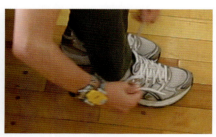

靴紐結び

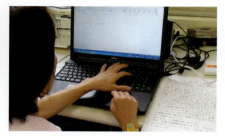

パソコン操作

今後の展開

■長期の経過において，症状が進行せず再発寛解型を維持されており，身体機能の著しい増悪はない。

■フルタイムで仕事をしている症例であり，過用に注意すること，セルフケアを促すことを目的に，自主トレーニングの内容を再考しながら身体のセルフマネジメント能力を高めていく。

図6 セルフストレッチ

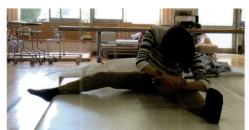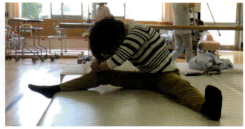

a ハムストリングス，内転筋群

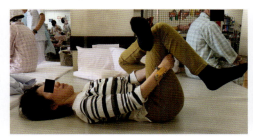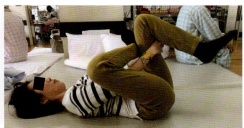

b 殿筋

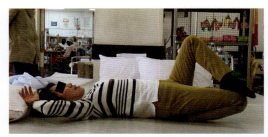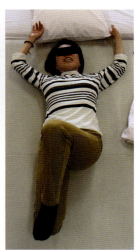

c 大腿四頭筋

ギラン・バレー症候群

■発症から1年経過したギラン・バレー症候群（GBS）患者の生活支援の症例

症例は70代女性。GBSと診断され，一般病院，回復期病院での入院後，在宅生活を開始した。敷地内には娘夫婦が居住しており，食事の準備などには援助が得られる状態であった。しかし，日中は70代の夫と2人で過ごす時間が長く，夫は心疾患で通院していることから，身体的な負担の大きい介助は難しい状態であった。回復期病院の理学療法士（PT）が家屋調査を行ったところ，住宅改修が行われており，家屋内に段差はなく，手すりが設置されていた。また，介護用ベッドも導入済みで，車椅子も作製済みであった。しかし，実際には使用できるまでの身体機能，能力は有しておらず，日常生活活動（ADL）全般において介助を必要とした状態であった。

初回のケアマネジャーからの要望
- 夫の健康状態も含めると，家の中での動作の介助量軽減が大きな目標となる。夫の介護負担の軽減も考え，通所リハビリテーションの利用を勧めたが，本人が拒否。まずは家庭内での移動，移乗の自立を目的に，訪問理学療法をお願いしたい。

主訴
- 身体がうまく動かなくて困っている。

ホープ
- 自分でトイレに行けるようになりたい。
- 自分で食事ができるようになりたい（漬物を食べたい）。

初回理学療法評価
- ■バイタルサイン：異常なし。
- ■改訂 長谷川式簡易知能評価スケール（HDS-R）：28点
- ■関節可動域（ROM）測定
  - 肘関節屈曲（右/左）：100/100°
  - 足関節背屈（右/左）：0/0°
- ■徒手筋力検査（MMT）：上肢/両側とも3，下肢/両側とも3
- ■握力（右/左）：5/6 kg
- ■つまみ動作：指尖つまみ，指腹つまみは困難。側腹つまみは可能。
- ■感覚障害：四肢末梢の表在感覚軽度鈍麻あり。

■基本動作能力
- 寝返り：自立
- 起き上がり：手すりに前腕を引っ掛け上肢を屈曲することで，on elbow まで自立。その後座位までは要軽介助。
- 座位保持：自立
- 立ち上がり：縦手すりに前腕を引っ掛け，さらに腋窩を軽介助で可能。
- 立位保持：腋窩軽介助で可能だが膝折れが起こりやすい。
- 歩行：不可能
- ADL能力（BI）：25点
- 食事：0点，車椅子からベッドへの移動：5点，整容：0点，トイレ動作：0点，入浴：0点，歩行：0点，階段昇降：0点，着替え：0点，排便コントロール：10点，排尿コントロール：10点

生活機能分類（ICF）
- 図1参照

理学療法プログラム
- ROM練習（両肘関節屈曲，足関節背屈）
- 縦手すりに前腕を引っ掛けての立ち上がり練習
- 横手すりに寄りかかりながらの移乗練習
- 両上下肢を使用しての車椅子駆動練習
- 上肢機能練習（お手玉入れなど）

経過
- 3カ月ほどの訪問理学療法によって，以下のように動作能力が改善した。

---

* GBS：Guillain-Barré syndrome　* ADL：activities of daily living　* HDS-R：Hasegawa dementia rating scale-revised　* ROM：range of motion　* MMT：manual muscle testing　* BI：Barthel index　* ICF：international classification of functioning, disability and health

- 食事：肘関節のROM制限が改善し，ユニバーサルスプーン（把持部が熱可塑性で手部を挟み込むもの）を使用して自立となった．また，側腹つまみで食べ物をつまみ，摂取することが可能となった．
- 車椅子からベッドへの移動：ベッドのL字柵を使用して，寄りかかるように立ち上がり移動することが可能となった．
- トイレ動作：左手で縦手すりを把持することで立ち上がり・立位保持が可能となった．下衣の操作は，右母指をズボンに引っ掛けることで，不完全ながら可能となった．
- 移動：両上下肢の駆動にて，家屋内の移動（ベッドからトイレ，トイレからダイニング）が自立した．また，両上肢近位部を把持することで，介助歩行が可能となった．
- 家庭内での生活に関しては，ほぼ自立レベルとなったため，日中の活動量の確保と，他者との交流を目的に通所リハビリテーションを勧めた．訪問理学療法利用当初は，「自分では何もできないから嫌だ」と拒否をしていたが，家庭内での生活がほぼ自立したことで，外へ出ることへの拒否がなくなり，通所リハビリテーションへ移行となった．

在宅での理学療法の役割

- 本症例は予後不良のギラン・バレー症候群であった．病院での理学療法は切れ目なく提供されていたが，在宅への移行期に，調整した在宅環境下で生活できるまでの機能，能力が獲得されていなかった．在宅での理学療法士の役割は，準備された環境下で実際に生活を営むことが可能であるかを評価し，不可能なことは環境に合わせて行うことができるように支援することだと考える．生活期であっても，実際の生活環境下での理学療法で動作能力の向上はみられることを忘れずに，神経難病の患者の生活支援を行うことは重要である．

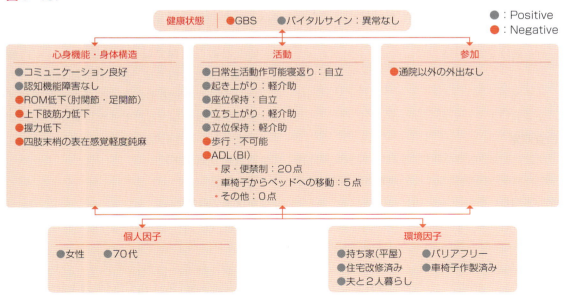

図1　ICF

末梢神経障害

■復職を希望する腕神経叢損傷患者の症例

症例は，妻と息子の3人暮らしをしている60代の男性である．嘱託社員として，し尿汲み取りの職に就いている．自宅は12階建て賃貸マンション（市営住宅）の2階である．自転車乗車中にトラックの後輪に左上肢を巻き込まれ，左腕神経叢引き抜き損傷・左肩甲骨骨折・左上腕骨遠位端粉砕骨折・左肋骨多発骨折（第4・5肋骨）・左上腕皮膚欠損創を受傷した．2カ月後，リハビリテーション目的にて当院へ転院となった．

初回受診時のリハビリテーション科医からの処方箋

- 神経伝導速度検査の結果，橈骨神経完全麻痺と尺骨神経・正中神経不全麻痺と診断された．
- 末梢神経の再生を3カ月程度待ち，今後の方針（手術治療）を検討する．

主訴・ニーズ

- 主訴：「仕事に戻りたい」，「左手が動くようになってほしい」，「身の回りのことが1人でできるようになりたい」
- ニーズ：入浴動作の自立（右上肢と背中の洗体）

理学療法初期評価

■動作観察

- 入浴動作は，右上肢のみを使用して行われ，左上肢は常に下垂し，右上肢と背中の洗体が困難であった．左肩関節自動屈曲・外転運動はわずかに可能であったが，体幹の後傾や右側屈・左肩甲帯の挙上による代償動作を認めた．左肘関節自動屈曲運動はまったくみられず，肘を曲げる際右手を左手に添える必要があった．左手指は，母指と示指のみごくわずかな自動屈曲運動を認めたが，中指・環指・小指の随意運動はまったくみられなかった．

検査測定

- 関節可動域（ROM）測定（他動）：左肩関節屈曲65°/外転50°/内旋50°，左肘関節屈曲60°，手指屈曲60°
- 徒手筋力検査（MMT）：左肩関節屈曲2/外転2/伸展2，左肘関節屈曲0，左手関節背屈0（下垂手），左手指屈曲1
- 感覚：左手指関節の表在感覚鈍麻（2/10）
- 握力：左0kg
- FIM：110点（入浴・更衣中等度介助）

統合と解釈

- 症例の主訴は職場復帰であるが，まずはADL動作の実用性向上が必要と考え，入浴動作に着目した．症例は，左肩関節屈曲ROM制限と筋力低下により，左上肢を空間位保持することが困難であった．加えて，左肘関節屈曲ROM制限と筋力低下により，左上肢を右上肢に近づけることができず，さらに左手関節背屈筋力低下，左手指屈曲筋力低下と屈曲ROM制限および左手指表在感覚鈍麻によりタオルを把持することが困難であった．これらにより，左上肢で把持したタオルでの右上肢の洗体が困難であると考えられた．

- 次に，タオルを背中の右上から左下に走向するように両手で把持して行う背中の洗体動作では，左肩関節の外転・内旋・伸展運動が必要となる．症例では，左肩関節外転・内旋ROM制限と左肩関節外転・伸展筋力低下および左手指の機能障害により，背中の左下でタオルを把持することができず，背中の洗体が困難であると考えられた（図1）．

生活機能分類（ICF）

- 図2参照

理学療法プログラム

- ROM練習：左肩関節屈曲・外転・内旋，左肘関節屈曲，左手指屈曲．
- 筋力強化練習：左肩関節屈曲・外転・伸展，左肘関節屈曲，左手指屈曲（他動運動→自動介

---

*ROM：range of motion *MMT：manual muscle testing *FIM：functional independence measure
*ICF：international classification of functioning, disability and health

助運動→自動運動)。
- 感覚刺激入力：左手指の把持・つまみ動作練習。

理学療法最終評価(退院時)
※改善項目のみ記載
- ROM(他動)：左肩関節屈曲90°/外転90°/内旋70°，左肘関節屈曲90°，手指屈曲90°
- MMT：左肩関節屈曲4/外転3/伸展3，左肘関節屈曲4，左手指屈曲3
- 感覚：左手指関節の表在感覚(7/10)。
- 握力：5kg未満，左手で軽い物の把持・つまみ可能。
- FIM：118点，入浴軽介助。たすきタイプの洗体タオルを用いれば自立。

今後の展開
- 前院にて今後の治療方針(手術適応)を決定したうえで，職場復帰について再検討する。
- 左上肢挙上位や背部での複合的な左上肢操作能力の向上を図り，入浴動作の自立と現職もしくは新たな職への復帰を目標に，外来にてリハビリテーションを継続する。

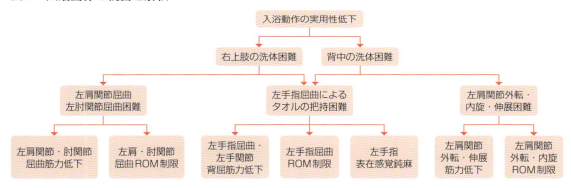

図1 入浴動作の統合と解釈

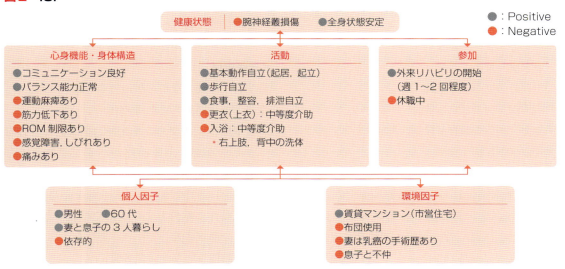

図2 ICF

脳性麻痺

■脳性麻痺児（1歳8カ月，男児）の例

在胎28週，1400gにて出生。新生児集中治療室（NICU）に3カ月間入院後，退院した。その後，母乳の飲みが悪いといった状態がみられたが経過観察となっていた。発作などの目立つ症状はなく経過した。1歳6カ月検診にて，発達の遅れが指摘され，外来にてリハビリテーション開始となった。バイタルは安定しており，理学療法開始に問題はない。

初回医師からの処方箋
- 修正月齢：1歳5カ月
- 極低出生体重児
- 脳室周囲白質軟化症の疑い
- 脳性麻痺
- 痙直型両麻痺
- 運動遅れ
- 運動発達促進を目的に理学療法をお願いしたい

理学療法評価
【初期評価】
- ■全体像：肘這いにて移動し，おもちゃを把持して遊ぶ。
- ■関節可動域（ROM）：可動域制限はないが，膝関節伸展位における足関節背屈で抵抗感あり。股関節外転に抵抗感あり。
- ■深部反射：膝蓋腱反射，アキレス腱反射左右とも亢進。
- ■姿勢反射
  - 非対称性緊張性頸部反射：陽性
  - 対称性緊張性頸部反射：陽性
  - 巻き戻し反応：陽性
  - 空間での立ち直り反応：陽性
  - 前方保護伸展反応：陰性
  - 側方・後方保護伸展反応：陰性
  - 立位平衡反応：陰性
- ■姿勢分析
  - 座位：割座位にて座位保持可能だが，側方，後方へバランスを崩し転倒することがある。このとき円背，骨盤後傾，頭部を前方へ突き出すようにしてバランスをとる。割座位以外の座位は不可能。
  - 椅子座位：骨盤後傾，円背，姿勢は安定せず前方に転落することがある。
  - 立位：独力で姿勢保持は不可能。
- ■運動機能（基本動作）
  - 寝返り可能だが，同時に非対称性緊張性頸反射が観察される。
  - 床上移動は，肘這いにて可能。このとき上下肢の交互動作は観察されない。頸部の強い伸展が観察される。
  - 起座位は可能。腹臥位から股関節外転位にて下肢を屈曲し割座位となる。
  - 起立，歩行は不可能。

生活機能分類（ICF）
- 図1参照

初期理学療法プログラム
- 足関節，膝関節，股関節ストレッチ
- 非対称性緊張性頸反射を抑制し，寝返り練習
- 交互動作を伴った四つ這い練習
- 座位にて，側方へのバランスシフトへの対応
- つかまり立ち練習

5年後評価
- ■歩行：不安定ながら数m独歩可能。
- ■日常生活活動（ADL）評価
  - 食事動作：スプーンを把持し摂食動作を行おうとするが，上肢操作が不安定であること，姿勢保持が不完全であることなどから，動作を完全に遂行できず，一部介助を必要とする。
  - 着脱動作：座位および臥位で行おうとするが，一部介助が必要。
  - 整容動作：一部介助が必要。

---

* NICU：neonatal intensive care unit　　* ROM：range of motion
* ICF：international classification of functioning, disability and health　　* ADL：activities of daily living

- 排泄動作：尿意，便意をはっきり示すことは可能。排泄動作については，着脱に介助が必要なため完全には遂行できない。
- 入浴：一部介助が必要。

5年後ICF
- 図2参照

現理学療法プログラム
■ 足関節，膝関節，股関節ストレッチ
■ 歩行練習：短下肢装具，両クラッチにて歩行練習。校舎内実用的な移動手段としての歩行を目標とする。
■ 車椅子移乗および駆動練習：屋外を含む，実用的な移動手段としての車椅子移乗および駆動練習。

ADL指導
- 食事動作：スプーン使用にて食事動作自立を目標とする。
- 整容動作：作業療法士と協力し，行為しやすい衣服の工夫を含め，更衣自立を目標とする。
- 排泄動作：自立を目標とする。
- 入浴：住宅改修により浴室に手すり設置。シャワーチェア使用にて，自立を目標とする。

今後の展開
- 身辺自立の完成を目指す。そのうえで移動の能力を高め，積極的な社会参加を促す。
- 関節可動域制限の悪化，疼痛発症には十分注意する。

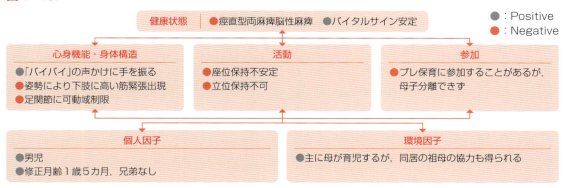

図1　ICF

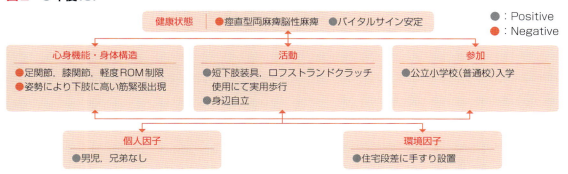

図2　5年後ICF

索引

あ
アキレス腱延長術 154
悪性症候群 48
握力測定 123
アゴニスト 26
アセチルコリン 22
アテトーゼ型脳性麻痺 150
アテローム梗塞 10
アルドラーゼ 65
安静時振戦 23

い
いざり動作 69
意識障害 10
意識レベル 108
移乗動作 165
一次運動野 2
一次感覚野 3
一過性神経伝導障害 134
遺伝子検査 65
遺伝性筋疾患 62
遺伝相談 68
医療面接 68
インターフェロンβ 13, 108

う
ヴィグノス下肢機能評価スケール 69
ウートフ徴候 113
ウエストファル現象 24
上田の分類 69
ヴルピウス法 154
運動機能障害 24, 63
運動機能評価 68
運動失調 10, 52, 103
　――症 16
運動神経伝達速度 125
運動性ニューロパチー 134
運動前野 2
運動ニューロン 84
運動発達 68, 155
　――表 158
運動分解 44
運動麻痺 103, 109
運動療法 98, 113

え
栄養管理 67
易疲労性 91, 96, 103
エメリー・ドレイフス型筋ジストロフィー 64
嚥下障害 45

お
起き上がり 31, 53
オシロメトリック法 27
折りたたみナイフ現象 51

か
下位運動ニューロン障害 85
下位運動ニューロン症状 16
外側経路 5
外側後脈絡叢動脈 11
外側腹側核 8
改訂長谷川式簡易知能評価スケール 50
改訂 El Escorial 基準 87
カウンセリング 68
家屋状況 68
過期産 149
核黄疸 149
拡大 ADL 54
下肢型筋萎縮性側索硬化症 86
下肢装具 129
下垂指 142
下垂手 142
下垂足 142
仮性肥大 64, 71
家族状況 68
下腿三頭筋延長術 154
寡動 23
過用性筋力低下 71, 124
ガワーズ徴候 17, 64, 74
簡易上肢機能検査 109
眼咽頭筋型筋ジストロフィー 64
感覚異常 103
感覚検査 138
感覚再教育練習 145
感覚障害 10
感覚神経伝達速度 125
感覚性ニューロパチー 134
眼球運動 104
　――障害 44
環境調整 94, 100, 129
ガングリオシド 117
患者教育 114
眼振 44
関節可動域検査 138
関節可動域制限 71, 161
関節可動域練習 36, 77, 94, 127, 143
完全閉じ込め状態 85
顔面肩甲上腕型筋ジストロフィー 64

き
記憶障害 10
起居動作 79
偽性肥大 64
企図振戦 45
機能改善 161
機能的自立度評価法 54, 93
機能的動作尺度 93
基本動作プログラム 162
基本動作練習 55, 78
キュー刺激 37
旧小脳 7
急性脳症 149
球麻痺 16
　――型筋萎縮性側索硬化症 86
胸郭コンプライアンスの維持 96
強制把握 4
協調運動障害 42
協働収縮不能 44
巨大児 149
ギラン・バレー症候群 18, 116, 188
起立 78
　――試験 49
　――性低血圧 45, 48, 60
　――用装具 80

索引

筋移行術 ……………………………………… 137
筋萎縮 …………………………………… 63, 71
　──性側索硬化症 ……………… 16, 84, 180
筋移植術 ……………………………………… 137
筋強直性ジストロフィー ………………… 17, 64
筋緊張 ………………………………………… 109
　──検査 …………………………………… 51
　──低下 …………………………………… 44
筋原性変化 …………………………………… 65
筋持久力トレーニング ……………………… 96
筋ジストロフィー …………………………… 62
筋電図バイオフィードバック療法 ………… 144
筋内延長 ……………………………………… 154
緊縛帯 ………………………………………… 57
筋力検査 ……………………………………… 138
筋力増強練習 ……………………… 96, 128, 143
筋力低下 …………………………… 63, 103, 118
筋力トレーニング ……………………… 55, 94

く

空間的多発性 ………………………………… 102
口すぼめ呼吸 ………………………………… 97
くも膜下出血 ………………………………… 10
グリア細胞封入体 …………………………… 43
車椅子 ………………………………………… 80

け

痙縮 ……………………………………… 48, 103
経頭蓋直流電気刺激 …………………… 13, 48
痙直型脳性麻痺 ……………………………… 150
血液浄化療法 ………………………………… 121
血清クレアチンキナーゼ …………………… 65
腱延長術 ……………………………………… 137
言語障害 ……………………………………… 10
原始反射 ……………………………………… 159

こ

更衣動作 ……………………………………… 165
構音障害 ……………………………………… 44
後外側核 ……………………………………… 9
後外側腹側核 ………………………………… 8
後下小脳動脈 ………………………………… 11
抗ガングリオシド抗体 ……………………… 120
口腔ケア ……………………………………… 67
後脛骨筋延長術 ……………………………… 154
後交通動脈 …………………………………… 11
後視床穿通動脈 ……………………………… 11
高次脳機能 …………………………………… 50
拘縮 …………………………………………… 63
厚生省筋ジストロフィー研究班の障害分類 … 69
厚生労働省神経変性疾患調査研究班による重症度分類
　……………………………………………… 89
後大脳動脈 …………………………………… 11
巧緻性 ………………………………………… 109
　──低下 ………………………………… 104
後頭葉 ………………………………………… 2
後内側腹側核 ………………………………… 8
高ビリルビン血症 …………………………… 148
後方突進現象 ………………………………… 26
絞扼性末梢神経損傷 ……………………… 132
抗PD薬 …………………………………… 27, 48
小刻み歩行 …………………………………… 38
呼吸介助 ……………………………………… 97

呼吸機能検査 …………………………… 50, 73
呼吸機能障害 ………………………………… 80
呼吸機能低下 ………………………………… 96
呼吸筋障害 …………………………………… 63
呼吸筋トレーニング ………………………… 96
呼吸筋麻痺 ………………………… 16, 18, 118
呼吸ケア ……………………………………… 67
呼吸障害 ……………………………………… 45
国際協調運動評価尺度 ……………………… 52
国際障害分類 ………………………………… 35
国際生活機能分類 …………………………… 35
黒質 …………………………………… 6, 14, 22
極低出生体重児 ……………………………… 149
固縮 …………………………………………… 23
コミュニケーション機器 …………………… 100
コロトコフ法 ………………………………… 28
コンディショニング ………………………… 114
コンパートメント症候群 …………………… 142

さ

最大咳嗽流速 ………………………………… 92
最大吸気圧 …………………………………… 92
最大強制吸気量 ……………………………… 92
最大強制深吸気量 …………………………… 73
最大呼気圧 …………………………………… 92
最大歩行速度 ………………………………… 34
細胞体 ………………………………………… 132
座位保持 ……………………………………… 163
猿手 …………………………………………… 141
三肢麻痺 ……………………………………… 150
サンダーランド分類 ……………………… 134

し

シェロング試験 ……………………………… 49
視蓋脊髄路 …………………………………… 5
自覚的疲労感 ……………………………… 124
時間的多発性 ……………………………… 102
持久性 ………………………………………… 92
軸索断裂 …………………………………… 134
軸索変性 ……………………………………… 18
　──障害 ………………………………… 134
自己効力感 …………………………………… 58
死産 …………………………………………… 149
四肢周径計測 ………………………………… 71
四肢ストレッチ …………………………… 161
四肢麻痺 ……………………………………… 150
自主トレーニング指導 ……………………… 59
視床 …………………………………………… 8
　──下核 ………………………………… 6
　──出血 ………………………………… 10
　──枕 …………………………………… 9
　──痛 …………………………………… 10
歯状核赤核淡蒼球ルイ体萎縮症 ………… 15
視神経脊髄炎 ………………………………… 13
ジスキネジア ………………………………… 26
ジストロフィン異常症 ……………………… 62
姿勢異常 ……………………………………… 24
姿勢反射 ……………………………………… 159
　──障害 ………………………………… 23
姿勢分析 ……………………………………… 73
持続伸張 …………………………………… 143
肢体型筋ジストロフィー …………………… 64
失禁 …………………………………………… 10
シナプス伝達 ………………………………… 7

社会参加の制限 ………………………………… 105
社会的ケア ……………………………………… 67
集学的ケア ……………………………………… 66
周産期 …………………………………………… 149
　　　──医療 ………………………………… 149
重心移動 ………………………………………… 57
修正版ヤールの重症度分類 …………………… 25
重複片麻痺 ……………………………………… 150
手関節屈曲テスト ……………………………… 141
手関節伸展テスト ……………………………… 141
手根管症候群 …………………………………… 141
手段的ADL ……………………………………… 54
循環ケア ………………………………………… 67
上位運動ニューロン障害 ……………………… 85
上位運動ニューロン症状 ……………………… 16
上肢型筋萎縮性側索硬化症 …………………… 86
上肢スイング減弱 ……………………………… 33
上小脳動脈 ……………………………………… 11
小脳 ……………………………………………… 7
　　　──性運動失調 …………………………… 42
　　　──皮質 …………………………………… 7
食事動作 ………………………………………… 164
自律神経障害 …………………………………… 14
自律神経症状 …………………………………… 45
視力低下 ………………………………………… 103
シルベスター法 ………………………………… 97
しわテスト ……………………………………… 135
神経移行術 ……………………………………… 137
神経細胞障害 …………………………………… 134
神経線維 ………………………………………… 132
神経断裂 ………………………………………… 134
神経伝達物質 …………………………………… 22
神経伝導 ………………………………………… 102
　　　──速度検査 …………………………… 125
神経剥離術 ……………………………………… 137
神経疲労 ………………………………………… 124
神経変性疾患 ………………………………… 22, 42
神経縫合術 ……………………………………… 137
心原性脳塞栓症 ………………………………… 10
深呼吸練習 ……………………………………… 96
尋常性痤瘡 ……………………………………… 66
新小脳 …………………………………………… 7
新生児 …………………………………………… 149
　　　──の引き起こし ……………………… 156
深部腱反射 ……………………………………… 118
心理的ケア ……………………………………… 67

す

髄液検査 ………………………………………… 106
髄鞘 ……………………………………… 102, 116, 132
錐体外路症候 …………………………………… 45
錐体路 ………………………………………… 4, 151
　　　──症候 ……………………………… 45, 103
頭蓋内出血 ……………………………………… 149
すくみ足 ………………………………………… 14
スティックピクチャー ………………………… 31
ステロイド ……………………………………… 108
　　　──治療 ………………………………… 66
　　　──パルス療法 ………………………… 13
ストレッチ …………………………………… 77, 161
スモールステップ ……………………………… 162
スライディング延長 …………………………… 154

せ

生活関連動作 …………………………………… 54
正期産 …………………………………………… 149
正常圧水頭症 …………………………………… 10
精神症状 ………………………………………… 104
正中神経圧迫テスト …………………………… 141
生理的運動コスト …………………………… 34, 54
赤核脊髄路 ……………………………………… 5
脊髄小脳 ………………………………………… 7
　　　──変性症 ………………………… 15, 42, 174
脊柱側彎 ………………………………………… 152
節性脱髄 ………………………………………… 133
セドン分類 ……………………………………… 134
セルフトレーニング指導 ……………………… 40
線維自発電位 …………………………………… 136
前核 ……………………………………………… 9
前下小脳動脈 …………………………………… 11
前傾姿勢 ………………………………………… 14
線条体 …………………………………………… 6
全身持久力低下 ………………………………… 105
全身調整運動 …………………………………… 96
前脊髄動脈 ……………………………………… 11
漸増抵抗運動 …………………………………… 143
尖足 ……………………………………………… 153
前大脳動脈 ……………………………………… 11
選択的後根切除術 ……………………………… 154
前庭小脳 ………………………………………… 7
前庭脊髄路 ……………………………………… 5
先天性筋ジストロフィー ……………………… 64
前頭前野 ………………………………………… 4
前頭葉 …………………………………………… 2
前頭葉機能検査 ………………………………… 50
前皮質錐体路 …………………………………… 5
前腹側核 ………………………………………… 9
線またぎ ………………………………………… 39
前脈絡叢動脈 …………………………………… 11

そ

早期新生児 ……………………………………… 149
装具療法 ………………………………………… 145
早産 ……………………………………………… 149
総腓骨神経麻痺 ………………………………… 141
促通反復療法 …………………………………… 13
測定障害 ………………………………………… 44
足底把握反射陽性 ……………………………… 163
側頭葉 …………………………………………… 2
側頭連合野 ……………………………………… 4
側方保護伸展反応陰性 ………………………… 163
側彎予防 ………………………………………… 78
粗大運動能力尺度 ……………………………… 158
粗大運動能力分類システム …………………… 159
蹲踞姿勢 ………………………………………… 78

た

体幹回旋 ………………………………………… 162
体幹コルセット ………………………………… 80
体幹失調 ………………………………………… 45
帯状溝 …………………………………………… 4
代償手段 ………………………………………… 58
帯状皮質運動野 ………………………………… 4
体性感覚誘発電位検査 ………………………… 136
大脳 ……………………………………………… 2
　　　──基底核 …………………………… 6, 151

索引

──皮質	2
ダイレクト・ストレッチング	143
高這い	158
多系統萎縮症	15, 42, 176
立ち上がり	32, 53
立ち直り反応	160
脱髄	18, 116
──障害	134
──性疾患	13
他動運動	28
ダニエル変法	71
多発性硬化症	102, 183
多発性神経炎	116
多発単ニューロパチー	116, 133
多発ニューロパチー	116, 133
短下肢装具	79, 98, 129
単肢麻痺	150
淡蒼球	6
短対立装具	145
断綴性言語	44
単ニューロパチー	116, 133

ち

知的発達障害	63
チネル徴候	135
着衣動作	79
注意障害	10
中枢神経系	2
中枢神経障害	10
中大脳動脈	11
肘部管症候群	141
長下肢装具	80
超早産	149
超低出生体重児	149
跳躍伝導	102
治療的電気刺激	144

つ・て

椎骨動脈	11
対麻痺	150
定位的破壊術	27
定頸	162
低酸素症	148
低酸素性虚血性脳症	149
低出生体重児	149
デュシェンヌ型筋ジストロフィー	17, 62, 178
電気刺激	13
電気生理学的検査	139
伝導ブロック	126
デンバー式発達スクリーニング検査	158

と

統一多系統萎縮症評価尺度	46
橈骨神経麻痺	141
動作指導	146
動作分析	53, 73, 160
動作練習	113
頭頂葉	2
頭頂連合野	4
登攀性起立	17, 64, 74
同名半盲	10
動揺性歩行	17, 74
トーマス型懸垂装具	145

徒手筋力計	29
徒手筋力検査	30, 71
ドパミン	22, 26
トリプレットリピート病	43
努力性肺活量	17

な

内頸動脈	11
内側経路	5
ナックルベンダー	145
軟性装具	57
日常生活活動	54
──指導	79
──障害	105

に

乳児	149
ニューロパチー	116, 133
認知機能	50
──障害	46

ね・の

寝返り	31, 53
脳形成異常	148
脳血管障害	10
脳血管攣縮	10
脳梗塞	10
脳室周囲白質軟化症	149
脳出血	10
脳神経	12
脳深部刺激療法	27, 48
脳性麻痺	148, 192
脳底動脈	11

は

パーキンソニズム	42
パーキンソン病	14, 22, 168, 170, 172
バーデューペグボードテスト	109
肺吸気容量	92
バイタルサイン	49
排痰法	96
背内側核	9
排尿異常	104
廃用症候群	22
爆発性言語	44
バクロフェン髄内投与療法	153
発汗テスト	135
バッグバルブマスク	98
パペッツ回路	9
パラドキシカルゲイト	38
バランス障害	42
バランストレーニング	37
針筋電図検査	136
反復拮抗運動不能	44
反復経頭蓋磁気刺激	13, 48

ひ

非運動症状	14
被殻	6
膝関節伸展筋力	29
膝立ち姿勢	59

197

皮質(性)小脳萎縮症	15, 43
皮質脊髄路	4
尾状核	6
非侵襲的陽圧換気	17, 67, 88
腓腹筋延長術	154
ヒューズの機能グレード尺度	123
表現促進現象	43
疲労	109
ピンチメーター	138

ふ

フィッシャー症候群	118
複合筋活動電位	125
複視	103
福祉用具	129
副腎皮質ホルモン	108
腹側外側核群	8
腹側中間核	8
不随意運動	7, 48
プラスチック型短下肢装具	145
フリードライヒ運動失調症	42
ブリッジ運動	59
プルキンエ線維	7
フレンケル体操	60
ブロードマン4野	2
ブロードマン6野	2
プログラム立案	22
フロッピーインファント	64
フロマン徴候	142
プロロングド・ストレッチング	143

へ

平衡反応	160
平行棒	57
ベッカー型筋ジストロフィー	62
ベッツ錐体細胞	4
変形(胸部)	74
変形(脊柱)	74
変性疾患	14
片麻痺	150

ほ

ホーエン-ヤールの重症度分類	24
歩行	78
——観察	33, 54
——障害	10, 45
——耐久性	34
——練習	38, 57, 129
補助具	57, 164
——療法	79, 98
補足運動野	2
——群	4
ボツリヌス治療	152
ボツリヌス毒素	152
ボツリヌスA型毒素	48
ポリオ症候群	17
ボルグスケール	92

ま

マイヤーソン徴候	24
マシャド-ヨゼフ病	15
末梢神経障害	45, 190
末梢神経損傷	132
末梢神経伝導速度検査	136
麻痺	10
丸太様寝返り	32
満月様顔貌	66
慢性炎症性脱髄疾患	102
慢性炎症性脱髄性多発ニューロパチー	116

み

ミエリン鞘	132
ミオトニア	63
——現象	64
——放電	65

む

矛盾性運動	14
矛盾歩行	38
無動	23
——症	4

め・も

迷路動脈	11
免疫グロブリン大量静注療法	121
網様体脊髄路	5

ゆ

有酸素運動	96
優性遺伝性脊髄小脳失調症	15
有痛性強直性痙攣	104
誘発電位検査	106

よ

幼児	149
陽性棘波	136
四つ這い姿勢	79

ら・り

ラクナ梗塞	10
ランビエ絞輪	102, 116
リーチ動作	157
リスク管理	80, 127
リズム異常	44
立位	78
——平衡反応陰性	164
離被架	127
流産	149
両麻痺	150

れ・ろ

レビー小体	14
レボドパ	48
レム期睡眠行動異常症	14
レルミット徴候	103
レンズ核線条体動脈	11
ロンベルグ徴候	15, 45

わ

ワーラー変性	10, 133

索引

鷲手 …… 142
ワルテンベルクサイン …… 142
腕神経叢損傷 …… 132

A

ability for basic movement 2(ABMS2) …… 33
Ability for Basic Movement Scale …… 93
activities of daily living(ADL) …… 54
activities parallel to daily living(APDL) …… 54
ADL検査表 …… 71
ADL指導 …… 79
ADL障害 …… 105
ALS Functional Rating Scale-R(ALSFRS-R) …… 90
amyotrophic lateral sclerosis(ALS) …… 16, 84, 180
anterior nucleus …… 9
Awaji基準 …… 87

B

Barthel index(BI) …… 34, 54, 93
Becker型筋ジストロフィー …… 62
Becker muscular dystrophy(BMD) …… 62
Berg balance scale(BBS) …… 30, 52
Betz錐体細胞 …… 4
Borg scale …… 92
botulinum toxin(BTX) …… 152
brain machine interface(BMI) …… 13
branch atheromatousdisease(BAD) …… 10
Brodmann 4野 …… 2
Brodmann 6野 …… 2

C

chronic inflammatory demyelinating polyneuropathy (CIDP) …… 116
CI療法 …… 13
compound muscle action potential(CMAP) …… 125
cortical cerebellar atrophy(CCA) …… 15, 43
cue刺激 …… 37

D

Daniel変法 …… 71
Dcchenne muscular dystrophy(DMD) …… 178
deep brain stimulation(DBS) …… 27, 48
dentatorubropallidoluysian atrophy(DRPLA) …… 15
Denver developmental screening test(DDST) …… 158
dorsal medial nucleus(DM) …… 9
Duchenne型筋ジストロフィー …… 17, 62
Duchenne muscular dystrophy(DMD) …… 17, 62

E

Emery-Dreifuss型筋ジストロフィー …… 64
erasmus GBS outcome score(EGOS) …… 129
extended ADL(EADL) …… 54

F

F波検査 …… 136
Fisher症候群 …… 118
Fisher syndrome(FS) …… 118
flick徴候 …… 141
forced vital capacity(FVC) …… 17
four square step test(FSST) …… 30

Frenkel体操 …… 60
Friedreich運動失調症 …… 42
Friedreich's ataxia(FRDA) …… 42
Froment徴候 …… 142
frontal assessment battery(FAB) …… 50
functional independence measure(FIM) …… 34, 54, 93
functional reach test(FRT) …… 30, 52

G

gamma-aminobutyric acid(GABA) …… 6
Glasgow Coma Scale(GCS) …… 108
glial cytoplasmic inclusion(GCI) …… 43
Gowers徴候 …… 17, 64, 74
gross motor function classification system (GMFCS) …… 159
gross motor function measure(GMFM) …… 158
Guillain-Barré症候群 …… 18, 116, 188
Guillain-Barré syndrome(GBS) …… 116, 188

H

hand held dynamometer(HHD) …… 29
Hasegawa dementia scale-revised(HDS-R) …… 50
Hoehn&Yahrの重症度分類 …… 24

I・J

instrumental ADL(IADL) …… 54
internal baclofen(ITB) …… 153
international classi cation of functioning, disability and health(ICF) …… 35
international classi cation of impairments, disabilities and handicaps(ICIDH) …… 35
international cooperative ataxia rating scale (ICARS) …… 52
intravenous immunoglobulin(IVIg) …… 121
Japan Coma Scale(JCS) …… 108

L

L-dopa …… 26
lateral posterior nucleus(LP) …… 9
Lewy小体 …… 14
Lhermitte徴候 …… 103
lung insufflation capacity(LIC) …… 92

M

Machado-Joseph病 …… 15
Machado-Joseph disease(MJD) …… 15
manual muscle testing(MMT) …… 30, 71
maximal expiratory pressure(MEP) …… 92
maximal inspiratory pressure(MIP) …… 92
maximum insufflation capacity(MIC) …… 73, 92
McDonald診断基準 …… 106
mini-mental state examination(MMSE) …… 50
modified Ashworth scale(MAS) …… 51
Modified Norris Scale …… 89
modified Rankin Scale(mRS) …… 46
motor conduction velocity(MCV) …… 125
multiple sclerosis(MS) …… 102, 183
multiple system atrophy(MSA) …… 15, 42, 176
Myerson徴候 …… 24
myotonic dystrophy(MD) …… 17

N・O

Nagiモデル 35
national institute of neurological disorders and
　　stroke(NINDS) 120
neuromyelitis optica(NMO) 13
noninvasive positive pressure ventilation(NPPV)
　　.. 17, 67, 88
on-off 現象 14

P

Papez回路 9
Parkinson病 14, 22, 168, 170, 172
Parkinson's disease(PD) 14, 22, 168, 170, 172
PDQ-39 28
peak cough flow(PCF) 92
perfect O 141
periventricular leukomalacia(PVL) 149
physiological cost index(PCI) 34, 54
plasma exchange(PE) 121
premotor cortex 2
pulvinar(Pul) 9

R

repetitive transcranial magnetic stimulation(rTMS)
　　... 13, 48
Romberg徴候 15, 45
ROM検査 138
ROM制限 71, 161
ROM練習 36, 77, 94, 127, 143

S

scale for the assessment and rating of ataxia
　　(SARA) 52
Schellong試験 49
Seddon分類 134
sensory conduction velocity(SCV) 125
SF-36 28
simple test for evaluating hand function(STEF)
　　.. 109
spinocerebellar ataxia(SCA) 15
spinocerebellar degeneration(SCD) 15, 42, 174
Sunderland分類 134
supplementary motor area(SMA) 2
supplementary motor cortex(SMC) 4

T

tear drop 142
therapeutic electric stimulation(TES) 144
timed up & go test(TUG) 30, 52
Tinel sign 135
transcranial direct current stimulation(tDCS) ... 13
transcranial magnetic stimulation(TMS) 48

U

Uhthoff徴候 113
unified Parkinson's disease rating scale(UPDRS)
　　.. 25
unified multiple system atrophy rating scale
　　(UMSARS) 46

V

ventral anterior nucleus(VA) 9
ventral intermediate nucleus(V.i.m) 8
ventral lateral nucleus(VL) 8
ventral posterior lateral nucleus(VPL) 8
ventral posterior medial nucleus(VPM) 8
Vignos下肢機能評価スケール 69
visual analogue scale(VAS) 109
Vulpius法 154

W

wadling gait 17
Waller変性 10, 133
Wartenbergサイン 142
wearing-off 現象 14
Westphal現象 24

その他

1回換気量 73
1秒量 73
6分間歩行距離 34, 54
6分間歩行試験 68, 92
6 minutes distance(6 MD) 34, 54
6 minutes walking test(6 MWT) 68, 92
9段階法 70
10ｍ歩行テスト 54
αシヌクレイン 43
γ-アミノ酪酸 6
％努力性肺活量 92
％肺活量 73
％ forced vital capacity(％FVC) 92

Crosslink 理学療法学テキスト
神経障害理学療法学Ⅱ 神経筋障害

2019年2月20日　第1版第1刷発行

- ■編　集　中山恭秀　なかやま　やすひで
 　　　　　鈴木俊明　すずき　としあき
- ■発行者　三澤　岳
- ■発行所　株式会社メジカルビュー社
 　〒162-0845 東京都新宿区市谷本村町2-30
 　電話　03(5228)2050(代表)
 　ホームページ　http://www.medicalview.co.jp/

 　営業部　FAX　03(5228)2059
 　　　　　E-mail　eigyo@medicalview.co.jp

 　編集部　FAX　03(5228)2062
 　　　　　E-mail　ed@medicalview.co.jp

- ■印刷所　シナノ印刷株式会社

ISBN 978-4-7583-2003-0　C3347

©MEDICAL VIEW, 2019. Printed in Japan

・本書に掲載された著作物の複写・複製・転載・翻訳・データベースへの取り込みおよび送信（送信可能化権を含む）・上映・譲渡に関する許諾権は，（株）メジカルビュー社が保有しています．

・JCOPY〈出版者著作権管理機構 委託出版物〉
本書の無断複製は著作権法上での例外を除き禁じられています．複製される場合は，そのつど事前に，出版者著作権管理機構（電話 03-5244-5088, FAX 03-5244-5089, e-mail: info@jcopy.or.jp）の許諾を得てください．

・本書をコピー，スキャン，デジタルデータ化するなどの複製を無許諾で行う行為は，著作権法上での限られた例外（「私的使用のための複製」など）を除き禁じられています．大学，病院，企業などにおいて，研究活動，診察を含み業務上使用する目的で上記の行為を行うことは私的使用には該当せず違法です．また私的使用のためであっても，代行業者等の第三者に依頼して上記の行為を行うことは違法となります．

基礎科目の知識と **結びつけながら** 専門科目を学習し
臨床に必要な知識を **リンク** させて理解を深め
臨床現場へと **橋渡し** する
広く長く活用できる新しいテキスト

刊行開始!!

Crosslink [クロスリンク]
理学療法学テキスト

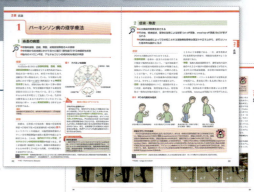

理学療法学専門科目に対応し,国家試験合格を最終目標とするだけではなく,
臨床実習またはその先の臨床の場でも活用できる内容で,
広く長く使えるテキストシリーズです.

- 単なる丸暗記するための知識ではなく,なぜその評価法・治療法を選ぶのか,もしくは選んではいけないのか(禁忌)など根拠を示しながら,臨床につなげられるよう具体的に解説.

● さまざまな角度からの情報を盛り込んだ囲み記事が充実!
　本文の内容とリンクさせて学ぶことができ,
　深く正しい理解につなげます.

● オールカラーで,視覚的にも理解しやすい紙面構成.
　文字だけの解説ではなく,対応したイラストや写真・図表を豊富に掲載.

● 巻末付録として「症例集」をまとめて掲載.臨床実習の際に活用できます.

■ 各巻B5判・オールカラー・200〜400頁・定価4,000円〜5,000円程度

シリーズの構成

理学療法評価学
編集 中山 恭秀　東京慈恵会医科大学附属病院
　　　　　　　　　　リハビリテーション科技師長

骨関節障害理学療法学
編集 加藤 浩　九州看護福祉大学大学院看護福祉学研究科
　　　　　　　　　健康支援科学専攻教授

神経障害理学療法学Ⅰ
脳血管障害,頭部外傷,脊髄損傷
編集 鈴木 俊明　関西医療大学大学院保健医療学研究科教授
　　　　中山 恭秀　東京慈恵会医科大学附属病院リハビリテーション科技師長
■ 定価(本体4,000円+税) 280頁・写真100点,イラスト200点 ISBN978-4-7583-2002-3

神経障害理学療法学Ⅱ 神経筋障害
編集 中山 恭秀　東京慈恵会医科大学附属病院
　　　　　　　　　　リハビリテーション科技師長
　　　　鈴木 俊明　関西医療大学大学院保健医療学研究科教授
■ 定価(本体4,000円+税) 220頁・写真100点,イラスト150点 ISBN978-4-7583-2003-0

内部障害理学療法学
編集 解良 武士　高崎健康福祉大学保健医療学部理学療法学科教授
　　　　椿　淳裕　新潟医療福祉大学リハビリテーション学部理学療法学科教授

運動療法学
編集 対馬 栄輝　弘前大学大学院保健学研究科
　　　　　　　　　　総合リハビリテーション科学領域准教授

物理療法学
編集 吉田 英樹　弘前大学大学院保健学研究科
　　　　　　　　　　総合リハビリテーション科学領域准教授

小児理学療法学

高齢者理学療法学
編集 池添 冬芽　京都大学大学院医学研究科
　　　　　　　　　　人間健康科学系専攻理学療法学講座准教授

日常生活活動学
編集 臼田 滋　群馬大学医学部保健学科理学療法学専攻教授

地域理学療法学
編集 浅川 康吉　首都大学東京健康福祉学部理学療法学科教授

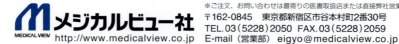